普通高等教育"十一五"国家级规划教材

供高职高专临床医学及其他医学相关专业使用

五官科学

（第 4 版）

U0289546

主　　编　王宁宇

副主编　陶　勇　江青松　刘锦峰

编　　委　（按姓氏汉语拼音排序）

陈　曦（首都医科大学附属北京口腔医院）　　　巩　玲（山东医学高等专科学校）

郭兮恒（首都医科大学附属北京朝阳医院）　　　江青松（首都医科大学附属北京口腔医院）

刘锦峰（首都医科大学附属北京朝阳医院）　　　吕　欣（首都医科大学附属北京口腔医院）

马　宁（北京大学第三医院）　　　　　　　　　宋鹏龙（哈尔滨医科大学附属第一医院）

孙海滨（首都医科大学附属北京口腔医院）　　　陶　勇（首都医科大学附属北京朝阳医院）

王宁宇（首都医科大学附属北京朝阳医院）　　　王彦君（首都医科大学附属北京朝阳医院）

王毓琴（温州医科大学附属眼视光医院）　　　　温晓慧（首都医科大学附属北京朝阳医院）

许立侠（山东医学高等专科学校）　　　　　　　闫　燕（北京大学第三医院）

严　波（首都医科大学宣武医院）　　　　　　　苑明茹（南阳医学高等专科学校）

张　娟（首都医科大学附属北京朝阳医院）　　　郑宇同（首都医科大学附属北京口腔医院）

编写秘书　李晓婷（首都医科大学附属北京朝阳医院）

科 学 出 版 社

北 京

内 容 简 介

全书共分为眼科学、耳鼻咽喉头颈外科学和口腔科学三篇,内容包括五官各器官的解剖生理、各科检查操作技术及常见病多发病的病因、发病机制、流行病学、临床表现、诊断、治疗和预防。每章均附有必要的插图,另外对有必要进一步说明和引导的地方插入了典型案例及链接,使教材更具有针对性、系统性和可读性。

本书可供高职高专临床医学及其他医学等相关专业学生使用。

图书在版编目(CIP)数据

五官科学 / 王宁宇主编 . —4 版 . —北京:科学出版社,2023.8

普通高等教育"十一五"国家级规划教材

ISBN 978-7-03-075476-9

Ⅰ.①五… Ⅱ.①王… Ⅲ.①五官科学 – 高等学校 – 教材 Ⅳ.① R76

中国国家版本馆 CIP 数据核字(2023)第 074831 号

责任编辑:段婷婷 / 责任校对:周思梦
责任印制:赵 博 / 封面设计:涿州锦晖

科 学 出 版 社 出版
北京东黄城根北街16号
邮政编码:100717
http://www.sciencep.com
涿州市殷润文化传播有限公司印刷
科学出版社发行 各地新华书店经销
*
2003年8月第 一 版 开本:850×1168 1/16
2023年8月第 四 版 印张:16 1/2
2024年7月第十七次印刷 字数:500 000
定价:**99.80元**
(如有印装质量问题,我社负责调换)

前　言

党的二十大报告对新时代新征程上推进健康中国建设作出了新的战略部署，提出"把保障人民健康放在优先发展的战略位置"。这凸显了以人民为中心的发展思想，是推进中国式现代化的重要内涵。这对医药卫生事业提出了更高要求。贯彻落实党的二十大决策部署，积极推动健康事业发展，离不开人才队伍建设。"培养造就大批德才兼备的高素质人才，是国家和民族长远发展大计。"教材是教学内容的重要载体，是教学的重要依据、培养人才的重要保障。本次教材修订旨在贯彻党的二十大报告精神，坚持为党育人、为国育才。

随着现代医学的迅猛发展，眼科学、耳鼻咽喉头颈外科学、口腔科学的基础与临床研究进步迅速。第4版教材修订工作严格贯彻落实《国务院关于加快发展现代职业教育的决定》，同时配合教育部《高等职业学校专业教学标准》的颁布与实施。本教材着重体现"以学生为中心"的编写理念；满足为农村、城市社区等基层医疗单位培养人才的需要；与国家执业助理医师资格考试接轨；强化教学、学习、实训相融合的教育教学活动。本教材编写着重体现"以就业为导向，以能力为本位，以发展技能为核心"的职业教育培养理念，坚持"贴近学生、贴近工作岗位"的基本原则，引入"互联网＋"理念，在"中科云教育"数字化平台上配有数字资源。

本教材共分3篇，内容包括眼科、耳鼻咽喉头颈外科、口腔科疾病的诊断与治疗，编写宗旨是坚持面向临床，重视临床实践，注重理论与实践相结合，以临床常见病、多发病为出发点，进一步突出常见病、多发病的防治，将临床医疗、预防、康复与保健融为一体，并汲取各学科领域中的新技术、新方法及新进展作为教材更新的主要内容，保证教材的科学性、先进性、实用性。本教材着重阐明五官科学的基础理论和基本知识，使用时可根据各校具体情况和各专业的需要，适当掌握。

《五官科学》第4版的编写人员是来自多所高等院校临床教学第一线的五官科专家及中青年骨干教师。感谢第3版教材的编写老师为本次修订奠定的基础，同时感谢科学出版社的编辑在教材编写过程中给予的指导、帮助与大力支持。本教材在编写过程中可能有所疏漏，恳请使用本教材的师生及同仁不吝赐教，以便不断完善。

王宁宇

2023年4月

配 套 资 源

欢迎登录"中科云教育"平台，**免费**数字化课程等你来！

"中科云教育"平台数字化课程登录路径

电脑端

▶ 第一步：打开网址 http://www.coursegate.cn/short/YUY02.action

▶ 第二步：注册、登录

▶ 第三步：点击上方导航栏"课程"，在右侧搜索栏搜索对应课程，开始学习

手机端

▶ 第一步：打开微信"扫一扫"，扫描下方二维码

▶ 第二步：注册、登录

▶ 第三步：用微信扫描上方二维码，进入课程，开始学习

PPT 课件，请在数字化课程中各章节里下载！

目录

第1篇 眼 科 学

第2篇 耳鼻咽喉头颈外科学

第3篇 口腔科学

第1篇
眼 科 学

第1章
眼的组织解剖与生理

眼为视觉器官，是人体重要的感觉器官，包括眼球、眼眶、眼的附属器、视路、视皮质及眼的相关血管神经结构等。

第1节 眼 球

眼球近似球形，直径约24mm，垂直径较水平径略短。眼球位于眼眶前部，借助眶筋膜、韧带与眶壁联系。眼球由眼球壁和眼内容物构成（图1-1）。

一、眼 球 壁

眼球壁由3层膜构成：外层为纤维膜，中层为葡萄膜，内层为视网膜，由此形成一个封闭的空腔，具有保护、容纳眼内容物的作用。

（一）外层（纤维膜层）

纤维膜由纤维结缔组织组成，质地坚韧，由前部透明的角膜及后部不透明的巩膜构成眼球封闭的外壁，有维持眼球的形状及保护眼内容物的作用。

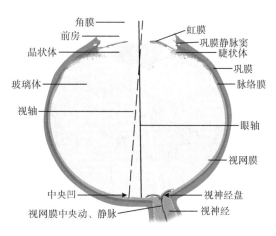

图1-1 眼球剖面图

1. 角膜（cornea） 位于眼球中央，眼球外壁的前1/6，为略呈横椭圆形稍向前凸的透明组织，其横径为11.5～12.0mm，垂直径为10.5～11.0mm，中央厚度约0.5mm，周边厚度约1.0mm。

角膜的组织结构：组织学上角膜由前向后分为5层。①上皮细胞层：由5～6层鳞状上皮细胞构成，再生能力强，损伤后可以再生，不遗留瘢痕。②前弹力层：为一层均质透明膜，损伤后不能再生。③基质层：占据角膜厚度的90%，约由200层排列规则的胶原纤维束薄板构成，抵抗力较强，损伤后不可再生，由瘢痕组织代替。④后弹力层：为坚韧的透明薄膜，损伤后可再生。⑤内皮细胞层：由单层六角形扁平细胞组成，损伤后不能再生，由邻近的内皮细胞扩展和移行来填补缺损。内皮细胞间紧密连接，具有角膜-房水屏障功能，且能主动泵出水分维持角膜相对脱水状况，从而保持角膜的透明性。

角膜的生理特点：①透光性，平时所看到的黑眼珠部分就是角膜，但角膜并不是黑的，而是透明的，所看到的黑色实际上是眼球内的暗室；②光学特性，角膜是眼球屈光系统的重要组成部分，相当于43D的凸透镜；③无血管，角膜无血管分布保证了角膜的透明性，其营养来自角膜缘的毛细血管、泪膜和房水；④感觉敏锐，角膜富含感觉神经，故知觉非常灵敏，角膜上任何细小异物或损伤等不良刺激时都会引起疼痛、流泪、闭眼，以保护眼球免受损害。

泪膜是覆盖于角膜表面的一层液体，为眼表结构的重要组成部分。泪膜分为3层：表面的脂质层，主要由睑板腺分泌；中间的水液层，主要由泪腺和副泪腺分泌形成；与角膜紧贴的黏蛋白层，主要由眼表上皮细胞及结膜杯状细胞分泌形成。泪膜的生理作用是润滑眼球表面，防止角膜、结膜干燥，保持角膜的光学特性，供给角膜氧气以及冲洗、抵御眼球表面异物和微生物。

2. 巩膜（sclera） 呈瓷白色，为眼球壁外层的后5/6，由坚韧致密、相互交错的纤维组织构成。巩膜前接角膜，后与视神经交接。与视神经交接处的巩膜分为内、外两层，外2/3移为视神经鞘膜，内1/3较薄的网状结构称为巩膜筛板，视神经纤维束由此处穿出眼球。巩膜表面有眼外肌附着，此处最薄（0.3mm），视神经周围及角膜缘处最厚（1.0mm）。组织学上，巩膜分为表层巩膜、巩膜实质层和棕黑板层。贯穿巩膜全层的巩膜导管内有动脉、静脉及神经。巩膜表面有球筋膜包裹，前面有球结膜覆盖。

3. 角膜缘（corneal limbus） 是角膜和巩膜的移行区，由透明的角膜嵌入到不透明的巩膜内，并逐渐过渡到巩膜。球筋膜、球结膜、角膜、巩膜和结膜在此相互融合附着。角膜缘非常重要，解剖学上是前房角的表面定位，临床上是内眼手术的重要入路标志，组织学上是角膜干细胞所在之处。

4. 前房角（angle of anterior chamber） 位于周边角膜与虹膜根部的连接处，其前外侧壁为角巩膜缘，后内侧壁为虹膜根部和睫状体前端。前房角内可见到以下结构：从前外至后内依次为Schwalbe线、小梁网和Schlemm管、巩膜突、睫状体带和虹膜根部。前房角是房水排出的主要通道，对维持眼压起重要作用（图1-2）。

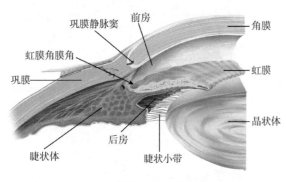

图1-2 前房角结构示意图

（图中标注：巩膜静脉窦、前房、角膜、虹膜角膜角、虹膜、巩膜、晶状体、睫状体、后房、睫状小带）

（二）中层（葡萄膜层）

中层富含血管和色素，呈棕褐色，又称血管膜或色素膜，具有遮光和营养眼内组织的作用。葡萄膜由前向后依次为虹膜、睫状体、脉络膜三个相连续部分，各部分的形状和功能不尽相同。

1. 虹膜（iris） 悬浮在房水中，位于角膜后方、晶状体的前方，是一圆盘状薄膜，中间有一直径2.5～4.0mm的圆孔称为瞳孔。瞳孔是外界光线进入眼内的唯一通道，类似于照相机的光圈。虹膜颜色因种族不同而异。虹膜表面有辐射状凹凸不平的皱褶，称虹膜纹理和隐窝。当虹膜发炎时，虹膜充血肿胀，纹理不清，隐窝消失。虹膜将眼球前后腔隙分隔成前房和后房，其内充满房水。虹膜根部较为薄弱，眼球挫伤时容易断离，称虹膜根部断离。虹膜的功能是根据外界光线的强弱，通过瞳孔光反射使瞳孔缩小或扩大，以调节进入眼内的光线，保证视网膜成像清晰。瞳孔括约肌呈环状排列于虹膜内，受副交感神经支配，司缩瞳；瞳孔开大肌呈放射状排列于虹膜周边部，受交感神经支配，司散瞳。瞳孔光反射为光线照射一侧眼时，引起两侧瞳孔缩小的反射。光照侧的瞳孔缩小称为直接对光反射，对侧的瞳孔缩小称间接对光反射。虹膜内血管丰富，炎症时以渗出反应为主。虹膜受三叉神经的睫状神经支配，分布周密，感觉特别敏锐，故虹膜炎症时疼痛明显。

2. 睫状体（ciliary body） 为位于虹膜根部与脉络膜之间的环状组织，其矢状面略呈三角形，宽约6mm。睫状体前1/3较肥厚称睫状冠，宽约2mm，内表面有70～80个纵行放射状突起，称睫状突。睫状突的上皮细胞产生房水，营养眼内的组织，并维持眼压。睫状体后2/3薄而扁平，称睫状体平坦部。平坦部和脉络膜连接处称锯齿缘。睫状体内的睫状肌含有纵行、放射状和环形3种平滑肌纤维，受副交感神经支配，其收缩与舒张可以松弛或拉紧悬韧带，从而调节晶状体厚度，使眼的屈光力得到加强或减弱，有利于人们观察远近不同的物体。睫状体含有丰富的血管和三叉神经末梢，炎症时疼痛剧烈。

3. 脉络膜（choroid） 为葡萄膜的最后部，内邻视网膜，外与巩膜黏着紧密，有丰富的血管和色素，对视网膜外层有营养作用；并有遮光和暗房作用，有效地遮挡从眼球各方向散射来的光线，免除了对视网膜集焦成像的干扰，保证视觉质量。脉络膜血管丰富，血容量约占眼球血液总量的65%。因其不含感觉神经纤维故发炎时无疼痛感。

（三）内层（视网膜层）

内层即视网膜（retina），相当于照相机的底片，为神经组织，是眼球的感光部分，为一层透明的薄膜，位于脉络膜内侧，前起锯齿缘，后至视盘。按胚胎发育来源，视网膜分为两层，外层为视网膜色素上皮层，内层为视网膜神经感觉层，两层之间有一潜在空隙，临床上视网膜脱离即由此分离。

视网膜后极部有一边界清晰的淡红色圆形结构，称为视盘（又称视乳头），直径约1.5mm，是视神经纤维集中穿出眼球的部位，视网膜动静脉也由此通过。因视盘仅有神经纤维，没有感光细胞，故无视觉。其中央凹陷区，称视杯或杯凹。视盘颞侧3～4mm处一无血管凹陷区为黄斑，该区无血管，含有较多的黄色素，因此得名黄斑，其中央有一小凹称为黄斑中心凹，是视觉最敏锐的部位。

组织学上视网膜由外向内分为10层：色素上皮层、视杆与视锥细胞层、外界膜层、外颗粒层、外丛状层、内颗粒层、内丛状层、神经节细胞层、神经纤维层、内界膜层。视网膜外五层由脉络膜血管供应，内五层由视网膜血管供应。

视网膜内有三级神经元传递视觉信息，即光感受器-双极细胞-神经节细胞。光感受器细胞是视网膜上的第一级神经元，分视锥细胞和视杆细胞两种。视锥细胞主要聚集在黄斑区，司明视觉、形觉及色觉，如视锥细胞受损则发生色盲。视杆细胞多分布在黄斑以外的视网膜周围部，司暗视觉和无色视觉，如视杆细胞受损害则发生夜盲。双极细胞为视网膜上的第二级神经元，起到联络第一级和第三级神经元的作用。神经节细胞为第三级神经元，其轴突向视盘汇集，形成视神经，起传导神经冲动作用（图1-3）。

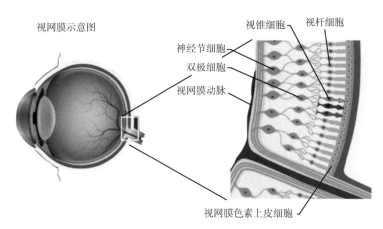

图1-3　视网膜结构示意图

二、眼内容物

眼内容物包括房水、晶状体和玻璃体三种透明物质，具有屈光作用，与角膜一起构成眼的屈光系统。

（一）房水

房水为透明液体，由睫状体的睫状突上皮细胞产生，总量为0.15～0.3ml，主要成分是水，另含少量蛋白质、糖类、维生素C、葡萄糖、谷胱甘肽和无机盐等。房水呈弱碱性，充满前房和后房，处于动态循环中。

房水的循环途径：由睫状突上皮细胞产生后进入后房，越过瞳孔到达前房，再从前房角小梁网进入Schlemm管，然后经集液管和房水静脉汇入巩膜表面的睫状前静脉而回到血液循环。另有少量房水经葡萄膜巩膜途径引流和通过虹膜表面隐窝处吸收。房水不断生成，不断排出，保持动态平衡，以维

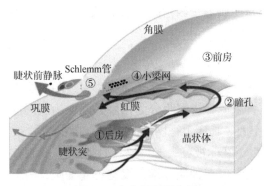

图1-4 房水循环示意图

持眼压。如房水生成过多或排出障碍，可致眼压升高，引起青光眼。房水除有屈光作用外，还有营养眼内组织及维持眼压的功能（图1-4）。

（二）晶状体

晶状体位于虹膜之后，玻璃体之前，形状类似双凸透镜，晶状体前面弯度较后面小，直径9～10mm，厚4～5mm。借晶状体悬韧带与周围睫状体相连，而悬吊于虹膜和玻璃体之间。晶状体由晶状体囊膜和晶状体纤维两部分组成。随着年龄的增长，晶状体纤维出现生理性的老化，新生的纤维将旧的纤维挤向中心，并逐渐硬化形成晶状体核，核外较新的纤维称为晶状体皮质，所以晶状体纤维又包括晶状体核和晶状体皮质。且随着年龄的逐渐增长，晶状体核逐渐变大、变硬，囊膜弹性减弱，调节力降低而出现老视。

晶状体是屈光间质的重要组成部分，其屈光力为19D；能过滤紫外线，对视网膜具有保护作用；晶状体本身无血管，其营养主要来自于房水，当晶状体囊膜受损或房水代谢发生病理变化时，晶状体就会变混浊而发生白内障。

（三）玻璃体

玻璃体为无色透明胶体，类似鸡蛋清，充满在眼球后4/5的玻璃体腔内，主要由胶原纤维及98.5%～99.7%的水组成。玻璃体无神经、血管，其营养来自脉络膜和房水。

玻璃体也是屈光间质的重要组成部分，并有支撑视网膜、维持眼球形状和维持眼压的功能。如果周围组织发生外伤、炎症和出血，可致玻璃体混浊，影响视力。

第2节 眼附属器

眼附属器包括眼眶、眼睑、结膜、泪器和眼外肌等五部分，对眼球具有保护、运动和支持作用。

一、眼 眶

眼眶（orbit）是容纳眼球的骨性空腔，呈漏斗状，尖端向后，底向前，深4～5cm，由上颌骨、蝶骨、腭骨、额骨、筛骨、泪骨、颧骨7块骨构成。眶内除眼球、泪腺、眼外肌外，还有眼的血管、神经及筋膜，其间隙充满脂肪组织。在解剖关系上，眼眶与周围组织关系密切：首先与鼻窦相邻，上为额窦，下为上颌窦，内侧为筛窦，后为蝶窦；同时眶壁上又有视神经孔、眶上裂和眶下裂，为神经和血管的通道，故眼眶与鼻窦和颅腔在某些疾病上可互为因果。

眼眶由四个壁构成，分别为眶上壁、眶下壁、眶内壁和眶外壁（图1-5）。

1. 眶上壁 即眶顶。泪腺窝位于眶上壁前部的外侧，容纳泪腺。视神经孔呈卵圆形，位于眶上壁后部的尖端，直径4～6mm，有视神经和眼动脉通过。

2. 眶下壁 即眶底。主要由上颌骨的眶面构成。在眶下缘中下约4mm处有眶下孔，其内有眶下神经及眶下动脉通过。

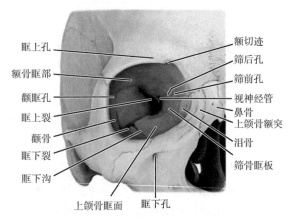

图1-5 眼眶组成

3. 眶内壁　在眶内壁前方有泪囊窝，泪囊居于其中。眶内壁是眶壁中最薄的骨壁，中部为筛骨纸板，容易因外力损伤。

4. 眶外壁　乃眶壁中最坚固的骨壁。眶下裂在眶外壁与下壁之间，三叉神经第二支及眶下动脉由此通过。在眶外壁与眶上壁的分界处，视神经孔外侧有眶上裂，其中有动眼神经、滑车神经、展神经、三叉神经第一支及眶上静脉通过。

二、眼　　睑

眼睑（eyelids）就是人们平常所说的"眼皮"，分上、下眼睑，位于眼球前面。两睑间的裂隙称睑裂，正常平视时睑裂高度约8mm，上眼睑遮盖角膜上缘1～2mm。眼睑的游离缘称睑缘，睑缘分前唇和后唇，两唇间有一条灰线称唇间灰线，为皮肤和黏膜交界处。前唇钝圆，其上有睫毛生长，皮脂腺（Zeis腺）和汗腺（Moll腺）开口于毛囊。后唇呈直角，与眼球表面密切接触，其上有一排细孔，为睑板腺开口处（图1-6）。

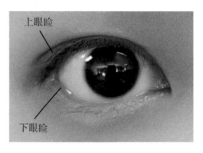

图1-6　眼的外观

眼睑从外向内分五层（图1-7）。

1. 皮肤层　是人体最薄的皮肤之一，细嫩而富有弹性，易形成皱褶。

2. 皮下组织层　由疏松结缔组织和少量脂肪构成，肾病和局部炎症时易发生水肿和皮下淤血。

3. 肌层　包括眼轮匝肌、上睑提肌和Müller肌。眼轮匝肌：其肌纤维分布环绕于上、下睑，是由面神经支配的横纹肌，司眼睑闭合。上睑提肌：具有提睑作用，受动眼神经支配。该肌起自于眶尖总腱环，一部分穿过眼轮匝肌止于上睑皮肤，一部分止于睑板上缘。当动眼神经麻痹或上睑提肌先天发育不全时，可出现上睑下垂。

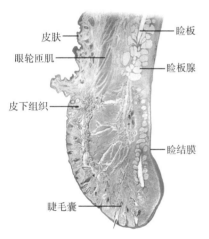

图1-7　眼睑

4. 睑板层　为眼睑的支架组织，是由致密结缔组织形成的半月状结构，睑板内有垂直于睑缘排列的睑板腺，是全身最大的皮脂腺，开口于睑缘，分泌油脂状物，参与泪膜的构成，具有润滑睑缘、减少摩擦和防止泪液外溢的作用。若睑板腺阻塞，分泌物潴留，即可发生睑板腺囊肿。

5. 睑结膜层　紧贴在睑板内面并与睑板紧密相连的黏膜组织，透明而光滑，有清晰的微细血管分布，不能移动。

眼睑的主要功能是保护眼球。

> **链接**
>
> ### 人为什么经常眨眼？
>
> 眨眼在医学上称为瞬目，正常人眨眼的次数为每分钟15～20次。不断地眨眼，就可以将泪液及脂质均匀涂布于眼球表面，湿润眼球特别是角膜表面，使角膜保持光泽，并可清洁结膜囊内的灰尘及细菌，眼睛也能得到短暂的休息。人在注意力集中时，眨眼次数会减少，这种状态持续过久人就会感到眼睛干涩、眼睛疲劳。另外，任何有害于眼球的刺激可立即引起眼睑闭合。

三、结　　膜

结膜（conjunctiva）是一层菲薄光滑而透明的黏膜组织，覆盖于眼睑的后面及眼球前部的巩膜表面。按其所在的部位不同分为睑结膜、球结膜和穹隆结膜。附着于眼睑内表面的为睑结膜，较牢固，不能推动，正常情况下可见小血管走行和透见的部分睑板腺管。距上睑缘约2mm处有一与睑缘平行浅沟，称睑板下沟，常为小异物存留处。覆盖在前部巩膜表面的为球结膜。睑结膜与球结膜连接部为穹隆结膜。球结膜与穹隆结膜下组织疏松，可推动，有利于眼球运动，也是结膜下注射药物的常用部位。以上三部分结膜所形成的潜在腔隙称为结膜囊，通过睑裂与外界相通。结膜上有分泌少量浆液的副泪腺和分泌黏液的杯状细胞，两者共同分泌液体湿润角膜表面，防止角膜干燥。另外，结膜囊光滑而湿润，以减少眼睑与眼球接触面的摩擦，具有保护眼球的功能。

四、泪　　器

泪器包括分泌泪液的泪腺与排泄泪液的泪道两部分（图1-8）。

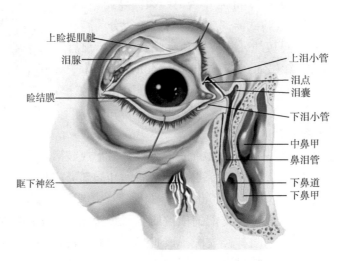

图1-8　泪器

（一）泪腺

泪腺位于眼眶外上方的泪腺窝内，平时看不到也摸不到。主要分泌泪液，通过泪腺导管而流入结膜囊内。泪液不断分泌，但平时量极少，仅满足一般润滑眼球的需要。泪液呈弱碱性，水分占98%，含有营养成分、溶菌酶、免疫球蛋白和补体等，泪液在眼球表面形成泪膜。泪液具有湿润结膜、角膜、维护其生理功能和清洁、杀菌的作用。

（二）泪道

泪液的排出通道称为泪道。泪道由泪小点、泪小管、泪囊和鼻泪管组成。

1. 泪小点　上下各一，位于上下睑缘后唇近内眦部的乳头状突起上，贴附于眼球表面。

2. 泪小管　始于泪小点，自泪小点垂直向下1～2mm，然后转为水平方向约8mm进入泪囊。

3. 泪囊　位于眶内缘泪囊窝内，长约10mm，宽约3mm，上端为盲管，下端与鼻泪管相接。

4. 鼻泪管　位于骨性鼻泪管内，全长约18mm，上端与泪囊相接，下端开口于下鼻道。

正常情况下，泪液由泪腺分泌，经排泄管进入结膜囊，依靠瞬目运动和接触眼表面的泪小点和泪小管的虹吸作用，经泪小点、泪小管、泪囊、鼻泪管又排泄至下鼻道。若某一部位发生阻塞，泪液排出障碍即可产生溢泪。

由泪腺分泌的泪液，一部分蒸发，一部分从泪小点流入泪小管、泪囊、鼻泪管，最后流入下鼻道，因为量少，所以平时感觉不到。但当大哭时或眼部受刺激时，泪液分泌量增加，大量泪液流至鼻腔由鼻孔流出，即感"痛哭流涕"，其余来不及经泪道排出的则直接流出眼外，这就是我们所说的"流泪"。

五、眼　外　肌

巩膜表面不同的方位有肌肉附着，称为眼外肌。每只眼有上、下、内、外4条直肌和上、下2条斜肌，共6条。上、下、内、外4条直肌和上斜肌均起于眼眶尖部视神经周围的总腱环，止于巩膜表面，下斜肌起于眶骨内下缘稍向后的骨质浅凹处，止于巩膜表面。眼外肌的收缩使眼球向不同方向转动（表1-1），各条肌肉各司其职，但又相互配合及协调一致，使眼球可以灵活地随意转动，又能同时集中到一个目标，实现双眼单视，如果眼外肌的功能不协调，眼球位置就会偏斜，称为斜视，并可导致弱视及立体视觉障碍。表1-1列出了眼外肌的运动功能。

表1-1 眼外肌的运动功能			
肌肉	主要作用	次要作用	神经支配
外直肌	外转	无	外展神经
内直肌	内转	无	动眼神经
上直肌	上转	内转内旋	动眼神经
下直肌	下转	内转外旋	动眼神经
上斜肌	内旋	下转外转	滑车神经
下斜肌	外旋	上转外转	动眼神经

第3节 视 路

视路是传导视觉冲动的神经通路，即视网膜在感光时产生的生物电流通过眼球后电缆样的视神经传到大脑枕叶的视觉中枢。视路包括视神经、视交叉、视束、外侧膝状体、视放射及枕叶视中枢等六部分（图1-9）。

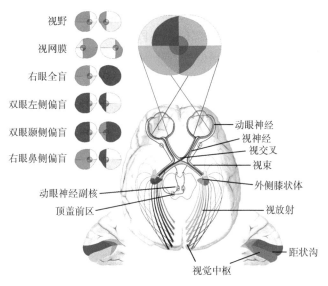

图1-9 视路示意图

（一）视神经

视神经（optic nerve）起于视盘，止于视交叉，全长约50mm，由视网膜神经节细胞发出的神经纤维汇集而成。由前到后包括眼内段、眶内段、管内段及颅内段四部分，而临床上所称的球后视神经炎就是对后三段而言的。

1. 眼内段 长约1mm，是由约120万根神经节细胞轴突组成的神经纤维，从视盘开始成束穿过巩膜筛板出眼球。筛板之前的纤维无髓鞘包裹，筛板以后的纤维开始有髓鞘包裹。

2. 眶内段 长25～30mm，呈S形弯曲，以利于眼球转动。此段视神经外面有三层由相应的脑膜延续而来的鞘膜包裹。因鞘膜间隙与大脑鞘膜相通，且内有脑脊液，故颅内压增高时常引起视盘水肿。

3. 管内段 长6～10mm，为通过颅骨视神经管的这部分视神经，其鞘膜与骨膜紧密相连，以固定视神经。

4. 颅内段 长10mm，是出视神经管进入颅内到达视交叉前脚的这部分视神经。

（二）视交叉

两侧视神经入颅后，在蝶鞍处形成视交叉（optic chiasma），双眼视网膜鼻侧的纤维交叉至对侧，而来自视网膜颞侧的纤维不交叉。因此，当邻近组织有炎症或肿块压迫影响时，即可出现颞侧偏盲。

（三）视束

视束（optic tract）是神经纤维经视交叉后重新排列的一段神经束，终止于外侧膝状体。因为每一视束同时包括同侧的颞侧纤维与对侧的鼻侧纤维，所以当一侧视束有病变时常出现同侧偏盲。

（四）外侧膝状体

外侧膝状体（lateral geniculate body）位于大脑脚外侧，属于间脑的一部分。外侧膝状体是在由视网膜神经节细胞发出的神经纤维更换神经元后进入视放射的。

（五）视放射

视放射（optic radiation）是视路中的中枢神经元，为换神经元后发出的神经纤维，经内囊和豆状核的后下方呈扇形散开，到达大脑枕叶视中枢。因为视放射经过的部位在大脑半球占有较大范围，所以如果邻近部位有病变，即可影响视放射而产生视野缺损。

（六）视皮质

视皮质为人类视觉的最高中枢，位于大脑枕叶，全部视觉纤维终止于此。

视路中的神经纤维分布、走向和投射的部位在各段排列不同，所以在视路系统不同部位发生病变或损害时，可出现相应的视野改变，因此根据视野缺损的特征可做出视路病变的定位诊断。

第4节　眼部血管与神经

一、血液供应

（一）动脉系统

眼的血液供应主要由眼动脉分出的视网膜中央血管系统和睫状血管系统完成。视网膜中央动脉属终末动脉，营养视网膜内5层。视网膜血管是人体唯一用检眼镜可直接观察到的血管。睫状后短动脉在视神经周围穿入巩膜，营养脉络膜及视网膜外层。睫状后长动脉在视神经鼻侧和颞侧稍远处，斜穿巩膜进入脉络膜上腔前行达睫状体后部，分支营养虹膜、睫状体。睫状前动脉是由眼动脉分布于眼球表面4条直肌的肌动脉而来，分支供应角膜、球结膜及虹膜睫状体的营养。

（二）静脉系统

静脉系统与动脉系统基本并行。主要有视网膜中央静脉、涡静脉、睫状前静脉、眼上下静脉，最后汇入海绵窦，再流入颈内静脉。眼上下静脉与面静脉、海绵窦、鼻腔静脉、翼静脉丛间都有丰富的血管相吻合，且缺乏静脉瓣，故血液可以相互流通。因此，鼻唇或颌面部炎症若处理不当，炎症可扩散到眶内或颅内，造成严重后果。

二、神经支配

（一）视神经

视神经传导视觉神经冲动。

（二）运动神经

运动神经包括动眼神经、滑车神经、展神经、面神经和自主神经。

1. 动眼神经 支配上直肌、下直肌、内直肌、下斜肌、上睑提肌、瞳孔括约肌及睫状肌，司眼球运动、开大睑裂、缩小瞳孔及调节作用。

2. 滑车神经 支配上斜肌，司眼球转动。

3. 展神经 支配外直肌，司眼球外转。

4. 面神经 支配眼轮匝肌，司眼睑闭合。

5. 自主神经 分交感神经和副交感神经。交感神经支配虹膜的瞳孔开大肌，司瞳孔开大；副交感神经支配瞳孔括约肌及睫状肌，司瞳孔缩小。

（三）感觉神经

感觉神经来自三叉神经的第一、第二分支，司眼睑和眼球的感觉。第Ⅲ和第Ⅴ脑神经与自主神经在眼眶内形成特殊的神经结构。

第2章
眼科检查

第1节　眼科病史采集及眼病主要症状

一、病史采集

病史应按顺序进行系统询问和记录，主要包括以下内容。

1.一般情况　姓名、性别、年龄、职业、地址、电话等。

2.主诉　为主要症状及持续时间，要明确标注眼别。

3.现病史　包括发病诱因、病情经过、主要症状性质，是否经过治疗及疗效。

4.既往史　有无类似病史、眼病史及全身病史、手术外伤史、过敏史和传染病史。

5.个人史　记录可能与眼病相关的特殊嗜好、用眼习惯、生活作息习惯及周围环境。

6.家族史　家族中有无类似眼病，有无遗传病史。

二、眼病主要症状

眼病患者主要有以下三方面症状。

1.视力障碍

（1）一过性视力下降　指视力丧失在24小时（通常在1小时）内恢复正常。常见于闪辉性暗点、一过性缺血发作、直立性低血压、精神刺激性黑矇、视网膜中央动脉痉挛、癔症、过度疲劳、偏头痛性视神经病变。

（2）发展较快的视力下降且不伴眼痛　常见于视网膜动脉或静脉阻塞、缺血性视神经病变、玻璃体积血、视网膜脱离、视神经炎等。

（3）缓渐视力下降且不伴眼痛　见于白内障、开角型青光眼、玻璃体星状小体、黄斑前膜、屈光不正等。

（4）伴眼痛的快速视力下降　见于急性闭角型青光眼、葡萄膜炎、角膜炎症及水肿等。

2.感觉异常　如眼部刺痛、胀痛、眼痒、异物感、畏光、流泪等。

3.外观异常　如充血、出血、分泌物、肿胀、新生物、眼睑位置异常、斜视、眼球突出等。

第2节　视功能检查

视功能检查分为主观检查和客观检查。视力、色觉、暗适应、立体视觉和视野等方面属于主观检查，视觉电生理检查属于客观检查。

一、视力检查

视力即视锐度，是眼辨别最小物像的能力，反映了黄斑中心凹的功能，亦称中心视力，可分为远视力和近视力，后者为阅读视力。临床上≥1.0的视力为正常视力。

1. 远视力检查 5m或5m以外的视力称为远视力。远视力常用"E"字型国际远视力表和国家标准对数视力表检查，前者以小数点记录视力；后者将视标大小用对数处理后，视标的增进率相等，任何相邻两行视标大小之比为1.258926……，并采用5分记录法（图2-1）。

远视力表悬挂处光线要充足，最好用人工照明，悬挂高度以1.0行与被检查眼等高为宜，检查距离为5m远。检查时两眼分别进行，先右后左，自上而下，逐行辨认，能全部看清最小视标的那一行，其旁的数字即表示该眼的视力。正常视力标准为1.0。如果在5m处看不清第一行视标（视力低于0.1），则嘱其向前走，直至认出为止。此时，其视力按每米为0.02计算，如在3m处看清第一行视标，则记为0.02×3=0.06，其余类推。

对在1m处（视力低于0.02）仍不能辨认第一行视标者，应检查其眼前分辨指数的能力，记录其最远距离，如为30cm，则记为"指数/30cm"。如果眼前5cm也不能分辨指数，则将手掌放在被检查者眼前摆动，如能辨认，则记作"手动"。

对在眼前也不能判断手动者，应在暗室内测光感。用烛光或手电光测试被检者能否正确判断眼前有无亮光，如能则记为"光感"，并记其最远的光感距离，一般到5m为止，否则记为"无光感"。对有光感者，还要检查光定位，即用点光源，在被检眼前1.0m处，检查上、下、左、右、正前方、左上、左下、右上、右下九个方位，测试患者能否正确判断光源的方向，有光感的方位记"+"，反之记"−"。

2. 近视力检查 近视力检查常用标准近视力表。在充足照明下，将近视力表放在距离被检眼前30cm处，两眼分别检查，以能看清的最小视标为该眼的近视力。正常近视力标准为1.0。如被检者对1.0行辨认不清，可让被检者自行调节距离，把改变的距离及查得的近视力一并记录，如1.0/20cm。

检查远近视力后，在记录时注明裸眼视力或矫正视力。如为矫正视力，应注明矫正镜片的屈光性质和度数。

3. 婴幼儿视力检查 由于婴幼儿视力没有发育完善且无法配合，所以可检查注视和跟随反射是否存在，以大致了解其视力情况。即将手电灯光或不同大小色泽鲜亮的物体置于被检小儿的前方，观察其是否注视灯光和物体，在目标移动时，其眼球或头部是否跟随目标移动。此外，如有一眼失明，则在遮盖盲眼时小儿安静如常，在遮盖健眼时则躁动不安，并试图移去或避开遮盖物。如要精确了解小儿的视力，可做视觉诱发电位检查。学龄前儿童视力标准为：4岁儿童裸眼视力一般可达4.8（0.6）以上，5岁及以上儿童裸眼视力一般可达4.9（0.8）以上。

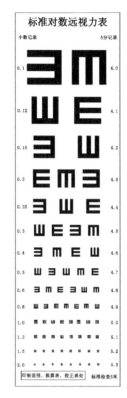

图2-1 国家标准对数视力表
实际大小：777mm×217mm

二、色觉检查

色觉是眼分辨颜色的能力，人类三原色（红、绿、蓝）感觉由视锥细胞的光敏色素决定。正常色觉者三原色比例正常，称三色视。色觉障碍按轻重可分为色盲和色弱，色盲分为红色盲、绿色盲和全色盲3种，全色盲者同时合并有视力下降，属于常染色体隐性遗传。绝大多数色觉障碍为先天性异常，属于性连锁隐性遗传病，常见者为红绿色（弱）盲，属于X连锁隐性遗传病，其发病率男性为5%～8%，女性为0.3%；后天性者继发于视网膜、视神经或视中枢病变。色觉障碍者从事运输、化学、美术、医药学等职业有困难。

色觉检查法：一般用色盲检查图在室内良好的自然光线下进行，被检者双眼同时看图，距离约0.5m，让其在5秒内读出图中数字或图形，辨认困难，读错或不能读出，属色觉障碍，可按所附说明书判断其色觉为正常、色盲或色弱，同时是何种色觉障碍。

三、暗适应检查

当人从强光环境下进入暗处，起初视物困难，随着眼睛对光敏感度的增强，逐渐能看清周围暗处的物体，这一过程称为暗适应，它反映了视杆细胞内视紫红质复原的过程。暗适应检查可对夜盲症状进行量化评价。暗适应检查常用夜光表在暗室内行对比法检查。检查时将夜光表放在暗室桌上，打开光源，暗适应正常的检查者与受检者同时注视桌面5分钟，然后关灯，注视夜光表的发光，若检查者与受检者同时发现亮光则为正常。

四、立体视觉检查

立体视觉又称深度觉，是视器对外界客观景物三维空间的视知觉。它是双眼视觉的最高层次，对周围物体的远近、深浅、凹凸和高低有精细的分辨能力。常用同视机或立体视觉检查图检查。

五、视野检查

视野是眼向正前方固视不动时所见的空间范围，相对于中心视锐度而言，视野反映了视网膜周边部的功能，故亦称周边视力。距注视点30°以内的范围称为中心视野，30°以外称为周边视野。视野检查对眼底病、视路疾病及青光眼的诊断有重要价值。世界卫生组织规定视野半径≤10°者，即使视力正常也属于盲。常用的视野检查方法如下。

1. 对比法 此法不需要任何设备，但检查者视野须正常。检查者与被检者相距1m，对视而坐，眼位等高。检查右眼时，检查者以左眼与被检者右眼彼此注视，各遮盖另眼，检查左眼时则相反。检查者以手指或视标置于两人等距离处，从周边向中心移动，如被检者能在各方向与检查者同时看到视标，其视野大致属正常。

2. 平面视野计 是简单的中心30°动态视野计。让被检者坐在黑色屏前1m处，遮盖一眼，被检眼注视屏中心的注视点，眼位与之等高。常用直径3mm的白色视标，先测出生理盲点的位置和大小，再沿各径线检查视野中有无暗点或视野缺损，如有则以大头针加以标记，最后转录在中心视野记录卡上。

3. 弧形视野计 是简单的动态周边视野计。被检者颏部固定于颏架上，被检眼水平注视视野计固视目标，将另眼遮盖。检查常用直径为3～5mm的白色视标，将视标沿弧弓的内侧面，由周边向中心缓缓移动，直到被检眼刚能看清视标为止，将此处弧弓所标刻度，标记在图上。再转动弧弓30°，依次检查12个径线，将各径线在图上的标记点连起来，即为该眼的视野范围。

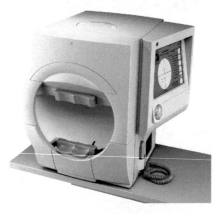

图2-2 自动视野计

4. Amsler方格表 为边长10cm的黑底白线方格表，共有400个小方格，每方格长宽均为5mm，线条均匀笔直，检查距离为33cm，相当于10°范围的中心视野，该表主要用于检查视物变形和中心暗影程度来反映黄斑功能或测定中心、旁中心暗点。

5. 自动视野计 为电脑控制的定量视野计，能自动按照程序在视野的各个点显示由弱到强的光刺激，并根据被检者的应答（以按钮的方式表示看见与否），以图形、记号及数字形式在检查后打印报告。自动视野计以光敏感度来定量描述视野损害，可排除操作者主观诱导的影响。自动视野计检查法已成为目前视野检查的主要方法（图2-2）。

正常视野：正常人动态视野的平均值约为上方56°、下方74°、鼻侧65°、颞侧90°。生理盲点的中心在注视点颞侧15.5°，其垂直径为7.5°，横径5.5°。生理盲点呈椭圆形，垂直径7.5°，横径5.5°，中心位于注视点以外15.5°水平线下1.5°处，为视盘在视野屏上的投影。

六、视觉电生理检查

视觉电生理检查是应用视觉电生理仪测定视网膜受到光刺激时，在视觉系统中产生的生理电活动，以了解视觉系统的功能及相关疾病。视觉电生理检查包括眼电图（EOG）、视网膜电图（ERG）及视觉诱发电位（VEP），为视觉系统疾病的诊断、预后及疗效评定提供依据。

1. 眼电图 记录的是眼的静息电位，产生于视网膜色素上皮（RPE）层。产生EOG的前提是光感受器细胞与RPE的接触与离子交换。所以，EOG异常可反映RPE光感受器细胞的疾病及中毒性视网膜炎。

2. 视网膜电图 记录闪光或图形刺激视网膜后的动作电位。通过改变背景光、刺激光及记录条件，分析ERG不同的波，可辅助诊断各种视网膜疾病。

3. 视觉诱发电位 是由大脑皮质枕区对视觉刺激发生的一簇电信号，代表神经节细胞以上的视信息传递情况，故从视网膜到视皮质任何部位神经纤维病变都可产生异常的VEP。视皮质外层纤维主要来自黄斑，所以VEP也是判断黄斑功能的一种方法。

第3节 眼附属器及眼球检查

一、眼附属器检查

1. 眼睑 观察眼睑有无红肿、淤血、瘢痕或肿物；两侧睑裂大小及闭合功能是否正常；睑缘有无内翻或外翻，睫毛有无倒睫，睑板腺开口有无阻塞等。

2. 泪器 注意泪腺有无肿大，泪点有无外翻或闭塞，泪囊区有无红肿或瘘管，用手指压泪囊部有无分泌物自泪点溢出。对溢泪者可采用泪道冲洗法检查有无狭窄或阻塞以及病变部位。对眼干燥症者可采用泪液分泌试验（Schimer试验）和泪膜破裂时间检查诊断。

> **链接**
>
> ### 泪液分泌试验和泪膜破裂时间
>
> 泪液分泌试验（Schimer试验）：在正常无刺激情况下，将一个5mm×35mm的条状滤纸一端折叠悬挂在下睑内侧1/3结膜囊内，轻闭双眼，5分钟后测量滤纸被泪水浸湿的长度，小于10mm判定为泪液分泌不足，本试验可用来评价泪腺的功能。
>
> 泪膜破裂时间（BUT）：在结膜囊内滴入少量荧光素钠溶液，嘱被检者瞬目数次后睁眼平视前方，检查者立即在裂隙灯下用钴蓝光观察受检者角膜表面泪膜，并开始计时，出现第一个黑斑即干燥斑时所记录的时间即为泪膜破裂时间。BUT < 10秒表示泪膜不稳定。

3. 结膜 将眼睑向上下翻转检查睑结膜及穹隆结膜，注意颜色、是否透明光滑，有无充血、水肿、乳头、滤泡、结石、异物、瘢痕、溃疡、睑球粘连、分泌物。检查球结膜时，以拇指和示指将上下睑分开，嘱患者向各方向转动眼球，观察有无充血，特别注意区分睫状充血与结膜充血，有无疱疹、出血、异物、色素沉着或新生物。

4. 眼球位置及运动 观察眼球运动是否正常，注意两眼直视时，角膜位置是否位于睑裂中央，高低位置是否相同，有无眼球震颤和斜视。注意眼球大小，有无突出或内陷。

5. 眼眶 观察眼眶是否对称，眶缘触诊有无缺损、压痛或肿物。

二、眼球前段检查

检查眼球前段常用带有聚光灯泡的手电筒，用斜照法或配合裂隙灯进行检查。

1.角膜　注意角膜大小、弯曲度、透明度及表面是否光滑。有无异物、混浊、新生血管及角膜后沉着物（KP）。对角膜的细微病变可应用裂隙灯显微镜检查。

（1）角膜知觉检查法　用消毒镊子从消毒棉签抽捻出一束细棉丝，从眼外侧轻轻触及角膜表面，立即发生瞬目反射者为知觉正常，否则为异常。

（2）角膜染色法　用消毒玻璃棒蘸无菌1%～2%荧光素钠液，涂于结膜囊内进行染色，如角膜上皮有缺损或溃疡，则病变区被染成黄绿色。

（3）角膜弯曲度检查　角膜镜（Placido板）是最简便检查角膜弯曲度的方法。通过观察Placido板在角膜上的影像有无扭曲来评估角膜的弯曲度。正常者影像为规则而清晰的同心圆；椭圆形表示有规则散光；扭曲者表示有不规则散光。

2.巩膜　观察巩膜有无黄染、充血、结节及压痛。

3.前房　通过手电筒斜照法来检查前房深度时，让被检者注视正前方，检查者将手电筒放在被检眼的颞侧，手电筒照射光线与虹膜面平行，根据虹膜表面的阴影位置来评估前房深度。当在瞳孔缘观察到阴影边缘时，表示前房较浅；当虹膜全部被照亮时，表示前房较深。同时观察两眼前房深度是否一致，房水有无混浊、积血、积脓。

4.虹膜　观察虹膜颜色、纹理，注意有无新生血管、萎缩、粘连、色素脱落、结节，有无根部离断及缺损，有无震颤。

5.瞳孔　正常瞳孔直径为2.5～4.0mm。检查时应注意两侧瞳孔是否等大、等圆、位置居中，瞳孔边缘是否整齐，对光反射和辐辏反射是否灵敏。

6.晶状体　观察晶状体有无混浊、脱位，必要时散大瞳孔进行检查。

三、眼球后段检查

眼球后段通常在暗室内用直接检眼镜进行检查。

1.玻璃体　散瞳后，将检眼镜盘转至+8D～+10D，在距被检眼10～20cm处，观察瞳孔区内有无浮动性黑影。

2.眼底　眼底检查就是应用检眼镜在暗室内通过瞳孔检查眼底的方法。常用的检眼镜有直接和间接两种。直接检眼镜所见眼底为正像，放大约16倍，可见范围小，在临床上广泛应用。间接检眼镜为双目立体检眼镜，所见眼底为倒像，放大4倍，可见范围较大。

直接检眼镜检查眼底，通常在暗室内自然瞳孔下进行检查，如瞳孔过小或欲详查眼底各部，可滴快速散瞳剂，散大瞳孔后再详细检查。检查者手持检眼镜，示指置转盘处以便拨动转盘。检查右眼时，检查者站在被检者右侧，右手持检眼镜，用右眼观察；检查左眼时，则站在左侧，改用左手和左眼，先将检眼镜移近至受检眼前约2cm处，将转盘拨动到"0～2"范围，如果检查者和被检眼都是正视眼，则可清晰看清眼底，看不清时可拨动转盘至看清为止（图2-3）。

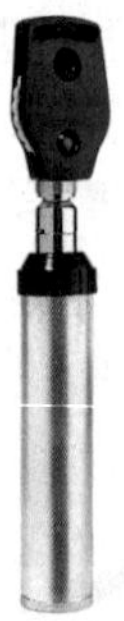

眼底检查记录的内容：视盘大小、形状、颜色、边界和病理凹陷，视网膜血管的管径大小、颜色、动静脉比例、形态、有无搏动及交叉压迫综合征，黄斑部及中心凹光反射情况，视网膜有无出血、渗出、色素沉着或脱失，描述其大小、形态、数量等。

正常眼底呈橘红色，可见一圆形或椭圆形的视盘，边界清晰，颜色淡红，中央有一凹陷称视杯，正常视杯与视盘的比值≤0.3，视杯处有视网膜血管通过，动静脉管径之比为2：3。视盘颞侧约两个视盘直径稍偏下处，有一个暗黄色无血管区称为黄斑，其中心有一针尖样的反光点，为中心凹光反射，是视力最敏锐处。

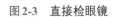

图2-3　直接检眼镜

第4节 眼科特殊检查及眼内液检测

一、裂隙灯显微镜检查

裂隙灯显微镜由可调的光源照明系统和双目显微镜组成，可在强光下观察物像放大10～25倍。通过调节焦点和光源宽窄，可将透明的眼组织切成一个光学切面，经显微镜放大后，能详细观察结膜、角膜、前房、虹膜、晶状体、前部玻璃体等组织的细微变化。若加上前置镜、前房角镜和三面镜，还可以详尽地检查前房角、玻璃体和眼底的变化（图2-4）。

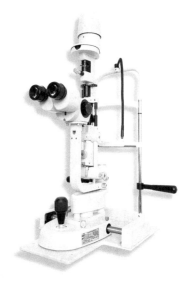

图2-4 裂隙灯

二、眼屈光检查

屈光检查即验光，用以测定患者的屈光状态，并以此作为配镜或治疗的依据。

1. 主觉验光法 常用插片法。不散瞳，根据患者的裸眼视力，通过试镜求得最佳视力，所戴球、柱镜片的度数与轴位，即为该眼屈光不正的大概度数。如远视力低于1.0近视力在1.0以上，则可能为近视眼，此时可加凹球镜片，从–0.25D开始递增，至患者能清晰看到1.0行为止。如远、近视力都不好，则可能为远视眼，可试凸球镜片，使视力增加至最好。如只用球镜片视力不能矫正满意，再加用凹或凸柱镜片，并转动柱镜的轴位，直至达到最佳视力。此法简单易行，但易受调节作用的影响，不够精确，供验光时参考。

2. 他觉验光法 又称检影检光法，是一种客观测量屈光不正的方法。先滴用散瞳剂，使睫状肌充分麻醉，然后在暗室内用检影镜观察被检眼瞳孔区的影动，寻找中和点，确定屈光不正的度数。

3. 电脑验光法 电脑验光仪操作简单，可迅速测定患眼的屈光度，需要再行主观试配进行调整，方可配镜。

三、眼压测量

眼压是指眼内容物对眼球壁所施加的压力。眼压测量对青光眼的诊断及治疗具有重要意义，正常眼压范围为1.33～2.80kPa（10～21mmHg）。

1. 指压法 被检者放松眼睑，两眼向下注视，检查者将两手示指尖放在上睑板上缘的皮肤面，两指交替轻压眼球，借指尖触知的硬度和抵抗力来判断眼压的高低，必要时与健眼作对比。记录方法：眼压正常记为T_n；眼压增高：偏高记为T_{+1}，很高记为T_{+2}，极高记为T_{+3}；眼压降低：偏低记为T_{-1}，很低记为T_{-2}，极低记为T_{-3}。

2. 眼压计测量法 临床应用的眼压计可分为压陷式、压平式和非接触式3种。

（1）希厄茨（Schiötz）眼压计 被检者低枕仰卧，滴0.5%～1%丁卡因2～3次。测量时嘱被检者两眼直视眼前一目标或自己手指，使两眼角膜保持水平正中位置，检查者右手持眼压计，左手拇指及示指分开被检查上下眼睑，并固定于上下眶缘，不可压迫眼球。将眼压计底板垂直放在角膜中央，观察指针刻度，如读数小于3，就更换更重的砝码再量。

（2）Goldmann压平眼压计 这是目前国际较通用的眼压计，附装在裂隙灯显微镜上，用显微镜观察，坐位测量。测量结果不受球壁硬度影响。

（3）非接触眼压计 其原理是利用可控的空气脉冲，其压力具有线性增加的特性，使角膜压平到一定的面积，通过监测系统感受角膜表面反射的光线，并记录角膜压平到某种程度的时间，将其换算为眼压值。

四、眼科影像学

随着计算机技术和拍摄、显示技术的进步，眼科影像学检查能够从多方位、多层次显示眼部解剖结构及病理变化，特别是在眼底病的诊疗中已成为不可或缺的检查手段。

1. 眼底血管造影　眼底血管造影是将造影剂注入体内，利用装有特定滤光片的眼底照相机拍摄眼底视网膜和脉络膜血液循环情况的检查方法。包括荧光素眼底血管造影（FFA）和吲哚菁绿血管造影（ICGA）两种。前者以荧光素钠为造影剂，侧重于观察视网膜血管情况；后者以吲哚菁绿为造影剂，侧重于观察脉络膜血液循环情况。评估眼底血管灌注情况、组织的着染情况及时间，有助于眼底疾病的诊断、分型和治疗效果的评估。通过观察造影剂在视网膜血管及脉络膜充盈的时间和形态以及是否有渗漏现象等，可以查明检眼镜下不能发现的视网膜及脉络膜病变。检查过程中若被检者出现过敏反应，如发生荨麻疹应及时处理，严重过敏反应者应紧急抢救，注射荧光素钠后尿液、汗液、皮肤可出现黄染，要向被检者讲清原因及恢复的时间。

2. 光学相干断层成像　光学相干断层成像（optical coherence tomography，OCT）是一种非接触性无创光学影像诊断技术。原理：利用光波（830nm近红外光）在眼内不同组织层次的反射时间不同，通过低相干性光干涉仪选择性地接收和强化特定层次的反射光，比较反射光波与参考光波测定反射延迟时间和反射强度，经计算机处理，以伪彩或灰度形式显示组织的断层结构，其轴向分辨率可达5μm。可用于视神经纤维层厚度及视网膜厚度的检查，还可对视网膜各层病变进行精准定位（图2-5）。

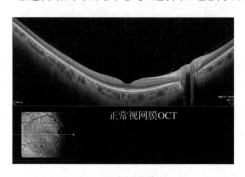

图2-5　正常视网膜OCT

3. 眼底彩照　眼底彩照是通过眼底照相机直接获取眼底彩色照片的方法。是眼底检查最基本、最普遍的方法之一，除了传统的眼底照相机目前还有免散瞳眼底照相机、超广角眼底照相机、手持眼底照相机等，随着人工智能的发展，已经广泛用于眼底疾病的筛查中。

4. 眼超声检查

（1）A/B型超声检查　A型超声（A超）利用8～12MHz超声波探测组织每个声学界面的回声，并以波峰形式显示，同时还可用于眼轴测量及人工晶状体度数计算；B型超声（B超）通过扇形或线阵扫描，将虹膜到眼球后节的二维声学切面图像实时显示出来，不受屈光间质的限制，评估眼后节及眼内肿瘤情况。

（2）彩色超声多普勒成像　利用超声及多普勒技术检查眼部血管的血流动力学变化，可检测眼眶血管、眼球及眼眶肿瘤的血流。

（3）超声生物显微镜（ultrasound biomicroscopy，UBM）　是一种特殊的B型超声检查，工作频率一般在40MHz以上，能够获得分辨率更高的图像，但对眼球的组织穿透力低，适用于眼前段的组织检查，如角膜、前房角、晶状体、睫状体等活体组织结构。

5. 角膜共聚焦显微镜　角膜共聚焦显微镜采用共聚焦激光扫描成像技术，可对活体角膜进行不同层面的扫描，将角膜检查提高到了细胞水平，目前已在临床中得到广泛应用，如真菌性角膜炎、阿米巴角膜炎、眼干燥症等疾病的诊断、治疗及随访。

6. 电子计算机断层扫描　电子计算机断层扫描（CT）可对眼眶进行横断位（轴位、水平位）和冠状面扫描，对骨骼结构成像清晰，同时可获得软组织和血管的影像。眼部CT扫描常用于眼球位置异常、眼球肿物、眼眶内占位、眼肌形态异常、眼外伤、眼眶骨折、视神经挫伤、眼眶异常等。

7. 磁共振成像　磁共振成像（MRI）利用磁共振现象从人体中获得电磁信号，重建出人体信息，对软组织分辨率高，且无X线的电离辐射，适用于眼内肿瘤、眶内占位及神经眼科疾病的检查。由于磁共振是在强磁场下工作，所以禁止磁性物体进入磁共振检查室。

五、眼内液检测

眼内液是眼球内液体的总称，包括房水、玻璃体液等。采集眼内液进行检测的意义在于，获取眼内局部的病原体、免疫及细胞病理、分子层面等的原位信息，以辅助临床进行疾病诊治。传统的眼内液检测主要包括涂片染色显微镜下观察和微生物培养，用于眼内炎症的病原学鉴定，但存在阳性率偏低和时间长的不足。现代的眼内液检测主要采用实时定量聚合酶链反应（PCR）、酶联免疫吸附试验（ELISA）、流式液相多重蛋白定量技术（CBA）、下一代测序（NGS）等进行分子检测，其可以检验的分子成分包括DNA、RNA、抗原、抗体、细胞因子等。随着分子检测技术和设备的进步，可以在0.1ml的眼内液中同时检测上万种病原微生物的核酸，也可以同时检测数十种细胞因子、抗体等，还可以进行革兰氏阴性菌脂多糖、真菌（1,3）-β-D-葡聚糖、曲霉菌半乳甘露聚糖等多种抗原成分的检测。

当血眼屏障被破坏时，血清中的蛋白成分（包括抗体）可以渗漏至眼内，如果此时检测眼内液的抗体成分阳性，会导致临床误诊疾病。通过计算Goldmann-Witmer系数（GW系数），可以初步判断眼内该特异抗体是原位产生，还是因为渗漏。计算公式如下：GW系数=（眼内某种特定IgG浓度/眼内总IgG浓度）/（血清某种特定IgG浓度/血清总IgG浓度）。如果GW系数在0.5～2.0，表示没有眼内原位抗体产生；在2～4提示可能有眼内原位抗体产生；≥4确定有眼内原位抗体产生。

眼内液检测目前主要的临床用途是伪装综合征、眼内感染性炎症性疾病的实验室诊断、疑难眼病的鉴别诊断，以及通过定量反映眼内的免疫状态辅助临床进行治疗药物的选择。

第3章
眼睑、泪器疾病

第1节 眼睑疾病

眼睑覆盖于眼球表面，起保护眼球的作用。反射性闭睑动作，可使眼球免受强光的刺激和异物的侵害。经常性瞬目运动，可及时地去除眼球表面的尘埃或微生物，并使泪液均匀地分布于角膜表面，形成泪膜，以湿润角膜。排列整齐的睫毛，可以阻挡灰尘及减弱强光的刺激。

眼睑疾病主要分为炎症、位置与功能的异常、肿瘤三大类。眼睑疾病治疗时要注意保持眼睑的完整性及其与眼球的正常关系，维持眼睑的功能，眼睑手术和外伤处理时应考虑到美容的问题。

案例 3-1

患者，男，18岁。主诉：左眼痛5天。现病史：5天前患者无明显诱因下出现右眼下眼睑处疼痛，伴有眼红、眼肿等症状，无视力下降。检查：右眼视力1.0，右眼左下眼睑近内眦部红肿明显，伴有压痛，相应睑结膜处充血，充血中央部似有黄白色脓点，角膜透明，前房清，晶状体透明。左眼无异常。

问题：1. 患者目前最可能的诊断是什么？
2. 请拟定治疗计划及措施。

一、睑 腺 炎

睑腺炎（hordeolum）又称麦粒肿，是眼睑腺体的急性化脓性炎症。睑腺炎又分为两类：睫毛毛囊或其附属的皮脂腺（Zeis腺）或汗腺（Moll腺）的感染，称为外睑腺炎；睑板腺感染，称为内睑腺炎。

（一）病因

睑腺炎为细菌感染眼睑腺体所致，多为葡萄球菌，特别是金黄色葡萄球菌。

（二）临床表现

睑腺炎初期，患处呈现红、肿、热、痛等急性炎症典型表现，局部有硬结和压痛，2～3天后，病变处形成黄色脓点，可自行溃破。破溃后炎症明显减轻，1～2天后炎症逐渐消退。

外睑腺炎的炎症反应主要位于睫毛根部的睑缘处，早期红肿范围较弥散，患者疼痛剧烈（图3-1）。内睑腺炎由于局限于睑板腺内，肿胀比较局限，疼痛明显，睑结膜面出现局限性充血、肿胀（图3-2）。内睑腺炎常在睑结膜面形成黄色脓点，向结膜囊内破溃，少数患者可向皮肤面破溃。睑腺炎如果发生在年老体弱、抵抗力差的患者或致病菌毒力较强，炎症可扩散到整个眼睑，形成眼睑蜂窝织炎。如不及时处理，有时可能引起败血症或海绵窦血栓。

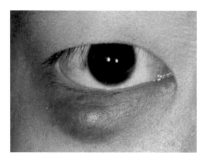

图3-1 外睑腺炎（外麦粒肿）

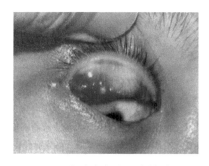

图3-2 内睑腺炎（内麦粒肿）

（三）治疗

1. 早期 睑腺炎应局部热敷，每次10～15分钟，每日3～4次，以促进眼睑血液循环，缓解症状，促进炎症消散。每日滴用抗生素滴眼剂4～6次，以控制感染。反复发作及伴有全身症状者，炎症有扩散之势，应尽早全身使用足量的广谱抗生素，并对脓液或血液进行细菌培养和药敏试验，以选择更敏感的抗生素。

2. 切开排脓 当脓肿形成后，应切开排脓。外睑腺炎的切口应在皮肤面，切口与睑缘平行，使其与眼睑皮纹相一致，以尽量减少瘢痕。如果脓肿较大，应该放置引流条。内睑腺炎的切口常在睑结膜面，切口与睑缘垂直，以免过多伤及睑板腺管。

3. 防止扩散 当脓肿尚未形成时不宜切开，更不能挤压排脓，否则会使感染扩散，导致眼睑蜂窝织炎，甚至海绵窦脓毒血症或败血症而危及生命。

二、睑板腺囊肿

睑板腺囊肿（chalazion）又称霰粒肿，是由于睑板腺导管出口阻塞，腺体的分泌物潴留在睑板内，对周围组织产生慢性刺激引起的慢性无菌性肉芽肿性炎症。

（一）临床表现

睑板腺囊肿好发于青少年或中年人，多发于上睑，也可上、下眼睑或双眼同时发生，亦常见有反复发作者。可以是单发的，也可以是多发性的。病程进展缓慢。一般无自觉症状，表现为眼睑皮下出现圆形、与皮肤无粘连的肿块，其大小不一，相对应的睑结膜面上可见呈紫红色或灰红色的局限性病灶（图3-3）。囊肿破溃后在睑结膜面形成息肉，也可以在皮下形成暗紫红色的肉芽组织。如发生继发感染，临床表现与内睑腺炎相同。

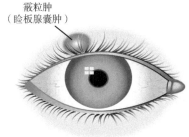

霰粒肿
（睑板腺囊肿）

图3-3 睑板腺囊肿
结膜面所见：呈紫灰色局限性病灶

（二）诊断

根据患者临床表现可以诊断。对复发性或老年人的睑板腺囊肿注意与睑板腺癌相鉴别，切除肿物应进行病理检查，以排除睑板腺癌。

（三）治疗

1. 小而无症状者无需治疗，可自行吸收。

2. 大者可通过热敷，或向囊肿内注射糖皮质激素促其吸收。对用以上方法仍不能消退者，应在局麻下行手术切除。手术切口应与睑缘相垂直，创口一般不需缝合，压迫止血3～5分钟，包扎1～2天即可。

3. 有继发感染者，先按内睑腺炎治疗，待炎症消退后再行睑板腺囊肿切除术。

三、睑缘炎

睑缘炎（blepharitis）是睑缘表面、睫毛毛囊及其腺体组织的亚急性或慢性炎症。临床上一般将其分为鳞屑性、溃疡性和眦部睑缘炎三种。

（一）鳞屑性睑缘炎

鳞屑性睑缘炎（blepharitis squamousa）是由于睑缘部腺体分泌旺盛，皮脂溢出所造成的慢性炎症。患部常可发现卵圆皮屑芽胞菌。屈光不正、视疲劳、营养不良、理化因素刺激常为发病的诱因。

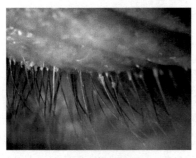

图3-4　鳞屑性睑缘炎

1. 临床表现　患者自觉眼部痒、刺痛和烧灼感。检查可见：睑缘充血。睫毛和睑缘表面附着灰白色上皮鳞屑，睫毛根部有点状皮脂溢出，干燥后形成黄色痂皮，去除鳞屑和痂皮后，暴露出充血的睑缘，但无溃疡或脓点（图3-4）。睫毛易脱落，但可再生。久治不愈者，可使睑缘增厚、外翻而导致溢泪。

2. 治疗　去除诱因和避免刺激因素。用生理盐水或3%硼酸溶液清洁睑缘，拭去鳞屑和痂皮，涂抗生素眼膏，每日2～3次。炎症消退后再持续治疗2～3周，以防复发。

（二）溃疡性睑缘炎

溃疡性睑缘炎（ulcerative blepharitis）是睫毛毛囊及其附属腺体的慢性或亚急性化脓性炎症，多为金黄色葡萄球菌感染引起。视疲劳、营养不良和不良卫生习惯可能是本病的诱因。

1. 临床表现　患者眼部有痒、刺痛和烧灼感等，较鳞屑性睑缘炎更为严重。检查可见：睑缘充血。睫毛根部散布着黄色痂皮及小脓疱，去除痂皮后可露出睫毛根端的浅小溃疡。毛囊因感染而破坏，形成秃睫。溃疡愈合后，瘢痕组织收缩，使睫毛生长方向改变，形成睫毛乱生。久病者，可导致睑缘肥厚变形，引起睑缘外翻和溢泪。

2. 治疗　用生理盐水或3%硼酸溶液清洗睑缘，除去脓痂和已经松脱的睫毛，清除毛囊中的脓液，并涂抗生素眼膏加局部按摩。炎症完全消退后，再继续用药2～3周，以防复发。

（三）眦部睑缘炎

眦部睑缘炎（angular blepharitis）多为莫-阿（Morax-Axenfeld）双杆菌感染或与维生素B_2缺乏有关。

1. 临床表现　本病多为双侧，外眦部多见。患者自觉眼部痒、异物感和烧灼感。外眦部皮肤与睑缘充血、肿胀、糜烂。结膜也常伴有充血。

2. 治疗　眼部滴0.25%～0.5%硫酸锌滴眼液，可抑制莫-阿双杆菌所产生的酶。睑缘及其附近的皮肤可涂用抗生素眼膏。口服维生素B_2或复合维生素B。

四、睑内翻与倒睫

睑内翻（entropion）是指睑缘向眼球方向卷曲的一种位置异常。倒睫（trichiasis）是指睫毛倒向眼球生长而睑缘位置正常。两者都可致睫毛触及眼球。倒睫多与睑内翻并存。

（一）病因

常见于沙眼引起的睑结膜及睑板瘢痕性收缩导致的瘢痕性睑内翻。婴幼儿鼻梁发育不饱满或睑板发育不全等引起先天性睑内翻，老年人眶隔和下睑皮肤松弛而失去牵制眼轮匝肌收缩的作用、下睑缩肌无力等引起的痉挛性睑内翻。

（二）临床表现

患者有眼痛、流泪、异物感和眼睑痉挛等症状。睫毛长期摩擦眼球，可导致结膜充血、角膜浅层混浊、新生血管形成，严重时角膜溃疡。

（三）治疗

少数倒睫，可用睫毛镊拔除，或行电解法破坏毛囊。先天性睑内翻不必急于手术治疗，5～6岁仍内翻者，可考虑手术。瘢痕性睑内翻需手术治疗，可采用睑板切断术或睑板楔形切除术（Hotz改良法）。老年性睑内翻可切除部分眼轮匝肌纤维。

> **链接**
>
> ### 电解睫毛术
>
> 电解睫毛术借直流电对组织内水和盐电解，产生氢氧化钠和热量，破坏毛囊，使其不再生长。适应无睑内翻的少数倒睫。患者取仰卧位，消毒眼睑皮肤，在倒睫附近皮下注射少量麻药。将电解器阳极的铜片用盐水纱布包裹，贴于患侧颊部皮肤，将连接阴极的毫针，顺睫毛囊方向刺入约2mm，通电10秒，待毛囊周围发白，中断电流并拔针。用睫毛镊轻轻拔除睫毛，如果不易拔起，表明毛囊尚未充分破坏，应再行电解。

五、睑 外 翻

睑外翻（ectropion）指睑缘向外翻转离开眼球，睑结膜不同程度地暴露在外，常合并眼睑闭合不全。

（一）病因

睑外翻按病因可分为3类：瘢痕性睑外翻多由眼睑皮肤瘢痕性收缩所致，常由眼睑皮肤创伤、烧伤、化学伤、炎症或手术等引起；老年性睑外翻仅限于下睑，由于眼轮匝肌功能减弱，与眼睑皮肤及外眦韧带松弛也有关；麻痹性睑外翻也仅限于下睑，由于面神经麻痹，眼轮匝肌收缩功能丧失引起。

（二）临床表现

仅有睑缘离开眼球时，由于破坏了眼睑与眼球间的毛细管作用可引起溢泪；若睑缘明显外翻，部分或全部睑结膜暴露在外，可导致结膜充血、干燥、肥厚甚至角化；更严重时，常合并眼睑闭合不全，使角膜失去保护，易引起暴露性角膜炎或溃疡。

（三）治疗

应针对病因治疗。瘢痕性睑外翻须手术治疗，老年性睑外翻可酌情行整形手术，如睑外翻矫正术。麻痹性睑外翻关键在于治疗面瘫，注意保护角膜和结膜。可用眼膏、牵拉眼睑保护角膜和结膜，或做暂时性睑缘缝合。

六、上 睑 下 垂

上睑下垂（ptosis）指上睑的上睑提肌和Müller平滑肌的功能不全或丧失，导致上睑部分或全部下垂，即向前方注视时上睑缘遮盖角膜上方超过角膜垂直径的1/5。轻者影响外观，重者影响视功能。

（一）病因

1. 先天性上睑下垂　主要由于动眼神经核或上睑提肌发育不良所致，为常染色体显性遗传。

2. 获得性上睑下垂　由于动眼神经麻痹、上睑提肌损伤、交感神经疾病、重症肌无力或者机械性开睑运动障碍引起。

（二）临床表现

先天性上睑下垂常为双侧，有时为单侧。表现为不同程度的睑裂变窄。重度者上睑全部遮盖瞳孔，患者常紧缩额肌，牵拉眉毛以提高上睑的位置，或仰头视物。患侧常伴有眼球上转运动障碍。

获得性上睑下垂多有相关病史或伴有其他症状，如动眼神经麻痹可能伴有其他眼外肌麻痹；上睑提肌损伤有外伤史；交感神经损害有霍纳（Horner）综合征；重症肌无力所致的上睑下垂晨轻夜重，注射新斯的明后上睑下垂明显减轻。

（三）治疗

先天性上睑下垂以手术治疗为主，为避免弱视的发生，重度者应尽早手术，尤其是单眼患儿。获得性上睑下垂，应先进行病因治疗或药物治疗，无效时再考虑手术治疗。较为合乎生理和美容要求的手术方式为上睑提肌缩短术。

第2节　泪器疾病

泪器（lacrimal apparatus）由泪液分泌系统泪腺和泪液排出系统泪道两部分组成。泪器疾病的主要症状为流眼泪，一种是由泪道狭窄或阻塞引起，泪液排出受阻而溢出眼睑之外，称为溢泪；另一种是泪液分泌增多来不及排出而流出眼睑外，称为流泪。临床上区分是泪腺分泌增多所致的流泪，还是泪道堵塞引起的溢泪十分重要，可通过泪道冲洗来鉴别。泪道阻塞是常见疾病，泪腺疾病相对少见，主要是炎症及肿瘤所致。

一、泪道阻塞或狭窄

泪小点狭窄、闭塞或缺如，泪小管至鼻泪管的阻塞或狭窄，以及炎症、肿瘤、结石、外伤、异物、药物毒性等以及鼻腔阻塞均可导致泪液不能排出。

（一）临床表现

主要症状为溢泪。长期泪液浸渍，可引起结膜炎、下睑和面颊部湿疹性皮炎。拭泪可导致下睑松弛和外翻，加重溢泪的症状。

（二）治疗

1. 婴儿泪道阻塞或狭窄　可用手指有规律地压迫泪囊区，压迫数次后点抗生素滴眼液，每日3～4次，坚持数周。若保守治疗无效，考虑泪道探通术。

2. 泪道阻塞治疗　主要是用各种方法解除阻塞，保持长久通畅，如泪小点成形术、睑外翻矫正术、YAG激光治疗和泪囊鼻腔吻合术。

二、泪囊炎

案例 3-2

患者，女，52岁。主诉：左眼流眼泪2年余。现病史：2年前患者左眼开始流眼泪，擦眼泪时发现内眼角有脓液出现，伴有眼红，无眼痛，无视物障碍，无畏寒、发热等症状。检查：左右眼视力均为1.0，左下睑内眦部皮肤潮红、粗糙，挤压泪囊区有黏液样分泌物自下泪点流出。左眼结膜充血明显，角膜透明，前房深，房水清，瞳孔圆，对光反射存在，晶状体透明，眼底无明显异常。双泪道冲洗提示：右泪道通畅，左眼冲洗液自上、下泪点反流，伴有黏脓性分泌物。

问题：1. 患者目前最可能的诊断是什么？

2. 请拟定治疗计划及措施。

（一）慢性泪囊炎

慢性泪囊炎（chronic dacryocystitis）是最常见的泪囊疾病，多继发于鼻泪管狭窄或阻塞，为泪液滞留于泪囊内，伴发细菌感染引起，多为单侧发病。常见致病菌为肺炎链球菌和白念珠菌，但一般不发生混合感染，泪小点反流的分泌物做涂片染色可鉴定病原微生物。本病多见于中老年女性，特别是绝经期妇女。慢性泪囊炎的发病与沙眼、泪道外伤、鼻炎、鼻中隔偏曲、下鼻甲肥大等因素有关。

1. 临床表现 主要症状为溢泪。检查可见结膜充血，下睑皮肤出现湿疹，用手指挤压泪囊区，有黏液或黏液脓性分泌物自泪小点流出。泪道冲洗时，冲洗液自上、下泪小点反流，同时有黏液脓性分泌物。由于分泌物大量潴留，泪囊扩张，可形成泪囊黏液囊肿。

慢性泪囊炎是眼部的感染病灶。由于常有黏液或脓液反流入结膜囊，使结膜囊长期处于带菌状态。如果发生眼外伤或施行内眼手术，则极易引起化脓性感染，导致细菌性角膜溃疡或化脓性眼内炎。因此，应高度重视慢性泪囊炎对眼球构成的潜在威胁，尤其在内眼手术前，必须首先治疗泪囊感染。

2. 诊断 根据病史和典型体征诊断不困难。可采用泪道冲洗术、X射线碘油造影等方法了解泪道阻塞的部位；也可取泪道分泌物做细菌培养和药敏试验帮助选择有效的抗生素。

3. 治疗

（1）药物治疗 可用抗生素滴眼剂点眼，每日4～6次。滴眼前要先挤出分泌物，也可在泪道冲洗后注入抗生素药液。药物治疗仅能暂时减轻症状。

（2）手术治疗 开通阻塞的鼻泪管是治疗慢性泪囊炎的关键。常用术式是经内眦皮肤入路泪囊鼻腔吻合术或经鼻腔内镜下泪囊鼻腔吻合术，术中将泪囊通过一个骨孔与鼻腔黏膜相吻合，使泪液从吻合口直接流入中鼻道。

（二）急性泪囊炎

急性泪囊炎（acute dacryocystitis）大多在慢性泪囊炎的基础上发生，与侵入细菌毒力强大或机体抵抗力降低有关，最常见的致病菌为金黄色葡萄球菌或溶血性链球菌。

1. 临床表现 患眼充血、流泪，有脓性分泌物，泪囊区局部皮肤红肿、坚硬、疼痛、压痛明显，炎症可扩展到眼睑、鼻根和面颊部，甚至可引起眶蜂窝织炎，严重时可出现畏寒、发热等全身不适。数日后红肿局限，出现脓点，脓肿可穿破皮肤，脓液排出，炎症减轻。但有时可形成泪囊瘘管，经久不愈，泪液长期经瘘管溢出。

2. 治疗 早期可行局部热敷，全身和局部使用足量抗生素控制炎症。炎症期切忌泪道探通或泪道冲洗，以免导致感染扩散，引起眶蜂窝织炎。如炎症未能控制，脓肿形成，则应切开排脓，放置橡皮引流条，待伤口愈合，炎症完全消退后按慢性泪囊炎处理。

（三）新生儿泪囊炎

新生儿泪囊炎，又称先天性泪囊炎。由于新生儿鼻泪管下端的胚胎性残膜（Hasner瓣膜）没退化，或因开口处为上皮碎屑所堵塞，致使鼻泪管下端阻塞不通畅，泪液和细菌潴留在泪囊中，引起继发性感染所致。

1. 临床表现 婴儿出生后1～2周内发现有溢泪、结膜充血、分泌物较多，压迫泪囊区有黏液或脓液自泪小点溢出。

2. 治疗 由于大部分病例可以自愈，早期应保守治疗。方法：用手指自泪囊上部向鼻泪管下口方向轻轻按摩，每日3～4次，坚持数周，以促使鼻泪管下端残膜破裂，同时局部滴入抗生素滴眼剂。若囊肿突然消失，则说明残膜已被冲破，患儿痊愈。若保守治疗无效，半岁以后可以考虑采用泪道冲洗和探通术治疗。

三、泪 腺 炎

泪腺炎分为急性泪腺炎（acute dacryoadenitis）和慢性泪腺炎（chronic dacryoadenitis）。

（一）急性泪腺炎

急性泪腺炎主要见于儿童，一般单侧发病，常并发于麻疹、流行性腮腺炎和流行性感冒，多为细菌、病毒感染所致。致病菌以金黄色葡萄球菌或淋病奈瑟球菌多见。感染途径多为局部炎症直接扩散、远处化脓性病灶转移或来源于全身感染。

1. 临床表现   急性泪腺炎可分别或同时累及泪腺的睑叶或眶叶，表现为眶外上方局部肿胀、疼痛，上睑水肿下垂呈"S"形，耳前淋巴结肿大。触诊可扪及包块，有压痛，结膜充血、水肿，有黏性分泌物。提起上睑，可见泪腺组织充血肿大。急性泪腺炎病程通常短暂，经治疗后可缓解，或转为亚急性或慢性炎症。也可形成脓肿。

2. 治疗   根据病因和症状治疗。细菌、病毒感染，全身应用抗生素或抗病毒药物，局部热敷。脓肿形成时，应及时切开引流，睑部泪腺炎可通过结膜切开，眶部泪腺脓肿则可通过皮肤切开排脓。

（二）慢性泪腺炎

慢性泪腺炎病变多为双侧性，病程进展缓慢，主要病因为免疫反应，为一种增殖性炎症。

1. 临床表现   泪腺肿大，一般无疼痛，可伴有上睑下垂，在外上眶缘下可触及较硬的包块，但多无压痛，眼球可向内下偏位，向外上方注视时可有复视，眼球突出少见。

2. 治疗   针对病因或原发病治疗。炎性假瘤、类肉瘤病和米库利兹（Mikulicz）综合征局部或全身用糖皮质激素有效。

四、泪腺肿瘤

泪腺肿瘤主要指原发于泪腺的肿瘤，居眼眶占位性病变的首位。约30%为淋巴样瘤，约70%为上皮来源的肿瘤，其中良性和恶性各占一半。在恶性泪腺肿瘤中，50%为腺样囊性癌，25%为多形性腺癌，25%为腺癌。

（一）多形性腺瘤

多形性腺瘤（pleomorphic adenoma）又称混合瘤。组织学上，泪腺混合瘤包含双层腺管上皮，同时含有异常的基质成分如脂肪、纤维、软骨组织等，因此称为混合瘤，肿瘤有完整包膜。

1. 临床表现   多见于年轻成人，男性略多，一般单侧受累，发病缓慢，表现为眼眶外上方无痛性包块。眼球受压向内下或下方移位，由于肿瘤生长缓慢，患者可无复视。触诊局部可扪及实质性包块，无压痛。CT扫描可清楚显示肿瘤为高密度块影及泪腺窝压迫性骨凹陷。

2. 治疗   手术切除。必须连同包膜完整切除，包膜残留或破裂可能导致肿瘤复发，甚至恶变。

（二）腺样囊性癌

腺样囊性癌（adenoid cystic carcinoma）是泪腺最常见的恶性肿瘤。

1. 临床表现   本病好发于30～40岁的女性，病程短，有明显疼痛及头痛，眶周和球结膜水肿，眼球突出或移位，运动障碍，常有复视和视力障碍。X线平片或CT扫描可显示明显的骨质破坏，本病预后较差。

2. 治疗   由于本病恶性程度高，易向周围组织和骨质浸润生长和转移。一旦确诊，应考虑行眶内容物剜出术。手术不易彻底清除，复发率较高，术后应配合放射治疗。

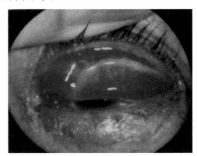

第 **4** 章
结膜、眼表疾病

第 1 节 结 膜 炎

结膜（conjunctiva）是覆盖于眼睑后和眼球前的一层半透明的黏膜组织，虽然正常的结膜可暴露在多种多样的微生物中，但眼表的特异性和非特异性防护机制使其具有一定的预防感染和使感染局限的能力。当这种防御能力减弱或外界致病因素增强时，将引起结膜组织的炎症发生，这种炎症统称为结膜炎。结膜炎是眼科最常见的疾病之一。

一、细菌性结膜炎

 案例 4-1

患儿，女，6 岁。主诉：双眼红、畏光、流泪 3 天来院就诊。现病史：3 天前患者不明原因下出现右眼红、流泪，次日波及左眼，近 2 日眼红加重，有烧灼感，晨起分泌物多，睁眼困难，须清洗后方能睁眼。患儿的母亲近期双眼有发红、异物感的病史，且患儿一家共用一脸盆。检查：双眼视力均为 1.0，双眼睑轻度水肿，上下睑结膜充血水肿明显，下穹隆有少量黏液脓性分泌物。角膜透明，房水清，虹膜纹理清，瞳孔圆，对光反射存在，晶状体透明，眼底无异常。

问题：1. 患者目前最可能的诊断是什么？

2. 写出其诊断依据。需要与哪些疾病鉴别？

3. 如何进行治疗？

（一）急性或亚急性细菌性结膜炎

急性或亚急性细菌性结膜炎（acute or subacute bacterial conjunctivitis）又称急性卡他性结膜炎，是一种常见的传染性疾病，俗称"红眼病"。好发于春秋季节，可散发感染，也可流行于学校、工厂等集体生活场所。常见的致病菌有肺炎链球菌、金黄色葡萄球菌和流感嗜血杆菌等。

1. 临床表现　潜伏期 1～3 日，发病急，双眼同时或先后发病，3～4 天达高峰。患眼有痒、刺痛、灼热感、异物感，流泪及大量脓性分泌物等。当分泌物附着在角膜表面时，可造成暂时性视物模糊。眼部分泌物多，常使上、下睑粘连在一起。当病变累及角膜时可出现明显的疼痛、畏光、视力下降等症状。

检查：眼睑肿胀；显著的结膜充血，可伴有结膜下点状、片状出血；球结膜有不同程度的水肿；分泌物初为浆液性，后为黏液脓性，严重时在结膜上形成伪膜。角膜受累时可有角膜边缘浸润、溃疡或角膜浅层点状浸润（图 4-1）。

图 4-1 急性细菌性结膜炎

睑结膜充血、水肿

2. 诊断 根据临床表现，分泌物涂片或结膜刮片检查找到中性粒细胞和细菌，即可诊断。严重病例可做细菌培养和药敏试验。应注意与流行性角结膜炎相鉴别。

3. 治疗

（1）保持结膜囊清洁，眼部分泌物多时，可用生理盐水或2%～3%硼酸溶液冲洗结膜囊。有伪膜者，用生理盐水棉签将其擦去后再点滴眼剂。禁忌热敷或包盖。

（2）局部选择最有效的抗生素，常用的抗生素滴眼剂有：0.25%～0.5%氯霉素、0.1%利福平、0.5%庆大霉素、0.3%氧氟沙星等；睡前涂抗生素眼膏。

（3）并发角膜炎时按角膜炎处理。

（二）超急性细菌性结膜炎

淋球菌性结膜炎（gonococcal conjunctivitis）又称脓漏眼，是一种传染性极强、破坏性很大的超急性细菌性结膜炎症。病原体为淋病奈瑟球菌，简称淋球菌。根据其感染途径的不同可分为成人淋球菌性结膜炎和新生儿淋球菌性结膜炎两种。成人主要是通过生殖器-眼接触传播而感染，新生儿则通过患有淋球菌性阴道炎的母体产道感染。

1. 临床表现 成人淋球菌性结膜炎潜伏期为10小时至2～3天，双眼或单眼发病。病情急剧发展，有眼痛、畏光、流泪、灼热感，眼睑高度红肿，结膜高度充血水肿、球结膜水肿，严重水肿的球结膜突出于睑裂外，分泌物为浆液性或血性，不久变为脓性。耳前淋巴结肿大、压痛。严重病例可并发角膜溃疡和穿孔。

新生儿淋球菌性结膜炎临床表现与成年人相似，但相对较为严重。

2. 诊断 根据临床表现和分泌物涂片或结膜刮片的细菌学检查即可诊断。

3. 治疗

（1）用生理盐水或1：10 000高锰酸钾溶液彻底冲洗结膜囊，冲洗时头偏向患侧以免感染健眼。

（2）局部滴5 000～10 000U/ml青霉素滴眼剂点眼或用0.25%氯霉素、15%磺胺醋酰钠、0.1%利福平等局部滴眼。睡前用抗生素眼膏涂眼。

（3）应全身及时使用足量的抗生素，肌内注射或静脉给药。未波及角膜者，成人肌内注射青霉素 8×10^5U，青霉素过敏者可肌内注射大观霉素（2g/d）。角膜有病变者可静脉注射头孢曲松钠，每次1g，每8～12h一次，连续5天。新生儿可用青霉素，1×10^5U/（kg·d），静脉滴注或分次肌内注射，连续7天；或用头孢曲松钠0.125g，肌内注射，连续7天。

（4）有角膜病变者按角膜溃疡治疗。

4. 预防

（1）淋病患者大小便后要洗手，严禁去公共游泳场所游泳和公共浴室洗浴。

（2）淋球菌性结膜炎患者应隔离治疗。医务人员要戴防护眼镜，检查后洗手，并用酒精消毒；接触患者的检查器具、物品严格消毒，患眼的敷料要焚烧。

（3）做好产前检查，患有淋病的孕妇应立即彻底治疗。新生儿出生时，在清洁眼部污物后，立即用1%硝酸银滴眼剂点眼，或用0.5%四环素眼膏涂眼。

（三）慢性结膜炎

慢性结膜炎（chronic conjunctivitis）是多种因素引起的结膜慢性炎症。感染因素：急性结膜炎治疗不彻底迁延成慢性，或因细菌毒力较低表现为慢性过程。常见的致病菌有卡他球菌、链球菌、葡萄球菌、莫-阿双杆菌、变形杆菌等。非感染因素：不良环境刺激，如风沙、烟雾、有害气体等；眼部慢性疾病刺激，如睑缘炎、倒睫、慢性泪囊炎、屈光不正等；不良生活习惯，如睡眠不足、烟酒过度等；其他刺激，如长期使用某种眼药等。

1. 临床表现 本病进展缓慢，持续时间长，可单侧或双侧发病。自觉眼部有痒感、异物感和视疲劳、晚间和阅读时加重；外眦部常有白色泡沫状分泌物。睑结膜轻度充血、有少量乳头增生和滤泡形成，久病者可有结膜肥厚。

2. 治疗 去除致病因素，改善生活、工作环境；治疗眼部慢性疾病；矫正屈光不正等。局部应用广谱抗生素滴眼剂和眼膏。

二、沙　　眼

沙眼（trachoma）是由沙眼衣原体感染所致的一种慢性传染性结膜角膜炎，因其睑结膜表面粗糙不平，形似沙粒故名沙眼。本病可发生于任何人群，主要见于贫困、卫生条件差的地区，是导致眼盲的主要疾病之一。20世纪50年代以前该病曾在我国广泛流行，是当时致盲的首要原因，随着人民生活水平的提高、医疗卫生条件的改善，我国沙眼的发病率已明显下降。

沙眼的病原体是1955年由我国学者汤飞凡、张晓楼在鸡胚中首次分离培养成功的。

（一）病因

沙眼为感染沙眼衣原体A、B、C或Ba抗原型所致。沙眼分泌物为传染源，可通过手、毛巾和洗脸水等途径接触传染。

（二）临床表现

潜伏期为5～14天，双眼同时受累，多发于儿童及青少年。

1. 急性期 呈急性或亚急性发病。症状：异物感、畏光、流泪，有黏脓性分泌物。体征：睑结膜乳头增生，上下穹隆结膜布满滤泡。角膜上皮灰白色点状浸润。急性期治愈后不留瘢痕。如未治愈1～2个月进入慢性期。

2. 慢性沙眼症状 可无明显不适或仅感视疲劳，偶有流泪、发痒、异物感。体征：①上睑结膜血管模糊充血；②乳头增生，呈红色细小的突起；③滤泡形成，呈大小不等、半透明、圆形或卵圆形的胶样滤泡（图4-2）；④在慢性病程中，结膜的病变逐渐被结缔组织代替，形成瘢痕（图4-3）；⑤角膜缘外的毛细血管网越过角膜缘进入透明的角膜形成角膜血管翳，可严重影响视力。

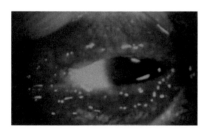
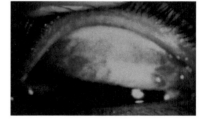

图4-2　活动期沙眼　　　　　图4-3　沙眼瘢痕期的睑结膜瘢痕

（三）后遗症和并发症

1. 睑内翻及倒睫 因睑板肥厚变形，睑结膜瘢痕收缩可导致睑内翻；因睫毛根部瘢痕收缩可发生倒睫。

2. 眼球粘连 穹隆结膜因瘢痕而变短甚至消失，可影响眼球活动。

3. 实质性角结膜干燥症 结膜瘢痕破坏结膜上的杯状细胞和副泪腺的分泌功能，泪腺排出口堵塞，使泪液减少。

4. 角膜混浊 严重的角膜血管翳、睑内翻、倒睫都可导致角膜混浊（图4-4）。

5. 慢性泪囊炎 泪道黏膜受沙眼病变侵犯，使鼻泪管狭窄或阻塞所致。

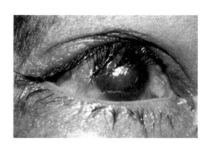

图4-4　沙眼性角膜炎

6. 上睑下垂　上睑因细胞浸润及增生肥厚使重量增加，加之Müller肌受细胞浸润，提上睑作用减弱导致假性睑下垂。

（四）临床分期

1. 国内沙眼分期方法　我国通常采用1979年中华医学会全国第二届眼科学术会议制订的沙眼的分期分级法（表4-1）和角膜血管翳分级法。

表4-1　沙眼的分期分级表			
分期	依据	分级	活动病变占上睑结膜总面积
I	上穹隆部和上睑结膜有活动性病变（血管模糊、充血，乳头增生，滤泡形成）	轻（＋）	＜1/3
		中（＋＋）	1/3～2/3
		重（＋＋＋）	＞2/3
II	有活动性病变，同时出现瘢痕	轻（＋）	＜1/3
		中（＋＋）	1/3～2/3
		重（＋＋＋）	＞2/3
III	仅有瘢痕而无活动性病变	—	—

2. 国际上多采用的MacCallan分期法

I期（沙眼初期）：上睑结膜面有不成熟滤泡，角膜上有早期血管翳。

II期（活动期）：睑结膜有乳头和成熟滤泡，角膜有血管翳。

III期（瘢痕前期）：同我国分期分级法中的II期。

IV期（瘢痕期）：同我国分期分级法中的III期。

3. 世界卫生组织1987年介绍的新的沙眼简单分期法　主要依据五个体征来评价沙眼严重程度，即是否发生滤泡性结膜炎症、弥漫性结膜炎症、睑结膜瘢痕、倒睫或睑内翻、角膜混浊。

（五）诊断依据

有上穹隆部和上睑结膜充血、血管模糊、乳头增生、滤泡形成或两者兼有，并有下列三项之一者即可诊断：①有角膜血管翳；②上穹隆部和（或）上睑结膜出现瘢痕；③结膜刮片检查发现沙眼衣原体。

（六）治疗

1. 全身和局部药物治疗　活动期推荐局部使用0.1%四环素眼膏，每天2次，左氧氟沙星滴眼液，每天4次，同时口服阿奇霉素，每天1次，疗程8周；也可局部使用红霉素眼膏，每天2次，同时口服四环素。8岁以下儿童和孕妇忌用四环素，避免产生牙齿和骨骼损害。

2. 并发症治疗　对并发症可行手术治疗，如睑内翻行睑内翻矫正术，眼球粘连行角膜缘（干细胞）移植、人羊膜移植，角膜混浊行角膜移植术。

三、病毒性结膜炎

（一）流行性角膜结膜炎

流行性角膜结膜炎（epidemic keratoconjunctivitis）由腺病毒8、19、29和37型（人腺病毒D亚组）引起接触传染，传染性强，可散在或流行性发病。

1. 临床表现　潜伏期5～12天。发病急，双眼可先后发病。主要症状有眼红、疼痛、畏光和水样分泌物。急性期眼睑水肿，结膜充血水肿，滤泡增生，结膜下出血。在发病数天后，角膜出现弥散的斑点状上皮损害，2周后发展为上皮下浸润，主要散布于中央角膜，角膜敏感性正常。结膜炎症最长持续3～4周，患者常出现耳前淋巴结肿大和压痛。儿童发病可伴发热、咽痛和中耳炎等。

2. 诊断 根据典型的临床表现：有急性滤泡性结膜炎合并浅层点状角膜炎、耳前淋巴结肿大压痛和分泌物涂片镜检可见大量单核细胞等特点即可诊断。

3. 治疗 以局部治疗为主。局部冷敷和使用血管收缩剂可减轻症状。急性期可使用抗病毒药物抑制病毒复制，如干扰素滴眼液、0.1%阿昔洛韦、0.15%更昔洛韦等。若合并有细菌感染时加用抗生素治疗。出现严重的膜或伪膜、上皮下角膜炎时，可考虑使用糖皮质激素滴眼液，注意逐渐减量，不要突然停药以免复发。还要注意激素的副作用。

（二）流行性出血性结膜炎

流行性出血性结膜炎（epidemic hemorrhagic conjunctivitis）是一种暴发流行的自限性眼部传染病。主要由肠道病毒70型引起，偶尔由柯萨奇病毒A24型引起。

1. 临床表现 潜伏期短，一般在24小时内双眼同时或先后发病。常见症状有眼痛、畏光、流泪、异物感、水样分泌物。体征：眼睑及结膜充血水肿，伴有球结膜下点状或片状出血，睑结膜滤泡增生，角膜上皮点状剥脱，耳前淋巴结肿大。部分患者有发热及肌肉疼痛等全身症状。

2. 诊断 根据流行病学的发病史、典型的临床表现：急性滤泡性结膜炎、显著的结膜下出血伴耳前淋巴结肿大等可做出诊断。

3. 治疗 同流行性角膜结膜炎。有自限性。应注意加强个人卫生和医院管理，防止疾病传播。

四、免疫性结膜炎

免疫性结膜炎（immunologic conjunctivitis）又称变态反应性结膜炎，是结膜对外界变应原的一种超敏性免疫反应。临床上常见的有春季角膜结膜炎、泡性角膜结膜炎等。

案例 4-2

患者，男，14岁，双眼奇痒难忍、畏光、流泪3天就诊，既往有类似发作史，均在每年4月份发作。检查见双眼上睑结膜处大小不一扁平的粗大乳头，呈铺路石样。角膜透明，房水清，虹膜纹理清，瞳孔圆，对光反射存在，晶状体透明，眼底无异常。

问题：1. 患者目前初步诊断及诊断依据是什么？

2. 如何进行治疗？

（一）春季角膜结膜炎

春季角膜结膜炎（vernal keratoconjunctivitis）是一种季节性、反复发作的角膜结膜炎，又名春季卡他性结膜炎、季节性结膜炎等，多为双眼发病，常见于青少年，男性多见，无传染性。特点为：春夏发病，秋冬缓解、消失，每年复发，可持续多年。

确切病因尚不明确，可能是患者对存在于空气中的各类植物花粉、微生物蛋白质、动物皮屑、羽毛等过敏；也可能与过敏体质有关。

1. 临床表现 主要症状是双眼奇痒难忍。可有轻度畏光、流泪、异物感，当角膜受累时加重。分为睑结膜型、角膜缘型及混合型。

（1）睑结膜型 病变局限于上睑结膜，结膜充血，以后睑结膜出现大小不等、扁平肥大的乳头，形如铺路卵石样排列或呈剥皮石榴样外观（图4-5）。

（2）角膜缘型 角膜缘处出现一个或多个灰黄色胶样隆起结节，可融合成堤状围绕角膜缘呈灰棕色，附近结膜充血（图4-6）。

（3）混合型 兼有上述两种病变为混合型。

2. 治疗 目前尚无特效治疗办法，以对症治疗为主。局部用药糖皮质激素如0.1%地塞米松滴眼剂，每日4次。可迅速缓解症状，但不能根治。抗组胺药物如2%～4%色甘酸钠滴眼剂，每日3～4次。对屡发不愈的患者可用1%～2%环孢素滴眼剂，每日3次。

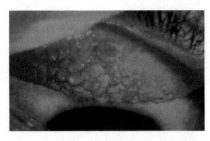
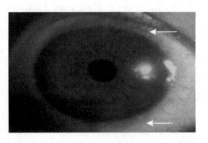

图4-5　春季角膜结膜炎（睑结膜型）　　图4-6　春季角膜结膜炎（角膜缘型）

（二）泡性角膜结膜炎

泡性角膜结膜炎是由微生物蛋白质引起的以角膜、结膜上有泡性结节形成为特征的迟发型免疫性角膜结膜炎。多见于儿童、青少年。常见的致病微生物包括结核杆菌、金黄色葡萄球菌等以及真菌、衣原体或寄生虫蛋白质引起的迟发型变态反应。

1. 临床表现　根据病变侵犯的部位，临床上分为泡性结膜炎、泡性角膜炎、泡性角膜结膜炎三类。

症状：轻微的异物感，流泪。如果累及角膜则症状加重。病变初期结膜上疱疹结节呈灰红色，直径1～4 mm、实性灰红色疱疹，易破溃。泡性结膜炎仅在结膜发生病变；泡性角膜炎疱疹位于角膜，有时疱疹后有一束血管进入角膜，称束状角膜炎；泡性角膜结膜炎常见在角膜缘出现一个或多个疱疹病变，沿角膜排列，呈灰白色圆形结节，易形成浅溃疡，愈合后角膜留有瘢痕。

2. 治疗　积极寻找及治疗原发病。局部点用糖皮质激素滴眼剂：如0.1%地塞米松滴眼剂，结核菌体蛋白质引起的炎症对其治疗敏感。伴有相邻组织的细菌感染者要给予抗生素治疗。

对顽固复发的病例可使用1%～2%环孢素滴眼剂与抗生素滴眼剂联合滴眼。口服维生素B$_2$、鱼肝油、钙剂等。

第2节　其他结膜疾病

一、翼状胬肉

翼状胬肉（pterygium）是睑裂区肥厚的球结膜下组织的增生向角膜发展，呈三角形，因形态似翼状而得名，俗称"攀睛眼"，是眼科的常见病，可单眼或双眼发病。多见于热带地区和户外工作的人群。

（一）病因

病因不明，可能与以下因素有关。

1. 环境因素　可能与风沙、灰尘、日照等长期过度刺激有关，这些刺激可使结膜发生非感染性慢性炎症，促使本病的发生发展。

2. 身体因素　遗传、营养不良、泪液分泌不足、过敏反应等因素可能与本病的发生发展有一定的关系。

（二）临床表现

翼状胬肉多见于内眦睑裂部，也可见于颞侧，或两侧都有。

1. 症状　一般无自觉症状，偶有轻度异物感，当病变接近角膜瞳孔区时，可引起角膜散光或遮盖瞳孔区而影响视力。

2. 体征 睑裂部结膜呈三角形的肥厚、隆起，尖端伸向角膜中央部分称为头部，跨越角膜缘处称为颈部，在球结膜部分称为体部。静止期胬肉色淡不充血，体部较薄，头部平坦；进展期胬肉充血、体部肥厚，头部呈灰白色隆起，其前端的角膜有灰色浸润（图4-7）。

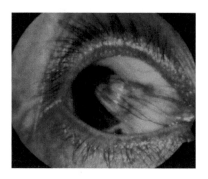

图4-7 翼状胬肉

（三）治疗

翼状胬肉小而静止时一般不需治疗。胬肉进行性发展，侵及瞳孔区影响视力或美观且有手术要求者，可手术治疗（单纯切除、切除联合游离球结膜瓣移植、切除联合羊膜移植等），但有一定的复发率。术中、术后应用丝裂霉素C可减少复发，但须预防并发症。

二、球结膜下出血

球结膜下出血（subconjunctival hemorrhage）是指球结膜下血管破裂或其渗透性增加引起的出血症状。由于球结膜下组织疏松，出血后易积聚成片状。严格地说，结膜下出血是症状，而不是真正的病种，极少能找到确切的病因。单眼多见，可发生于任何年龄组。偶尔可有剧烈咳嗽、呕吐等病史。其他可能相关的病史有：外伤（眼外伤或头部挤压伤）、结膜炎症、高血压、动脉硬化、肾炎、血液病（如白血病、血友病）、某些传染性疾病（如败血症、伤寒）等。

（一）临床表现

初期呈鲜红色，以后逐渐变为棕色。一般7～12天内自行吸收。出血量大时可沿眼球全周扩散。如果反复发作，应特别着重全身系统疾病的检查。

（二）治疗

首先寻找出血原因，针对原发病进行治疗。出血早期可局部冷敷，2天后热敷，每天2次，可促进出血吸收。向患者做好解释，以消除其顾虑。

第3节 眼表疾病

一、概　述

眼表（ocular surface）是指位于上、下眼睑睑缘灰线之间的眼球表面全部的黏膜上皮，包括角膜上皮、角膜缘上皮和结膜上皮。正常眼表表面覆盖着一层泪膜，因为泪膜-空气界面是光线进入眼内的第一个折射表面，保持一个稳定、健康的泪膜是获得清晰视觉的重要前提。泪膜从外向内分别由脂质层、水液层和黏蛋白层构成。影响泪膜稳定性的因素包括泪膜的组成成分和水压动力学以及眼睑的结构和运动。脂质层抑制泪液蒸发、稳定和保持泪膜的弧度，由睑板腺分泌。泪膜中间层为水液层，由泪腺、副泪腺分泌，富含盐类和蛋白质，维持角膜、结膜上皮的湿润状态，为上皮细胞代谢提供所需要的营养。黏蛋白层位于泪膜的最内层，含多种蛋白，由结膜杯状细胞分泌。

正常及稳定的泪膜是维持眼表上皮正常结构及功能的基础，而眼表上皮分泌的黏蛋白又参与泪膜的构成。因此，眼表的健康取决于眼表上皮的完整和泪膜的稳定两个方面，这两方面互相依赖，互相影响。广义的眼表不仅包括角膜上皮和结膜上皮，还包括参与维持眼球表面健康的防护体系中所有的外眼附属器，包括眼睑、泪器等。

物理及化学性损伤、微生物感染可以引起眼表功能的异常。一些免疫性疾病包括全身及眼局部的疾病，药物的毒性及医源性损害等也可引起眼表上皮及泪膜功能的异常，导致眼部刺激症状及影响视功能。对于任何原因引起的眼表面结构破坏导致功能明显受损，应采用药物及手术方法以恢复眼表面正常结构。严重损伤眼表，如化学伤及热烧伤常引起眼表结构异常，这些异常包括睑球粘连，眼睑缺损、畸形，角膜血管化及混浊、溃疡等。眼表重建手术应包括以下方面：重建眼表的上皮及干细胞；重建泪液分泌或泪膜稳定性；保护或恢复眼表相关的神经支配；重建眼睑的解剖和功能。角膜、结膜和泪膜及其相应的影响要素在眼表重建的过程中应当视为一个整体性概念。在重建眼表时，应充分考虑角膜、结膜和泪膜之间的相互影响，眼表上皮的来源、移植床的微环境状况和泪膜稳定性等因素，才能提高眼表重建的成功率。

Nelson于1980年提出眼表疾病（ocular surface disease，OSD）的概念，泛指损害眼表正常结构与功能的疾病。由于眼表是一个整体概念，参与维持眼表正常的所有因素组成一个完整的功能单位，调节着眼表细胞的更新和泪膜的代谢。而且，眼表上皮与泪膜之间既互相依赖又互相影响。因此，眼表疾病与泪液疾病应作为一个统一的整体，概括为眼表泪液疾病。一般来说，眼表泪液疾病包括所有的浅层角膜病、结膜病及外眼疾病，也包括影响泪膜的泪腺及泪道疾病。

📋 **案例** 4-3

患者，女，57 岁。主诉双眼干涩、眼痒不适、有异物感 3 个月。3 个月前双眼不适，干涩、痒、有异物感等，伴视物不清，无明显眼痛，无眼红及眼分泌物。曾在外院诊治，无明显好转。间断自购滴眼剂使用 4 年余。检查：视力右眼 4.9、左眼 5.0，双眼睑位置正常。泪道冲洗通畅，结膜稍充血，角膜透明，无新生血管及云翳。泪液分泌试验 4mm（双），泪膜破裂时间 8 秒（双）。眼底未见明显异常。眼压：右 14mmHg，左 15mmHg。

问题：1. 患者目前最可能的诊断是什么？还需要进一步做哪些检查？

2. 如何进行治疗？

二、干　眼

干眼（dry eye）又称角膜结膜干燥症，为多因素引起的慢性眼表疾病，是由泪液的质、量及动力学异常导致的泪膜不稳定或眼表微环境失衡，可伴有眼表炎性反应、组织损伤及神经异常，造成眼部多种不适症状和（或）视功能障碍。

（一）病因及分类

干眼病因繁多，病理过程复杂。由泪腺、眼球表面（角膜、结膜和睑板腺）和眼睑，以及连接它们的感觉与运动神经构成了一个完整的功能单位，这一功能单位中任何因素发生改变，都可能引起干眼。

按照病因，将干眼根据泪液缺乏成分分为五种类型：水液缺乏型干眼、黏蛋白异常型干眼、脂质异常型干眼、泪液动力学异常型干眼和混合型干眼。混合型是指上述因素的两种或以上同时存在，是最常见的一种类型。

（二）临床表现

常见的症状有干涩感、异物感、烧灼感、眼痒、畏光、眼红、视物模糊、视力波动、视疲劳、难以名状的不适、不能耐受有烟尘的环境等。部分患者很难确切形容其感觉，仅形容为"眼不适"。常见体征有结膜血管扩张，球结膜增厚、皱褶而失去光泽，有时在下穹隆结膜见微黄色黏丝状分泌物，角膜上皮点状脱落等。早期可轻度影响视力，严重时可导致角膜溃疡穿孔，角膜瘢痕形成，严重影响视力。

（三）诊断

目前干眼的诊断尚无统一标准。需根据症状与各项干眼诊断性试验的结果综合判断。诊断主要依据：①症状；②泪液分泌不足和泪膜不稳定；③眼表面上皮细胞的损害；④泪液的渗透压增加。可采用以下检查方法，以明确诊断。

1. 泪液分泌试验　正常为10～15mm，＜10mm为低分泌，反复多次检查泪液分泌量＜5mm为干眼。无眼部表面麻醉情况下测试主泪腺分泌功能；表面麻醉后测试副泪腺分泌功能，观察时间为5分钟。

2. 泪膜稳定性检查　泪膜破裂时间（BUT）最为常用。正常值为10～45秒，＜10秒为泪膜不稳定。

3. 泪液渗透压　干眼和接触镜佩戴者，泪液渗透压较正常人增加25mOsm/L。如大于312mOsm/L，可诊断为干眼。

4. 荧光素染色　阳性代表角膜上皮缺损。还可以观察泪河的高度。

5. 其他检查　泪液蕨类试验、泪液溶菌酶含量、泪液清除率检查、干眼仪、角膜地形图检查及血清学检查等。

上述检查方法各有优缺点，最好联合两种或多种方法进行检查。

（四）治疗

干眼的治疗包括两个方面，即消除病因和缓解症状。明确并消除引起干眼的病因是治疗的关键，但对大多数患者，缓解症状是治疗的主要目标。干眼是慢性病症，多需长期治疗，要鼓励患者坚持治疗。

1. 去除病因　引起干眼的病因十分复杂，如不健康的生活习惯和（或）工作方式、年龄相关的内分泌因素、精神心理因素、环境污染、全身性疾病、眼局部病变、使用药物的影响等，针对已知的相关因素进行治疗，如积极改善工作、生活环境，矫正屈光不正，增加有效瞬目，纠正不良的用眼习惯，减少电子产品的使用时间等；对于睑缘及眼表相关因素应标本兼治；对于因全身免疫性疾病或其他疾病引起的干眼，应协同相关专科共同治疗原发病；对于需要长期应用眼用制剂者，应分析用药的必要性，给予合理和个性化的治疗方案。

2. 药物治疗

（1）泪液成分的替代治疗　应用自体血清或人工泪液。

（2）促进泪液分泌　目前国内临床促进泪液分泌的主要药物是促进黏蛋白分泌的P2Y2受体激动剂（地夸磷索钠），其作用机制是刺激眼表上皮细胞分泌黏蛋白，对水液和脂质分泌也具有一定的促进作用。

（3）局部抗炎与免疫抑制剂治疗：目前临床应用的抗炎药物主要包括3类，即糖皮质激素、非甾体抗炎药和免疫抑制剂。

3. 非药物治疗

（1）清洁眼睑，注意眼睑卫生　热敷眼睑5～10分钟，顺着睑板腺的走行按摩，挤压睑板腺内的分泌物，然后擦洗睑缘，清除睫毛根部的油性分泌物、菌落及碎屑。

（2）延长泪液在眼表的停留时间　可佩戴湿房镜、硅胶眼罩、治疗性角膜接触镜等。

（3）手术　对于泪液分泌量明显减少，常规治疗方法效果不佳且有可能导致视力严重受损的严重干眼，可考虑行手术治疗。手术方式主要包括睑缘缝合术、松弛结膜切除术、羊膜移植术、颌下腺及唇腺移植术等。

4. 健康宣传教育及心理疏导　应帮助患者认识干眼，告知患者干眼的自然病程和治疗目标，帮助患者树立信心，向患者提倡健康生活理念，如保持乐观心态、保证睡眠质量和时间、适当增加运动及改善饮食等。对出现心理问题的干眼患者应积极沟通疏导，必要时协助心理专科医师进行心理干预治疗。

第5章
角膜及巩膜疾病

第1节 角 膜 炎

角膜疾病是眼科主要的致盲性眼病之一，包括角膜的炎症、外伤、先天性异常、变性和营养不良、肿瘤等，其中角膜炎最常见。

一、概 述

（一）病因

1. 感染源性 感染是引起角膜炎的常见病因。病原体包括细菌、病毒、真菌、衣原体、棘阿米巴等。

2. 内源性 一些自身免疫性全身疾病如类风湿关节炎，可出现角膜病变。某些全身疾病也可以波及角膜，如维生素A缺乏引起角膜结膜干燥或角膜软化。

3. 局部蔓延 角膜邻近组织炎症如结膜炎症、虹膜炎症、巩膜炎症均可蔓延至角膜。

（二）病理

角膜炎发展过程分为4个阶段。①浸润期：致病因子侵袭角膜，引起角膜缘血管网的充血扩张，炎性渗出液及炎症细胞侵入病变区，角膜组织被破坏，形成局限性灰白色浸润灶，称角膜浸润。若炎症细胞得以控制则角膜可恢复透明。②溃疡期：若角膜浸润继续发展，浸润区角膜组织变性、坏死、脱落，称角膜溃疡，如溃疡进一步向深层发展可导致角膜穿孔和虹膜脱出，若角膜穿孔不能愈合，房水不断流出，则形成角膜瘘、眼内炎，最终将导致眼球萎缩失明。③溃疡消退期：如果给予药物治疗，以及患者自身的体液、细胞免疫反应，抑制了致病因子对角膜的侵袭，以及阻止了基质胶原的进一步损害，则角膜溃疡边缘浸润减轻，溃疡消退，可有新生血管进入角膜，此期患者症状和体征明显改善。④愈合期：若能控制病变发展，治愈后角膜上留下厚薄不一的瘢痕，角膜瘢痕薄，能够看清虹膜纹理者，称角膜薄翳，瘢痕混浊呈灰白色，仍能透出虹膜纹理者，称角膜斑翳；瘢痕混浊呈瓷白色，不能透见虹膜者，称角膜白斑；在角膜溃疡愈合中，角膜瘢痕组织中嵌有虹膜组织时则产生粘连性角膜白斑，引起继发性青光眼、角膜葡萄肿等。

（三）临床表现

1. 症状 有明显的角膜刺激症状，患眼持续性疼痛、畏光、流泪、眼睑痉挛，可有不同程度的视力下降。

2. 体征 有睫状充血、角膜浸润混浊、角膜溃疡、角膜新生血管、严重角膜炎时并发虹膜睫状体炎。如发生并发症可有其相应的表现。

（四）诊断

根据典型的临床表现，如角膜刺激症状、睫状充血、角膜混浊等即可诊断。病史和实验室检查可帮助寻找病因。

（五）治疗

治疗原则：去除病因，控制感染，促进溃疡愈合，减少瘢痕形成。

1. 病因治疗　感染性角膜炎根据不同的病原体，选用相应敏感的抗感染药物。对细菌性角膜炎，选用敏感的抗生素；对真菌性角膜炎仍缺乏高效、低毒、广谱的理想药物；病毒性角膜炎可选用阿昔洛韦、高浓度干扰素等。可以局部或联合全身用药。内源性和局部蔓延引起者应积极治疗原发病。

2. 热敷　可促进眼局部血液循环，促进炎症吸收。

3. 散瞳　并发虹膜睫状体炎者应及时用1%阿托品眼液或眼膏散瞳，以减轻刺激症状，预防虹膜后粘连。

4. 糖皮质激素的应用　糖皮质激素的使用要严格掌握适应证。形成溃疡者，应禁忌或慎用糖皮质激素，以免病情恶化。变态反应因素引起的非溃疡性角膜炎可酌情使用。

5. 维生素　口服维生素C、B族维生素等，有助于溃疡愈合。

6. 手术治疗　重症角膜溃疡，如溃疡穿孔或即将穿孔，可酌情做角膜移植术。炎症消退后的角膜瘢痕，经一年以上药物治疗，视力仍在0.1以下，也可酌情做角膜移植术。粘连性角膜白斑继发青光眼时，应行青光眼手术。

二、细菌性角膜炎

 案例 5-1

患者，男，43岁。因取除左眼角膜铁屑异物后眼痛伴视力下降2天入院。检查：视力左眼手动，左眼结膜混合性充血，结膜囊可见黄绿色脓液，角膜中央可见一直径约5mm的圆形溃疡灶，边缘呈灰白色浓密浸润，溃疡表面有大量黏稠分泌物附着，前房可见约2mm积脓。

问题：1. 患者目前最可能的诊断是什么？为确诊需要进一步做哪些检查？

2. 写出其诊断依据。需要与哪些疾病鉴别？

3. 拟定治疗计划及措施。该病如何预防？

细菌性角膜炎（bacterial keratitis）是由细菌感染引起的急性化脓性角膜炎，又称细菌性角膜溃疡。该病起病急，发展快，预后较差，治疗不及时可发生严重并发症，如并发角膜穿孔、眼内感染、青光眼等，即使病情得到控制，愈后也会在角膜上留下厚薄不等的瘢痕而影响视力。根据感染的病原体不同，细菌性角膜炎包括匐行性角膜溃疡和铜绿假单胞菌性角膜溃疡等。

（一）病因

1. 病原体　匐行性角膜溃疡主要由肺炎链球菌（肺炎球菌）引起，其次为金黄色葡萄球菌、链球菌、莫-阿双杆菌等。铜绿假单胞菌性角膜溃疡是感染铜绿假单胞菌所致，该菌存在于土壤、水、体表及被污染的滴眼剂中。该菌毒力很强，在角膜内繁殖比在培养基内更为活跃，繁殖过程中可产生一种溶蛋白酶，使角膜的胶原纤维被溶解，故可迅速毁坏整个角膜。

2. 诱发因素　感染前常有角膜表面外伤史，如树枝、树叶、棉秆、稻草、麦芒等擦伤或角膜异物取出术后；佩戴角膜接触镜、慢性泪囊炎、干眼或机体抵抗力下降可成为此病的诱因。亦为造成感染的重要因素。

（二）临床表现

起病急，常在角膜外伤后1～2天发病。

1. 症状　有明显的眼痛、畏光、流泪、异物感、视力下降等症状，伴较多的脓性分泌物。铜绿假单胞菌性角膜溃疡症状剧烈，进展迅速，不及时控制，数天内可导致全角膜破坏、穿孔。

2. 体征

（1）匐行性角膜溃疡 患眼眼睑肿胀，混合充血或睫状充血。早期角膜病变部位出现灰白色或黄白色浸润，随病情发展形成溃疡。溃疡周围浸润，边界不清，其边缘向周围和深部呈匐行状扩展（图5-1），溃疡表面有白色分泌物附着。由于毒素渗入前房可导致虹膜睫状体炎，出现角膜后沉着物、瞳孔缩小、虹膜后粘连，大量炎性产物渗入前房，形成前房积脓（图5-2），脓液多呈黄白色，可见液平。若炎症不能控制，可导致角膜穿孔。

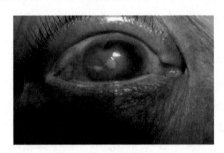 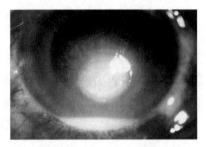

图5-1 细菌性角膜溃疡
早期病灶周围浸润

图5-2 匐行性角膜溃疡
匐行性溃疡，潜掘状进行缘，有前房积脓

（2）铜绿假单胞菌性角膜溃疡 眼睑高度充血水肿，严重混合充血，角膜受伤感染部位发生灰白色浸润，迅速扩大，周围有一环形浓密的浸润圈，角膜组织坏死脱落后形成大面积溃疡，其表面附有大量黄绿色不易擦去的分泌物，前房出现淡绿色积脓（图5-3）。1～2天内溃疡可波及全角膜，导致角膜穿孔（图5-4）、眼内容物脱出或全眼球炎。

本病应与匐行性角膜溃疡相鉴别（表5-1）。

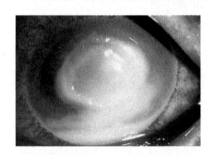 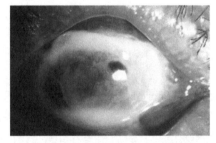

图5-3 铜绿假单胞菌性角膜溃疡
中央环状溃疡，淡绿色分泌物，前房积脓

图5-4 铜绿假单胞菌性角膜溃疡（角膜穿孔）
铜绿假单胞菌产生一种溶蛋白酶，使角膜的胶原纤维被溶解液化，故可迅速毁坏角膜

表5-1 铜绿假单胞菌性角膜溃疡与匐行性角膜溃疡鉴别		
鉴别项目	铜绿假单胞菌性角膜溃疡	匐行性角膜溃疡
病因	铜绿假单胞菌感染	肺炎链球菌等感染
刺激症状	特别明显，疼痛剧烈	显著，疼痛较剧烈
分泌物	大量黄绿色脓性分泌物	黄白色脓性分泌物
溃疡形态	环形脓疡，中央迅速破溃，坏死，成化脓溃疡，向四周及深处进展，很快破坏整个角膜，前房大量积脓	点状、团状浸润，形成溃疡，匐行性进展，前房有积脓
进展	极快	较快
细菌培养	铜绿假单胞菌	肺炎链球菌等
治疗	多黏菌素、黏菌素、庆大霉素、链霉素	磺胺类抗菌药物等

（三）治疗

1. 抗感染 急性期用高浓度抗生素滴眼剂高频率滴眼，第一个小时每5～15分钟滴眼一次，然后改为每小时一次，使角膜基质很快达到抗生素的有效治疗浓度。病情稳定后，逐渐减少滴眼次数，睡前用抗生素眼膏涂眼。治疗过程中应根据药敏试验及时调整抗生素。革兰氏阳性球菌常选用头孢唑啉、万古霉素，革兰氏阴性球菌常选用0.3%妥布霉素、1.5%庆大霉素等。

2. 散瞳 1%阿托品滴眼液滴眼，一般每日3次。以减轻刺激症状，防止虹膜后粘连。

3. 热敷 局部热敷促进血液循环，加速炎症吸收，缓解疼痛。

4. 全身治疗

（1）重症患者应全身应用抗生素，如庆大霉素、妥布霉素、环丙沙星、羧苄西林等。

（2）口服大量维生素C、维生素B促进溃疡愈合。

5. 手术治疗 如药物治疗无效，可考虑治疗性角膜移植术。

（四）预防

1. 加强劳动保护，预防角膜外伤，如发生角膜外伤，及时就诊。积极治疗慢性泪囊炎。

2. 角膜异物剔除时应严格无菌操作，次日复诊。

3. 严格管理1%荧光素钠及0.5%丁卡因滴眼液，每周一次定期消毒，避免铜绿假单胞菌污染。

4. 佩戴角膜接触镜者，应注意操作仔细，卫生无菌，避免角膜划伤及感染。

5. 对铜绿假单胞菌感染的住院患者，应实行床边隔离，密切观察，随时调整治疗方案。

三、单纯疱疹病毒性角膜炎

 案例 5-2

患者，男，34岁。主诉：左眼红、痛伴畏光流泪3天。现病史：3天前患者于"感冒"后出现左眼红、痛，并伴有畏光、流泪、异物感等不适。1年前有类似发作史。检查：视力右眼1.0、左眼0.6，左眼睫状体充血，角膜中央区可见树枝状上皮缺损，角膜荧光素染色（+），该区角膜知觉较右眼降低，前房深，房水清，瞳孔圆，对光反射尚存，晶状体透明，眼底无明显异常。全身其他部位检查无异常。

问题：1. 患者目前最可能的诊断是什么？

2. 写出诊断依据。

3. 拟定治疗计划及措施。

单纯疱疹病毒性角膜炎（herpes simplex keratitis，HSK）是由单纯疱疹病毒感染引起的角膜炎，为临床常见眼病，发病率和致盲率均占角膜疾病首位。

（一）病因

病原体为单纯疱疹病毒Ⅰ型和Ⅱ型，且以Ⅰ型主要病原体，偶见于Ⅱ型。临床分为原发性感染与复发性感染。原发性感染多发生于幼儿时期，表现为三叉神经末梢分布区域的病变，如眼睑皮肤疱疹、嘴唇疱疹，或疱疹病毒性结膜炎等。治愈后病毒上行潜伏在三叉神经节细胞内，或存在于皮肤、黏膜表面、角膜细胞内，当机体抵抗力下降，如患感冒等发热疾病后，或全身或局部使用糖皮质激素、免疫抑制剂等药物时，潜伏在三叉神经节细胞内的病毒激活，沿神经轴突游离到感觉神经末梢，引起复发性感染。治愈后如此反复发作，可使角膜混浊逐渐加重而导致失明。

（二）临床表现

1. 原发性感染 多见于6个月至5岁的幼儿。有发热、耳前淋巴结肿大、唇部皮肤疱疹，有自限性。

（1）疱疹性眼睑炎　眼睑皮疹的簇生，1周后小疱干涸，结痂脱落不留瘢痕。

（2）急性滤泡性结膜炎　结膜充血、肿胀，滤泡增生，甚至出现伪膜。

（3）点状或树枝状角膜炎　角膜呈点状或树枝状病变，荧光素染色阳性。

2. 复发性感染　主要见于成年人，一般病程长，治愈后如有诱发因素可复发。患眼可有轻微眼痛、畏光、流泪、眼痉挛，若中央角膜受损，视力明显下降，并有典型的角膜浸润灶形态。

（1）上皮型角膜炎：角膜上皮的病变占到HSK的2/3以上。在此型HSK中，角膜感觉减退是典型体征，感觉减退的分布取决于角膜病损的范围、病程和严重程度。病变部位的角膜知觉常减退或消失。但其周围角膜的敏感性却相对增强。故患者主观症状上有显著疼痛、摩擦感和流泪等刺激症状。初期表现为角膜上皮层可见灰白色、近乎透明、稍隆起的针尖样小疱，点状或排列成行或聚集成簇，称角膜疱疹。疱疹扩大融合，中央上皮脱落，形成树枝状溃疡，荧光素染色可见中央部溃疡染成深绿色，病灶边缘包绕淡绿色（图5-5）。多数树枝状角膜上皮溃疡治疗后可愈合，若病情进展，则发展为地图状角膜溃疡（图5-6），病变可继续向深部发展，导致角膜基质层形成溃疡。

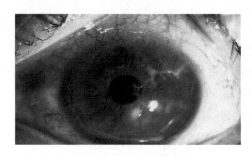 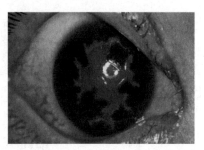

图5-5　上皮型角膜炎
角膜荧光素钠染色（＋）

图5-6　地图状角膜溃疡
角膜荧光素钠染色（＋）地图状溃疡

（2）基质型角膜炎　分为免疫性基质型角膜炎和坏死性基质型角膜炎。

1）免疫性基质型角膜炎：其最典型类型是盘状角膜炎，常见于以往有过炎症的复发病例或因局部免疫反应所致，眼部充血及刺激症状一般较上述两型为轻，甚至可以毫无症状。有时感觉视物模糊，眼部略有发胀感。表现为角膜中央区基质层呈灰白色盘状水肿，直径5～8mm，病变区角膜增厚，角膜上皮完整。

2）坏死性基质型角膜炎：常见于多次复发的树枝状角膜炎及正在局部应用皮质类固醇治疗的角膜基质炎。角膜周边或旁中央区有致密的灰白色炎性细胞浸润灶，同时伴有新生血管长入，严重时可发生基质溶解、坏死脱落，角膜感觉减退。

（3）神经营养性角膜病变　多发生在HSV感染的恢复期或静止期。早期角膜上皮弥漫性缺损，进而形成无菌性溃疡。病灶可局限于角膜上皮表面及基质浅层，也可向基质深层发展，溃疡一般呈圆形或椭圆形，多位于睑裂区，边缘光滑，浸润轻微。由于基质损伤、神经营养和泪液功能等因素，无菌性溃疡难以愈合。

（4）角膜内皮炎　分为盘状、弥漫性和线状三种类型。临床上以盘状角膜内皮炎常见，表现为角膜中央或旁中央角膜基质水肿增厚，后弹力层皱褶，为圆盘状、弥漫性、边界清晰的灰白色浸润（图5-7）。伴发虹膜睫状体炎时，在水肿区角膜内皮面出现沉积物（KP）。

线状角膜内皮炎则表现为从角膜缘开始的内皮沉积物，伴有周边角膜基质和上皮水肿，引起小梁炎时可导致眼压增高。

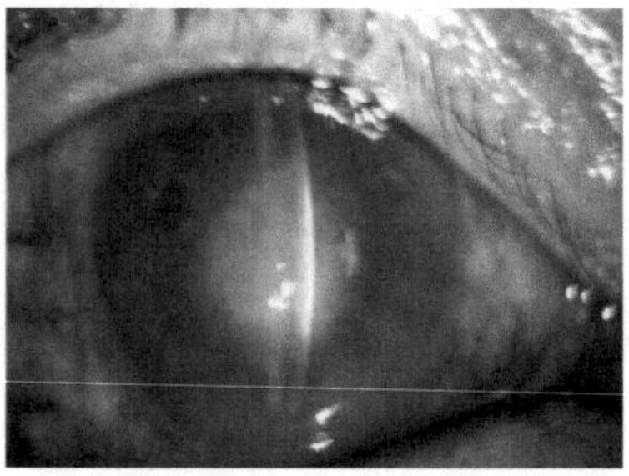

图5-7　盘状角膜内皮炎
角膜荧光素钠染色（－）中央盘状混浊

（三）诊断

依据其病程长，有特定的复发诱因，反复发作病史，以及角膜病灶呈树枝状、地图状、盘状等典型临床表现，病程缓慢，抗生素治疗无效等可诊断。

（四）治疗

1. 选择有效的抗病毒药物 如0.1%碘苷、0.05%环胞苷、0.1%阿昔洛韦、1%三氟胸腺嘧啶等滴眼液，白天选用1～2种滴眼，晚上涂同种眼膏。严重感染者可口服抗病毒药物。

2. 糖皮质激素 对盘状角膜炎，在使用抗病毒药物的同时，加用糖皮质激素。树枝状和地图状角膜炎禁用糖皮质激素，否则会使感染扩散、病情加重，甚至发生角膜穿孔。

3. 散瞳、热敷、口服吲哚美辛等。

4. 手术治疗 药物治疗无效、反复发作、角膜溃疡面积较大者，有穿孔危险，可行治疗性角膜移植术。行角膜移植术者，参照角膜移植术护理。

四、真菌性角膜炎

真菌性角膜炎（fungal keratitis）是由致病真菌引起的感染性角膜炎。由于广谱抗生素和糖皮质激素的广泛应用，近年来在我国真菌性角膜炎发病率有明显升高趋势。发病特点：病程较长，可反复发作，致盲率极高。

（一）病因

夏秋收割季节多见，多发生于植物性角膜外伤后，常见致病菌为曲霉菌（最常见）、镰刀菌、白念珠菌、酵母菌等。这些真菌常附着在植物、农作物、农具或动物身上，通过灰尘、异物、动物皮毛或毛巾等带入眼内。长期应用抗生素、糖皮质激素及机体抵抗力下降，则促进了真菌的生长，导致继发性感染。

（二）临床表现

起病缓慢，病程较长，眼部刺激症状较轻，充血和溃疡明显。早期仅有异物感，之后出现畏光、流泪、眼痛等刺激症状，并有视力下降。

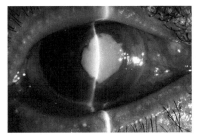

图5-8 真菌性角膜溃疡

混合充血明显。角膜病变初期在局部形成灰白色的浸润灶，1周或更长时间后形成溃疡。溃疡形状不规则，边界清楚，外观干燥而欠光滑，似牙膏样或苔垢样（图5-8）。溃疡周围有向四周蔓延的浸润，呈伪足状，可形成所谓卫星灶。也可伴有前房积脓，脓液黏稠，无典型的液平面。如不及时治疗或治疗无效，可发生角膜穿孔、眼内炎。

本病应与细菌性角膜炎相鉴别（表5-2）。

项目	真菌性角膜炎	细菌性角膜炎
诱因	植物性角膜外伤	一般性角膜外伤
起病	起病缓，发病慢	起病急，发展快
刺激症状	溃疡重，刺激症状轻	轻重与溃疡一致
分泌物	黏液性	脓性
溃疡形态	不规则，表面粗糙干燥，边缘清，坏死组织如苔垢状，无黏性，易刮下	圆形，表面光滑、湿润、边缘模糊，坏死组织呈黏性，不易剥下
病原体检查	刮片可见孢子或菌丝，培养物有真菌生长	细菌培养可为阳性
治疗	抗真菌药物	抗菌药物

表5-2 真菌性角膜炎与细菌性角膜炎的鉴别

（三）诊断

根据角膜有植物外伤史或有长期使用抗生素和糖皮质激素史，病程长而缓慢及典型的临床表现可做出初步诊断。确诊需依靠实验室检查。方法有角膜刮片染色、真菌培养、角膜组织活检及共焦显微镜检查。

（四）治疗

1. 局部治疗

（1）选用抗真菌滴眼液滴眼，如0.25%两性霉素、0.5%咪康唑滴眼液等，每小时1次。晚上涂克霉唑眼膏。痊愈后继续用药一段时间，以减少复发。病情严重者可用咪康唑5～10mg球结膜下注射，1次/天。

（2）如并发虹膜睫状体炎，应用1%阿托品滴眼液或眼膏扩瞳。

2. 全身治疗　口服酮康唑每日200～400mg，亦可用咪康唑400～600mg静脉滴注。

3. 禁用糖皮质激素，口服大量维生素。

4. 手术治疗　药物不能控制或有角膜穿孔危险者，可行结膜瓣遮盖术或治疗性穿透角膜移植术。

（五）预防

1. 防止角膜外伤，尤其是农业外伤，亦应警惕佩戴角膜接触镜的损伤。

2. 避免滥用抗生素和糖皮质激素，对长期应用抗生素和糖皮质激素的患者要注意有无真菌性角膜炎的发生。

第2节　巩　膜　炎

巩膜为眼球壁最外层，质地坚韧、呈瓷白色，主要由胶原纤维和弹力纤维致密交织组成，其特点是细胞和血管结构少，其组织学特点决定了巩膜的病理改变比较单一，通常表现为巩膜胶原纤维的变性、坏死、炎性细胞浸润和肉芽肿性增殖反应，形成炎性结节或弥漫性炎性病变。巩膜较少患病，一旦发生病变，病程长，反复发作，其组织修复力及药物治疗效果差。巩膜炎症通常与系统性免疫性疾病有关。

巩膜从外到内分三层，即巩膜表层、巩膜基质层和巩膜棕黑层。巩膜表层的炎症被称为巩膜外层炎（表层巩膜炎）；巩膜基质层的炎症被称为巩膜炎；巩膜炎症累及葡萄膜者被称为巩膜葡萄膜炎。

一、病　　因

巩膜炎病因复杂，可能与以下因素有关。

1. 与全身感染性疾病有关　与结核、麻风、梅毒、病毒感染灶引起的变态反应有关。

2. 与自身免疫性结缔组织疾病有关　如风湿性关节炎、Wegener肉芽肿、系统性红斑狼疮、多发结节性动脉炎等都可并发巩膜炎。

3. 与代谢性疾病有关　如痛风可能与巩膜炎有关。

4. 其他原因　细菌、病毒、真菌可通过结膜感染巩膜，也可通过外伤、手术创面直接感染。巩膜邻近组织，如角膜、葡萄膜、眼眶周围组织等的炎症可直接蔓延到巩膜引起病变。

二、类型及临床表现

根据病变部位巩膜炎可分为表层巩膜炎和巩膜炎（深层巩膜炎）。

（一）表层巩膜炎

表层巩膜炎为巩膜表层组织的炎症，病变多位于角膜缘与直肌附着点之间，是一种复发性、自限性疾病,好发于成年人,以女性多见。临床上分为以下两个类型。

1. 结节性表层巩膜炎 病变以局限性结节样隆起为特征,呈紫红色充血、水肿单个或数个稍隆起的小结节,触痛明显。一般不影响视力,发病后1～3周炎症消退。

2. 单纯性表层巩膜炎 发病突然,症状一般较轻,表现为灼热感和轻微疼痛。妇女多在月经期发作,每次发作持续1天至数天,病变部位呈紫红色充血、水肿,可多次反复发病。

(二)巩膜炎

巩膜炎为波及巩膜深层组织的炎症,较表层巩膜炎少见,但比表层巩膜炎更严重、预后较差。按解剖部位可分为前巩膜炎和后巩膜炎。

1. 前巩膜炎 病变位于赤道部前,双眼先后发病。眼部疼痛剧烈,有刺激症状。巩膜呈弥漫性或局限性的紫红色充血、隆起,有压痛,球结膜高度水肿。

2. 后巩膜炎 病变位于赤道后部巩膜。多为单侧,自觉症状不明显,可有轻度眼痛、眼胀、视力减退。轻症病例眼前部无明显改变,诊断较困难;重症病例可有眼球轻度突出、上睑下垂、眼球运动障碍、复视。若合并葡萄膜炎、玻璃体混浊、视盘水肿、视网膜脱离时,视力明显减退。

三、治 疗

首先去除病因,局部或全身应用糖皮质激素,或选用非甾体抗炎药、免疫抑制剂等药物。如并发青光眼时应及时降低眼压;并发虹膜睫状体炎,应予以散瞳治疗。对坏死、穿孔的巩膜部位可试行异体巩膜移植术。增加营养,改善全身状况。

第6章
青光眼

📋 **案例 6-1**

患者，女，65 岁，左眼胀痛、视力下降 1 小时来诊。患者既往体健，其母亲曾因"青光眼"手术，具体疾病类型及手术情况不详。眼科检查：视力为右眼 1.0，左眼指数 /30cm。左眼混合充血（+++），角膜雾浊，前房极浅，瞳孔直径约 7mm，对光反射消失，瞳孔区晶状体未见明显混浊，眼底朦胧不清，指测眼压 T_{+3}。右眼除前房较浅外，未发现明显异常。

问题：1. 该患者目前最可能的诊断是什么？为确诊需要进一步做哪些检查？

2. 其诊断依据有哪些？需要与哪些疾病鉴别？

3. 请叙述其治疗原则。

第 1 节 概 述

青光眼（glaucoma）是指以特征性视神经萎缩和视野缺损为共同特点的一类疾病，病理性眼压增高是其主要危险因素。青光眼是全球第二位致盲眼病，其致盲具有不可逆性；青光眼又有一定的遗传倾向，一般在患者的直系亲属中，有 10%～15% 患病概率。青光眼严重威胁着人类的视觉健康，早期诊断和治疗十分重要。眼压是眼球内容物作用于眼球内壁的压力。统计学上将正常眼压定义为 10～21mmHg（1mmHg=0.133kPa），平均值为（15.8±2.6）mmHg；同时测量的双眼眼压可有差别，但不应 ＞5mmHg；眼压与血压相似，一天中不同时间检测的数值可以不同，但其波动范围一般不应 ＞8mmHg。由于眼底及视神经对眼压的耐受力存在个体差异，临床上部分人的眼压虽然超过正常值的上限，但长期随访并不出现视神经和视野损害，被称为高眼压症；部分人的眼压虽然在正常范围内，但却发生了典型的青光眼表现，则称为正常眼压青光眼。因此，眼压不是判断青光眼的唯一标准。

眼球内容物中的晶状体、玻璃体及眼内血流量对眼压的影响不大，眼压的稳定主要取决于房水的生成与排出之间的动态平衡，临床上青光眼多因房水外流阻力增加所致。目前，抗青光眼治疗的方法也是围绕着减少房水生成或促进房水外排进行，以期恢复房水循环平衡，维持正常眼压，保存视功能。

除眼压因素外，青光眼的危险因素还包括种族、遗传、年龄、高度远视和近视，以及任何导致视神经供血不足的情况，如糖尿病、心血管疾病、血液流变学异常等。

临床上常根据病因机制（明确与否）、前房角形态（开角/闭角）、发病年龄将青光眼分为三大类。①原发性青光眼：分为闭角型青光眼（急性闭角型青光眼、慢性闭角型青光眼）和开角型青光眼；②继发性青光眼；③先天性青光眼：包括婴幼儿型青光眼、青少年型青光眼和伴有其他先天异常的青光眼。

第2节 原发性青光眼

原发性青光眼是一类病因机制尚未充分阐明的青光眼，临床根据其眼压升高时的前房角状态将其分为闭角型青光眼（前房角关闭）和开角型青光眼（前房角开放）；闭角型青光眼又根据其眼压升高是骤然发生还是逐渐发展，分为急性闭角型青光眼和慢性闭角型青光眼。我国以闭角型青光眼多见。本节主要讲述原发性急性闭角型青光眼和原发性开角型青光眼。

一、原发性急性闭角型青光眼

原发性急性闭角型青光眼是一种前房角突然关闭，导致眼压急剧升高并伴有相应症状和眼前段组织病理改变为特征的眼病。双眼可先后或同时发病，常见于50岁以上老年人，女性更常见，男女之比约为1：2。

（一）病因与发病机制

病因尚未充分阐明。目前认为该病的发生须具备2个因素。①眼球局部的解剖结构异常：解剖结构异常被公认为是本病的主要发病危险因素，这类异常包括眼轴较短、角膜较小或扁平、前房浅、前房角狭窄、晶状体较大或较厚或位置偏前、虹膜高褶、睫状体前位等，一旦发生周边虹膜与小梁网接触，前房角即告关闭，房水外排受阻，眼压急剧升高，引起急性发作。②促发机制：包括内在或外在因素、眼局部的或全身的、生理性的或病理性的，常见的有情绪激动、精神创伤、过度疲劳、近距离用眼过度、暗室停留时间过长、疼痛、局部或全身应用抗胆碱药物、暴饮暴食、散瞳剂滴眼、气候变化、季节更替等均可诱发青光眼的发作。另外，神经体液调节失常也与本病有关。

（二）临床分期及表现

1. 临床前期 急性闭角型青光眼是双侧性眼病，当一眼被确诊为急性发作后，另一眼即使无任何临床症状，也可以诊断为急性闭角型青光眼临床前期。另外，部分患者没有任何自觉症状，但具有浅前房、窄房角等急性闭角型青光眼发生的解剖学基础，在激发试验（暗室试验、暗室俯卧试验等）阳性时，也须诊断为急性闭角型青光眼临床前期。

2. 先兆期 表现为一过性或反复多次的小发作。多在劳累或傍晚、长时间用眼或暗环境工作后，出现短暂的雾视、虹视，可伴有患侧额部疼痛、鼻根部酸痛等。若即刻就诊，可发现眼压升高，多在40mmHg以上，结膜轻度充血或不充血，角膜上皮水肿呈轻度雾浊，前房浅，瞳孔稍大、光反射可迟钝。上述表现历时短暂，休息或睡眠后可自行缓解或消失，一般不遗留永久性组织损害。

3. 急性发作期 是急性闭角型青光眼的危重阶段。表现为起病急，患眼剧烈胀痛伴同侧头痛，畏光、流泪、视力严重减退，可降至指数或手动，严重者仅存光感。患者可有恶心、呕吐等全身症状。眼部检查见眼睑可有水肿，结膜水肿，混合充血，角膜水肿雾浊，角膜后色素沉着，前房极浅，周边部几乎消失，前房角关闭，房水可有混浊，虹膜水肿，瞳孔散大，对光反射消失，可有局限性后粘连（图6-1）。眼压常在50mmHg以上，指测眼压眼球坚硬如石。因角膜水肿，眼底多难以窥见；若滴用甘油消除角膜水肿后，可见视网膜中央动脉搏动、视盘水肿或视网膜出血等。急性发作后，患眼常留有永久性组织损伤，如虹膜扇形萎缩、色素脱失、局限性后粘连、前房角广泛粘连、瞳孔散大固定、晶状体前囊下小片状白色混浊（称为青光眼斑或Vogt斑）。这些体征可提示患者有急性闭角型青光眼急性发作史。

4. 间歇期 主要诊断标准：①明确的小发作病史；②前房角

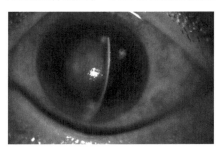

图6-1 青光眼急性发作期

开放或大部分开放；③不用药或单用少量缩瞳剂眼压能稳定在正常水平。理论上，急性发作期积极治疗后，也可以进入间歇期，但实际上因前房角广泛粘连，这种可能性很小。

5. 慢性期　急性发作期或多次先兆期后，前房角广泛粘连（通常＞180°），小梁功能严重受损，表现为眼压中度升高，视力进行性下降，青光眼性视盘凹陷，并有相应的视野缺损。

6. 绝对期　高眼压持续存在，眼组织特别是视神经严重损坏，视力降至无光感且无法挽救。患者可因眼压过高或角膜变性而出现顽固性眼痛、头痛，可反复出现角膜大疱或上皮剥脱、角膜带状混浊等。

（三）诊断与鉴别诊断

先兆期因持续时间短暂，休息后可缓解，临床易漏诊。一般依靠一过性发作的典型病史、浅前房、窄房角等作出诊断。可疑患者可进行激发试验如暗室试验来鉴别。

> **链接**
>
> **激 发 试 验**
>
> 1. 暗室试验　暗室内，受试者测眼压后，保持清醒状态静坐60～120分钟，然后在暗光下测眼压，若眼压较试验前明显升高，≥8mmHg为阳性。原理：黑暗中瞳孔散大、虹膜根部增厚使前房角变窄或阻塞。
>
> 2. 暗室俯卧试验　暗室内，受试者测眼压后，戴上眼罩俯卧于检查床上，要求受试者背部平衡，眼球不能受压。90分钟后立即测量眼压，若眼压较俯卧前增高≥8mmHg为阳性。原理：黑暗中瞳孔散大、虹膜根部增厚；俯卧时晶状体虹膜隔前移，均可引起前房角变窄或阻塞。

急性发作期症状和体征都很典型，诊断多无困难，前房角镜检查证实前房角关闭是重要的诊断依据。因患者伴有剧烈头痛、恶心、呕吐，需注意与颅脑疾病、胃肠道疾病及偏头痛等相鉴别；另外，也需注意与引起眼痛、视力下降的眼病相鉴别（表6-1）。

表6-1　原发性急性闭角型青光眼急性发作期与急性虹膜睫状体炎的鉴别

鉴别项	原发性急性闭角型青光眼急性发作期	急性虹膜睫状体炎
症状	剧烈眼球胀痛伴同侧头痛、恶心、呕吐、畏光、流泪	眼痛、畏光、流泪
视力	急骤下降，可降至指数或手动，严重者仅存光感	不同程度下降
眼压	明显升高	一般正常
充血	混合充血	睫状充血
角膜	水肿，呈毛玻璃状或雾状，角膜后沉着物为棕色色素	透明，角膜后沉着物一般是灰白色细胞或羊脂状物
前房	变浅，房水可轻度混浊	正常，房水明显混浊，可有纤维素样渗出
虹膜	可有扇形萎缩、色素脱失	水肿、后粘连
瞳孔	多为竖椭圆形散大	常呈不规则形、缩小
晶状体	可有青光眼斑	无青光眼斑
治疗原则	及时缩瞳，迅速降低眼压	及时散瞳，抗炎控制感染

（四）治疗

治疗原则：先用药物治疗迅速降低眼压，减少组织损害，眼压下降后及时手术治疗。若药物不能使眼压降至正常，应尽早采取手术进行降压处理。

1. 常用降眼压药

（1）拟副交感神经药（缩瞳剂）　最常用1%～4%毛果芸香碱滴眼液，3～4次/日，或4%毛果芸香碱凝胶，每晚一次滴眼。毛果芸香碱是治疗闭角型青光眼的一线用药，其作用机制：①直接兴奋瞳孔括约肌，缩小瞳孔和加强虹膜肌张力，解除周边虹膜对小梁网的堵塞，使前房角重新开放；②刺激睫状肌收缩，牵引巩膜突和小梁网，减少房水外流阻力，利于房水排出。故也可用于开角型青光眼。常见副作用：视物发暗、近视加深、眉弓疼痛等，高浓度制剂还可能引起头痛、出汗、胃肠道反应等。

（2）β肾上腺素受体拮抗药　常用0.25%～0.5%噻吗洛尔、0.25%～0.5%盐酸左旋布诺洛尔和0.25%～0.5%倍他洛尔等滴眼液，1～2次/日。作用机制：抑制睫状突产生房水而降低眼压，但降压幅度有限，长期应用效果减弱。噻吗洛尔和盐酸左旋布诺洛尔忌用于房室传导阻滞、窦房结病变、支气管哮喘患者。

（3）肾上腺素受体激动剂　α_2受体激动剂0.2%酒石酸溴莫尼定滴眼液，可在减少房水生成的同时促进房水经葡萄膜巩膜外流通道排出。

（4）前列腺素衍生物　常用0.005%拉坦前列素、0.004%曲伏前列素和0.03%贝美前列素，三者均不能减少房水产生，主要是通过增加房水经葡萄膜巩膜的外流来降低眼压。每日傍晚滴眼一次，可降低眼压20%～40%。常见副作用：滴眼后局部短暂烧灼感、刺痛、痒和结膜充血，长期滴眼可见虹膜色素增加、睫毛增长、眼周皮肤色素沉着。

（5）碳酸酐酶抑制剂　通过减少房水生成来降低眼压，常用作局部用药的补充。以乙酰唑胺为代表，一般每天0.25g，分2～3次口服。长期服用可致口唇、面部、指趾麻木，肾绞痛、血尿等。目前，为减轻其全身副作用，已研制出滴眼制剂，如1%布林佐胺滴眼液。

（6）高渗剂　常用20%甘露醇和50%甘油。前者1～2g/kg体重，静脉快速滴注；后者2～3ml/kg体重，口服。两者均可在短期内提升血浆渗透压，使眼组织特别是玻璃体的水分进入血液，眼内容量减少，眼压降低，但降压作用仅能维持2～3小时。因颅内压同时降低，患者可有头痛、恶心等症状，故用药后宜平卧休息。而甘油可参与人体糖代谢，故糖尿病患者慎用。

2. 常用抗青光眼手术

（1）解除瞳孔阻滞的手术　周边虹膜切除术、激光虹膜切开术，可通过周边虹膜缺损区使前后房沟通，瞳孔阻滞解除。前房角无粘连或粘连较少的闭角型青光眼可选择该手术。

（2）解除小梁网阻力的手术　前房角切开术、小梁切开术、选择性激光小梁成形术。常用于婴幼儿型青光眼和原发性开角型青光眼。

（3）房水外引流通道手术（滤过性手术）　小梁切除术、非穿透性小梁手术、激光巩膜造瘘术、房水引流装置植入术。常用于广泛房角粘连的闭角型青光眼和原发性开角型青光眼。

（4）减少房水生成的手术　睫状体冷凝术、睫状体透热术、睫状体光凝术。常用于绝对期青光眼。

二、原发性开角型青光眼

原发性开角型青光眼（primary open-angle glaucoma，POAG）是指眼压升高时前房角始终开放，并且没有与眼压升高相关的病因性眼病或全身疾病。该病进展缓慢，症状隐蔽。发病人群以中青年多见，男性多于女性，具有种族和家族倾向。临床发现糖尿病、心血管疾病和血液流变学异常、甲状腺功能减退、中高度近视及视网膜静脉阻塞等患者是其高危人群。

（一）病因与发病机制

病因尚未明确，可能与遗传有关。组织学检查显示小梁网增厚，小梁网胶原纤维和弹力纤维变性、内皮细胞脱落或增生，小梁网网眼变窄或闭塞，小梁网内及Schlemm管内壁下有细胞外基质沉着等，提示眼压升高是因房水外流受阻于小梁网-Schlemm管系统。

（二）临床表现

1. 症状　早期隐匿，除少数患者在眼压升高时轻微头痛、眼胀、雾视、视疲劳外，大多数患者无任何自觉症状。晚期可有视野缩小、夜盲等表现。

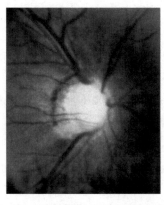

图6-2 青光眼视盘凹陷（青光眼杯）

2. 眼压 早期波动较大，24小时眼压监测可以发现眼压高峰和较大波动值。随病情进展，眼压逐渐增高。

3. 眼前节 多无明显异常。

4. 眼底 特征性眼底损害是诊断开角型青光眼的必需指标。典型表现：①视盘凹陷进行性扩大和加深（图6-2）；②视盘上下方盘沿变窄或形成切迹，C/D值（杯盘比，即视杯直径与视盘直径比值）增大，＞0.6（正常人＜0.3，且双侧对称）；③双眼视盘凹陷不对称，C/D差值＞0.2；④视盘或盘周浅表线状出血；⑤视网膜神经纤维层缺损；⑥视盘萎缩、苍白。

5. 视野 视野检查是青光眼诊断和病情评估的重要指标之一。典型的视野缺损（图6-3）有早期的孤立的旁中心暗点和鼻侧阶梯；病情进展后的弓形暗点、周边视野向心性缩小、象限型或偏盲型视野缺损；病情晚期的管状视野和颞侧视岛。

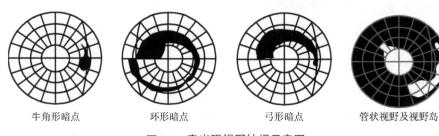

| 牛角形暗点 | 环形暗点 | 弓形暗点 | 管状视野及视野岛 |

图6-3 青光眼视野缺损示意图

6. 黄斑功能检查 表现为获得性色觉障碍、视觉对比敏感度下降、视觉诱发电位异常等。

（三）诊断

原发性开角型青光眼因患者多无明显的自觉症状，早期极易漏诊。临床一般参考眼压升高、青光眼性视盘改变、特征性视野缺损三大诊断指标，若其中两项为阳性，前房角检查是开角，诊断即可成立。

（四）治疗

治疗原则是先用药物治疗降低眼压，药物治疗不理想时，可采用激光、手术或联合治疗。已有明显视盘和视野改变的患者应积极手术治疗，滤过性手术为其首选治疗手段。

三、高眼压症

眼压高于统计学正常上限，即超过21mmHg，但未检测出视盘和视野损害，前房角开放，临床称为高眼压症，又称可疑青光眼。因大多数高眼压症经长期随访观察，并不出现视盘和视野损害，故目前对高眼压症是否进行治疗意见不一。一般认为，高眼压毕竟是青光眼发病的一种危险因素，可选择性治疗眼压超过30mmHg、有青光眼家族史、高度近视、有心血管疾病或糖尿病的患者。另外，对于接受治疗或未接受治疗的高眼压症，都应定期进行随访。

第3节 继发性青光眼

继发性青光眼是由于某些眼病或全身疾病或用药等，干扰或破坏了房水循环，导致房水流出受阻、眼压升高的一组青光眼。一般病因明确，多累及单眼，无家族性。

一、虹膜睫状体炎继发青光眼

虹膜睫状体炎时可发生瞳孔环状后粘连，房水不易通过瞳孔进入前房，后房压力增加，推挤虹膜使之向前膨隆，从而导致前房角闭塞继发青光眼。另外，虹膜睫状体炎时，炎症产物可阻塞小梁网或引起虹膜周边前粘连，房水外流通路受阻，也会继发青光眼。因此，虹膜睫状体炎时，应及时扩大瞳孔，积极抗炎治疗，避免发生虹膜前后粘连；一旦瞳孔闭锁、虹膜膨隆，应尽早进行激光虹膜切开术。

二、糖皮质激素性青光眼

眼局部或全身应用糖皮质激素后引起的开角型青光眼称为糖皮质激素性青光眼。眼压升高可在使用糖皮质激素后数天至数年发生，眼压升高的程度与糖皮质激素的种类、浓度、频率和持续时间有关。多数病例停药后眼压可逐渐恢复正常，若停药后眼压仍不下降，可按开角型青光眼治疗。

三、青光眼睫状体炎综合征

该病多发于中年男性，典型表现是发作性眼压升高，可达50mmHg以上，在眼压升高的同时或前后，角膜后有羊脂状沉着物，前房深，前房角开放，房水无明显混浊，无瞳孔后粘连，一般数天内自行缓解，预后较好但易复发。有证据显示该病与巨细胞病毒感染有关。活动期滴用糖皮质激素滴眼液可快速降低眼压，可联合降眼压药物使用，如口服乙酰唑胺和滴用噻吗洛尔。

四、眼外伤继发青光眼

眼球钝挫伤引起大量前房积血或小梁网直接损伤时，红细胞堆积在小梁网上或血凝块阻滞瞳孔以及小梁网损伤后水肿，阻挡房水外排，短期内眼压升高而继发开角型青光眼。玻璃体积血时，吞噬了血红蛋白的巨噬细胞和退变的红细胞可阻塞小梁网，使房水流出受阻，导致眼压升高，称为溶血性青光眼或血影细胞性青光眼。角膜穿孔、粘连性角膜白斑以及眼前段手术后前房长期不形成，都可使周边虹膜和小梁网发生永久性粘连、前房角关闭而引起继发性闭角型青光眼。眼外伤继发青光眼在抗青光眼药物治疗的同时，也可考虑前房冲洗术、玻璃体切割术、或行滤过性手术治疗。

五、白内障继发青光眼

白内障在其发展过程中，晶状体吸水膨胀可推挤虹膜前移，诱发闭角型青光眼；过熟期白内障皮质液化，可继发开角型青光眼。治疗时可采用白内障摘除并人工晶状体植入术，若前房角广泛粘连，可同时联合青光眼手术治疗。

六、新生血管性青光眼

新生血管性青光眼是以虹膜和前房角新生血管形成为特征的难治性青光眼，常继发于视网膜静脉阻塞、糖尿病性视网膜病变等能引起广泛性视网膜缺血的疾病之后。该病的治疗比较棘手，视网膜缺血和毛细血管无灌注是虹膜新生血管形成的根源，故一旦发现视网膜有缺血现象时，应考虑做全视网膜光凝术或眼内注射抗血管内皮生长因子（vacular endothelial growth factor，VEGF）药物来预防或治疗新生血管性青光眼。

第4节　先天性青光眼

先天性青光眼是因胚胎期或发育期，前房角发育异常，房水外排受阻，眼压升高的一类青光眼，又称发育性青光眼。属于多基因遗传性疾病。包括婴幼儿型青光眼、青少年型青光眼和伴有其他先天异常的青光眼。

婴幼儿型青光眼见于新生儿或婴幼儿时期，80%的患儿在1岁内确诊，男孩约占65%，70%的患儿为双眼发病。畏光、流泪、眼睑痉挛是本病三大特征性症状，常见的眼部体征有几类。①角膜改变，角膜横径增大，可达12mm以上（正常婴儿角膜横径一般不超过10.5mm）；角膜水肿外观雾浊；角膜后弹力层断裂Haab纹形成。②巩膜变薄，外观浅蓝色。③前房加深，前房角异常。④瞳孔扩大，对光反射迟钝或消失。⑤眼压升高。⑥青光眼性视盘凹陷、眼轴变长等。本病发病越早，症状越重，预后越差，患者多有弱视。手术是治疗婴幼儿型青光眼的主要措施，常采用前房角切开术、小梁切开或切除术，术后眼压仍控制不理想的，可选择滤过性手术。治疗时需注意屈光不正和弱视的矫治。

青少年型青光眼一般6岁之后，30岁之前发病，此时眼压升高一般不引起眼球代偿性扩张，患者表现与原发性开角型青光眼相似，诊断和治疗也基本相同。

伴有其他先天异常的青光眼常以综合征形式呈现，如前房角发育不全（Axenfeld-Rieger综合征），伴有骨骼、心脏及晶状体形态位置异常的青光眼[马方（Marfan）综合征、Marchesani综合征]，伴有颜面血管病和脉络膜血管瘤的青光眼[斯德奇-韦伯（Sturge-Weber）综合征]等，本病治疗主要依靠手术，但眼压控制不理想，预后不良。

案例 7-1

患者，女，75 岁。主诉：双眼无痛性视力逐渐下降 3 年，否认糖尿病病史、外伤史，无眼红、视物变形等。检查：双眼视力 0.25，眼压 16mmHg，双眼结膜无充血，角膜透明，瞳孔圆，对光反射灵敏，晶状体呈棕黄色混浊。

问题：1. 该患者的诊断是什么？

2. 进一步检查是什么？

3. 可采取的治疗方法有哪些？

晶状体为无色透明、无血管的双凸镜，具有弹性，是屈光介质的重要组成部分。晶状体位于虹膜之后、玻璃体之前。晶状体悬韧带源于睫状体冠部和平坦部，附着在晶状体赤道部周围的前、后囊上，通过睫状肌的收缩、松弛来改变晶状体的形状，从而改变屈光度来完成眼的调节功能。晶状体由囊膜、皮质、核构成，具有复杂的代谢过程，营养物质主要来源于房水。晶状体的病变主要包括晶状体透明性或颜色的改变，以及晶状体位置和形态异常。

第 1 节　白　内　障

一、白内障概述

白内障（cataract）是指晶状体透明度降低或者颜色改变导致视功能下降的退行性病变。世界卫生组织防盲规定：晶状体混浊且矫正视力在 0.5 以下者，才归入白内障诊断范围。白内障是全球第一位致盲性眼病。

（一）病因与分类

老化、遗传、代谢异常、外伤、辐射、中毒、局部营养障碍等因素可引起晶状体囊膜损伤，使其渗透性增加和屏障作用丧失或导致晶状体代谢紊乱，可使晶状体蛋白发生变性形成混浊。白内障可按不同方法进行分类。

1. 按病因　分为年龄相关性、外伤性、并发性、代谢性、中毒性、辐射性、发育性和后发性白内障等。

2. 按发病时间　分为先天性和后天获得性白内障等。

3. 按晶状体混浊形态　分为点状、冠状和板层白内障等。

4. 按晶状体混浊部位　分为皮质性、核性和囊膜下白内障等。

（二）临床表现

1. 症状　白内障最主要的症状为视力障碍，眼前可见固定的黑影，单眼复视或多视，畏光和眩光，视野缺损等。

2. 体征　晶状体混浊，可在裂隙灯显微镜下以直接照明法或后透照法清晰地看到。当晶状体混浊局限于周边部时，需在散大瞳孔后才能看到。当晶状体混浊到达瞳孔区时，在聚光灯下以肉眼也可能看到。

（三）治疗

目前，手术是治疗白内障唯一确切有效的方法。

1. 手术适应证　既往认为白内障成熟或矫正视力低于0.3时为最佳手术时机，随着手术技术及设备的改进，现在的观点认为，当视功能不再满足患者的需要时，即可进行手术治疗。当晶状体混浊妨碍眼后节疾病的诊疗时，同样也符合手术适应证。

2. 手术方式　在白内障手术发展史上，曾有针拨术、白内障囊内摘除术等术式，但目前在国内已被淘汰。目前常用的手术方式如下。

（1）标准的现代白内障囊外摘除术　术中保留晶状体后囊膜。优点：可以减少玻璃体脱出、视网膜脱离和黄斑囊样水肿等并发症，避免术后发生玻璃体疝、角膜内皮损伤，并且为后房型人工晶状体的植入准备了条件。

（2）白内障超声乳化术　采用角巩膜小切口进行手术，应用超声乳化仪将硬的晶状体核粉碎成乳糜状后吸出，并且保留晶状体后囊。优点：手术切口小，伤口愈合快，视力恢复迅速。超声乳化术已经成为目前白内障手术的主要手术方式。

（3）飞秒激光辅助的白内障超声乳化术　利用飞秒激光系统制作角膜切口、晶状体前囊膜切开、晶状体核裂解，再用超声乳化仪将晶状体核乳化吸出。与传统手术相比具有良好的可预测性，精准度高，可重复性好。

3. 术后视力矫正方法　白内障摘除后的无晶状体眼呈高度远视状态，一般达 +8D～+12D，可采取以下措施矫正视力。

（1）植入人工晶状体　摘除白内障后在囊袋内/睫状沟植入人工晶状体。优点：后房型人工晶状体仅使物像放大1%～2%，术后可迅速恢复视力、双眼单视和立体视觉，无环形暗点，周边视野正常。人工晶状体为无晶状体眼屈光矫正的最好方法，已得到普遍应用。近几年出现的散光型人工晶状体、多焦点人工晶状体将传统的以"复明"为目标的白内障手术提高到了以"改善功能性视力"为目标的屈光白内障手术。

（2）佩戴框架眼镜　采用高度正球面镜片进行矫正。它可使物像放大20%～35%，因此单眼使用时，因双眼物像不等、不能融合，而发生复视，故不能用于单眼白内障术后的患者。可用于双眼白内障摘除术后患者。戴用后可产生环形暗点，视野受限，且有球面差。应用眼镜矫正比较方便经济。

（3）佩戴角膜接触镜　可改变角膜前表面的屈折力，使其接近正视。物像放大率为7%～12%。优点：无球面差、无环形暗点、周边视野正常，可用于单眼无晶状体眼。缺点：因需经常戴上取出，易发生角膜损伤或感染，老年人操作困难。

二、年龄相关性白内障

年龄相关性白内障（age-related cataract）又称老年性白内障，是晶状体老化后的退行性病变。随着年龄的增加，其患病率和发病率均明显增高。

（一）病因与发病机制

病因较为复杂，可能是环境、营养、代谢和遗传等多种因素对晶状体长期综合作用的结果。流行病学研究表明，紫外线照射过多、饮酒过多、吸烟多、妇女生育多、心血管疾病、高血压、精神疾病、机体外伤等与白内障的形成有关。其发病机制尚不完全明确，一般认为，氧化损伤使晶状体囊膜通透性增加，蛋白质变性，最终发生晶状体混浊。

（二）临床表现

常双眼同时或先后患病，主要症状为渐进性、无痛性视力减退，直至眼前手动或仅有光感。年龄相关性白内障按其开始形成的部位不同，分为皮质性、核性和后囊下性三类，临床上以皮质性白内障最多见。

1. 皮质性白内障　按其发展过程分为4期。

（1）初发期　瞳孔区晶状体尚未混浊，一般不会影响视力，眼底能看清，晶状体周边皮质灰白色楔形混浊为最常见表现。散大瞳孔后应用检眼镜透照法或裂隙灯检查，可在眼底红光反射中看到晶状体前、后皮质中有基底位于赤道部，尖端向着晶状体中心的轮辐状混浊阴影，或在晶状体某一象限融合成小片或大片混浊。晶状体皮质内出现空泡、水裂和板层分离。此期晶状体混浊发展缓慢，持续数年。

（2）膨胀期　又称未熟期，晶状体混浊加重，呈不均匀的灰白色部分混浊。瞳孔区晶状体部分混浊，导致患眼视力明显减退，眼底难以看清。以斜照法检查晶状体时，光线投照侧的虹膜阴影投照在深层的混浊皮质上，在该侧瞳孔内出现虹膜新月状投影，称为虹膜投影，这是本期白内障的特点。在裂隙灯显微镜下可以看到皮质内的空泡、水裂和板层分离。此期的晶状体渗透压改变，短期内有较多水分积聚于晶状体内，晶状体膨胀，推挤虹膜前移，可使前房变浅、前房角关闭、房水排除受阻、眼压增高，继发闭角型青光眼。

（3）成熟期　晶状体混浊继续加重，晶状体呈均匀的乳白色完全混浊，视力严重下降至光感或手动，但光定位和色觉正常，眼底不能窥入。虹膜新月状投影消失是白内障成熟期的标志。此期的晶状体内水分和分解产物从囊膜内溢出，晶状体膨胀消退，晶状体又恢复到原来体积，前房深度恢复正常。此期持续数年（图7-1）。

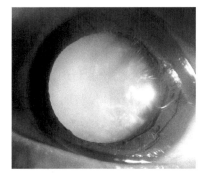

图7-1　成熟期白内障

（4）过熟期　晶状体内水分继续丢失，晶状体体积缩小，囊膜皱缩和有不规则的白色斑点及胆固醇结晶，导致前房加深、虹膜震颤。晶状体纤维分解液化，呈乳白色。棕黄色晶状体核沉于囊袋下方，可随体位变化而移动，上方前房进一步加深，当晶状体核下沉后，视力可以突然提高。过熟期白内障囊膜变性，通透性增加，当液化的皮质渗漏到晶状体囊膜外时，可发生晶状体诱导的葡萄膜炎。长期存在于房水中的晶状体皮质可沉积于前房角；也可被巨噬细胞吞噬，堵塞前房角而引起继发性青光眼，称为晶状体溶解性青光眼。当患眼受到剧烈震动后可使晶状体囊膜破裂，晶状体核脱入前房或玻璃体内可引起继发性青光眼。过熟期白内障的晶状体悬韧带发生退行性改变，容易发生晶状体脱位。

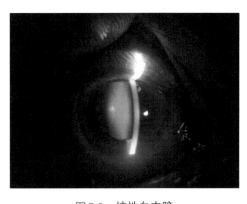

图7-2　核性白内障

2. 核性白内障　初期晶状体核呈黄色混浊，散大瞳孔后用后透照法检查，核性白内障在周边部环状红色反光中，中央有一盘状暗影（图7-2）。眼底检查仅由周边部看清眼底。可产生单眼复视或多视。晶状体核逐渐变棕黄色或棕黑色，此时视力极度减退，眼底已不能看清。一般40岁左右开始，进展缓慢。

3. 后囊下性白内障　晶状体后囊膜下浅层皮质出现棕黄色混浊，由许多致密小点组成，其中有小空泡和结晶样颗粒，外观似锅巴状（图7-3）。由于混浊位于视轴，所以早期就会出现明显视力障碍。

（三）治疗

治疗原则：以手术摘除为主要方法。

1. 保守治疗　尚不能有效阻止或逆转晶状体的混浊，目前尚

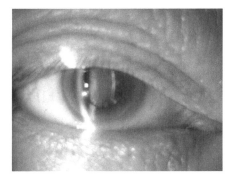

图7-3　后囊下性白内障

无疗效肯定的药物。建议患者在日照强烈的高原环境下，佩戴防紫外线的眼镜。初发期可用谷胱甘肽滴眼液滴患眼，口服维生素C，但仅可能延缓晶状体混浊，不能逆转。

2. 手术治疗　一般认为晶状体混浊视力下降影响工作或生活，患者有提高视力的意愿时，可以考虑手术治疗，但需告知手术风险。手术前，需要全面了解患者的用眼场景，帮助患者选择合适的人工晶状体。

三、先天性白内障

先天性白内障（congenital cataract）是儿童常见眼病，为出生前后即存在、或出生后才逐步形成的先天遗传或发育障碍导致的白内障。可以是家族性的，也可以是散发的。先天性白内障是造成儿童失明和弱视的重要原因。

（一）病因

各种影响胎儿晶状体发育的因素，如遗传因素和环境因素等均可导致先天性白内障。①遗传因素：约1/3的患者与遗传有关，常见的为常染色体显性遗传。②环境因素：母亲怀孕头3个月子宫内患病毒感染性疾病（如风疹、疱疹病毒感染、腮腺炎、麻疹、水痘）或接触放射线照射或应用某些药物（糖皮质激素、磺胺类药物）或患有代谢性疾病（如糖尿病、甲状腺功能减退）或妊娠期营养不良，都可影响胎儿晶状体发育而引起先天性白内障。

（二）临床表现

1. 临床特点

（1）可为单眼或双眼发生，多数为静止性的，少数出生后继续发展，也有直至儿童期才影响视力。

（2）视力障碍程度可因晶状体混浊部位和形态不同而异，有的可不影响视力，有的视力下降明显。因患儿年龄太小，不能自诉，常依赖其父母观察才发现。

2. 临床类型　一般根据晶状体混浊部位、形态和程度进行分类，比较常见的有以下两种。

（1）根据晶状体混浊的形态、部位不同，分为前极性白内障、后极性白内障、绕核性白内障、冠状白内障、全白内障，其中绕核性白内障是儿童期最常见的白内障类型。

（2）根据晶状体混浊部位、形态不同，可分为极性白内障、囊性白内障、核性白内障、完全性白内障等，其中完全性白内障、核性白内障、后极性白内障对视力影响明显。

先天性白内障患儿瞳孔区呈白色，为儿童白瞳症最常见的一种。与成人不同，先天性白内障不仅影响其当前视力，而且还可影响其视觉发育，形成弱视、斜视、眼球震颤，故应慎重选择手术时机。

（三）治疗

治疗原则：尽早手术治疗，积极防治弱视。

1. 对视力影响不大者　如前极白内障、冠状白内障和点状白内障，一般不需治疗，定期随诊观察。

2. 对明显影响视力者　如全白内障、绕核性白内障应选择白内障囊外摘除术、超声乳化白内障吸除术。手术越早，患儿获得良好视力的机会越大。对于单、双眼全白内障或位于视轴中心、混浊程度明显的白内障，应在出生后及早手术（出生4周后），最迟不超过6个月。双眼白内障者在完成一眼手术后，应在较短的时间间隔后完成另一眼手术。先天性白内障手术与年龄相关性白内障手术方式不同，因为儿童的组织增生能力强，容易引起后发障，所以需要联合后囊膜中央切开和前部玻璃体切割术，以减少后发障的发生。对于因风疹病毒引起的先天性白内障不宜过早手术，这是因为在感染后早期，风疹病毒在晶状体内还存在，手术时可使这些潜伏在晶状体内的病毒释放而引起虹膜睫状体炎，甚至会因为炎症而引起眼球萎缩。

3. 对无晶状体眼者　为防止弱视，促进融合功能的发育，需行屈光矫正和视力训练。常用的矫正方法如下。

（1）眼镜矫正　简单易行，容易调整更换。

（2）角膜接触镜　适用于大多数单眼的无晶状体患儿，但经常取戴比较麻烦，容易发生角膜上皮损伤和感染。

（3）人工晶状体植入　由于显微手术技术的发展和人工晶状体质量的提高，人工晶状体植入后严重并发症已很少，儿童施行人工晶状体植入术已被接受，尤其是单眼先天性白内障患者。目前认为，一般最早在1.5～2岁时施行人工晶状体植入手术。

四、其他类型白内障

（一）外伤性白内障

眼球钝挫伤、穿通伤和爆炸伤等引起的晶状体混浊称外伤性白内障。多见于儿童或年轻人，常单眼发生。由于各种外伤的性质和程度有所不同，所引起的晶状体混浊也有不同的特点。

1. 病因　常见病因包括眼球钝挫伤、穿通伤、辐射伤、电击伤等。

2. 分类及临床表现　根据外伤的性质和程度不同，可分为以下两种。

（1）眼部钝挫伤所致白内障　眼部钝挫伤时，瞳孔缘部虹膜色素上皮破裂脱落，晶状体前囊出现环型混浊，称Vossius环，严重钝挫伤时可致晶状体囊膜破裂，房水进入晶状体内而导致晶状体混浊，形成白内障。

（2）眼部穿通伤所致白内障　眼球穿通伤时，可导致晶状体囊膜破裂，房水进入皮质，而导致晶状体混浊。若破口浅小，可很快闭合，形成局限性混浊；若破口深大，则房水很快浸入，引起晶状体膨胀与混浊，且皮质可进入前房，引起继发性青光眼或葡萄膜炎。

3. 治疗　对视力影响不大的局限性外伤性白内障，可随诊观察；若晶状体囊膜破裂、皮质进入前房，晶状体全混浊，需尽快施行白内障摘除术。

（二）糖尿病性白内障

糖尿病性白内障（diabetic cataract）是糖尿病的并发症之一，可分为真性糖尿病性白内障和糖尿病患者的年龄相关性白内障两种类型。

1. 病因与发病机制　糖尿病性白内障与血糖升高影响了晶状体内代谢有关。糖尿病时患者血糖增高，晶状体内葡萄糖增多，己糖激酶作用饱和，葡萄糖转化为6-磷酸葡萄糖受阻。此时醛糖还原酶的作用活化，葡萄糖转化为山梨醇。山梨醇不能透过晶状体囊膜，在晶状体内大量积聚，使晶状体内渗透压增加，吸收水分，纤维肿胀变性，导致混浊。

2. 临床表现

（1）真性糖尿病性白内障　多发于严重糖尿病未控制好血糖的年轻患者，多为双眼突然发生急性进展的广泛前后囊膜下晶状体皮质区出现无数分散的、灰色或蓝色雪花样或点状混浊。本病进展迅速，晶状体可在数天、数周或数月内完全混浊。在视力下降的同时常伴有屈光的变化：血糖升高时，血液中无机盐含量下降，组织液的渗透压随之降低，房水渗入晶状体内使之更加变凸，导致近视；反之，血糖降低时，晶状体内水分渗出，晶状体变为扁平而出现远视。常伴有糖尿病性视网膜病变：微动脉瘤、新生血管、出血、增生性玻璃体视网膜病变和牵引性视网膜脱离。

（2）糖尿病合并年龄相关性白内障　临床改变与一般的年龄相关性皮质性白内障相似，但发病较早，进展较快。

3. 治疗　治疗原则：积极防治原发疾病。

首先积极防治糖尿病，严格控制血糖，当白内障明显影响视力，妨碍患者的工作和生活时，如血糖控制良好，光定位准确，可行白内障摘除术，如无增生性糖尿病视网膜病变时，可植入后房型人工晶状体。手术前后应积极治疗糖尿病视网膜病变，预防白内障术后出现新生血管性眼前段病变，术后应注意积极预防感染和出血。

（三）后发性白内障

白内障术后或晶状体外伤后，残留的皮质或晶状体上皮细胞增生，形成混浊，称为后发性白内障。它是白内障术后最常见的并发症，尤其是儿童期白内障术后。影响视力的程度与晶状体后囊膜混浊程度有关。当发生后发性白内障影响视力时，可通过Nd：YAG激光将瞳孔区的晶状体后囊切开。

第2节　晶状体位置异常

晶状体由晶状体悬韧带挂于睫状体上，悬浮于虹膜后、玻璃体前。如果悬韧带松弛，或者断裂，则出现晶状体位置异常。根据悬韧带损伤的程度可分为晶状体半脱位及晶状体全脱位。

一、病　因

先天性悬韧带发育不全或松弛，多见于一些遗传病，如马方综合征、Marchesani综合征和同型半胱氨酸尿症等；外伤导致的悬韧带断裂等。

二、临床表现

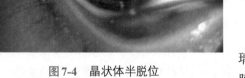

图7-4　晶状体半脱位

1. 晶状体半脱位　瞳孔区可见部分晶状体，散大瞳孔后可见部分晶状体赤道部（图7-4）。患者可出现视力下降、高度近视和单眼复视，也可继发青光眼。

2. 晶状体全脱位　晶状体悬韧带全部断裂，晶状体可脱位到以下部位。

（1）瞳孔嵌顿　晶状体一部分进入前房，可造成急性眼压升高。

（2）脱入前房　晶状体多沉在前房下方，呈油滴状。

（3）晶状体脱入玻璃体腔　早期可见透明晶状体在玻璃体腔内活动，后期固定于下方，可导致晶状体源性葡萄膜炎和继发青光眼。

（4）晶状体脱出眼外　严重外伤可导致晶状体脱位于结膜下甚至眼外。

三、治　疗

1. 非手术治疗　对于晶状体尚透明，未引起严重并发症的晶状体不全脱位或脱位于玻璃体腔者可密切观察，用眼镜或角膜接触镜矫正部分屈光不正。

2. 手术治疗　随着现代玻璃体视网膜显微手术技术的发展，对于发生溶解的脱位晶状体及脱位于前房和瞳孔嵌顿的晶状体均需及时手术治疗。

患者，男，36 岁。主诉：左眼疼、畏光伴视力下降 3 天。现病史：左眼 3 天前无明显诱因出现疼痛、畏光伴视物模糊，无恶心、呕吐。自行滴抗生素眼药水无好转。既往史：患强直性脊柱炎 2 年。眼科检查：左眼视力 0.3，结膜混合充血，角膜 KP（++），房水闪辉（++），虹膜后粘连，晶状体透明。玻璃体透明，眼底未见异常。眼压 11mmHg。右眼未见明显异常。

问题：该患者的诊断是什么？应怎么治疗？

葡萄膜分为三部分，虹膜、睫状体和脉络膜，是眼球壁的中层组织，富含色素及相关抗原。葡萄膜组织血流丰富，易受到自身免疫、感染、代谢、肿瘤等因素的影响。

第 1 节　葡萄膜炎概述

葡萄膜炎（uveitis）指虹膜、睫状体、脉络膜的炎症，属于免疫性疾病，可发生于全年龄段，但多发于青壮年，易合并全身性自身免疫性疾病，常反复发作，可引起严重并发症，造成视力严重损害，是一类常见的致盲性眼病。

一、病　因

1. 感染性　如细菌感染、病毒感染、真菌感染、寄生虫感染等。

2. 自身免疫性　如风湿免疫性疾病、免疫遗传机制、创伤及理化损伤引起的非感染性自身免疫性炎症。

3. 伪装综合征　恶性肿瘤在眼内引起炎症性表现，即"伪装"为炎症，"真相"为恶性肿瘤。

二、分　类

葡萄膜炎目前有多种分类方法。①按病因分类：可分为感染性、自身免疫性、伪装综合征三大类。②按解剖位置分类：分为前葡萄膜炎、中间葡萄膜炎、后葡萄膜炎和全葡萄膜炎。③按病程分类：病程小于 3 个月为急性炎症，病程大于 3 个月为慢性炎症。④按临床和病理分类：分为肉芽肿性炎症和非肉芽肿性炎症。临床诊断中以上分类常联合使用，如"急性特发性非肉芽肿性前葡萄膜炎"。

（一）前葡萄膜炎

前葡萄膜炎是葡萄膜炎中最常见的类型，在我国占葡萄膜炎总数的 50% 左右，指发生在眼前段的炎症，包括虹膜炎、虹膜睫状体炎、前睫状体炎。

1. 症状　急性炎症可出现眼痛、畏光、流泪、视物模糊。慢性炎症症状可不明显，但易发生并发性白内障或继发性青光眼。

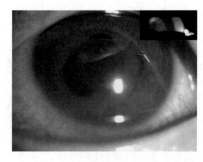

图 8-1 活动期前葡萄膜炎患者眼前节相
可见睫状充血、虹膜纹理模糊、不规则瞳孔、房水闪辉（右上角小图）

2. 体征（图 8-1）

（1）**睫状充血或混合性充血** 睫状充血是指位于角膜缘周围的表层巩膜血管充血，是急性前葡萄膜炎的一个常见体征。

（2）**房水混浊** 虹膜睫状体炎时，炎症细胞进入房水中，当大量炎症细胞沉积于下方前房角内，可见到液平面，称为前房积脓。由于炎症，血-房水屏障功能被破坏，蛋白质进入房水，裂隙灯检查时可见光束呈灰白色混浊，称为房水闪辉。

（3）**角膜后沉着物**（keratic precipitates，KP） 炎症细胞或色素进入前房并沉积于角膜后表面，被称为 KP。KP 是前葡萄膜炎的重要体征，一般分为四种类型，即尘状、中等大小、羊脂状和透明状 KP。尘状 KP 主要见于非肉芽肿性前葡萄膜炎，羊脂状 KP 主要见于肉芽肿性前葡萄膜炎，透明状 KP 为羊脂状 KP 中的蛋白质成分被吸收之后遗留下来的痕迹，见于陈旧的葡萄膜炎。

（4）**虹膜改变** 虹膜与角膜后表面的黏附称为虹膜前粘连，虹膜与晶状体前表面的黏附称为虹膜后粘连。房水循环为房水由后房经瞳孔流入前房，当虹膜广泛后粘连时，房水流出通道受阻，房水不能由后房流向前房，导致后房水压力升高，虹膜被向前推移，裂隙灯下可观察到虹膜呈膨隆状，称为虹膜膨隆。炎症损伤还可导致虹膜脱色素、萎缩等改变。

（5）**瞳孔改变** 炎症时因睫状肌痉挛和瞳孔括约肌的持续性收缩，可引起瞳孔缩小。当虹膜部分粘连时，给患眼散瞳，由于粘连部分不能分开，使瞳孔出现花瓣状、梨状或不规则状瞳孔。若虹膜瞳孔缘与晶状体前囊全部粘连，前后房不能相通，称为瞳孔闭锁。若瞳孔区纤维素性渗出机化成纤维膜并覆盖整个瞳孔区，则被称为瞳孔膜闭。

（6）**屈光改变** 由于睫状肌痉挛，对晶状体的调节功能发生异常，患者可以出现视远物模糊、近视程度增加等屈光改变可能，随着睫状体炎症消停，屈光改变会逐渐消退。

3. 并发症

（1）**并发性白内障** 炎症反复发作或慢性化，影响晶状体代谢，从而引起白内障。

（2）**继发性青光眼** 虹膜周边前粘、瞳孔闭锁、瞳孔膜闭都可使房水引流受阻，引起继发性青光眼。

（3）**低眼压及眼球萎缩** 炎症反复发作可导致睫状体脱离或萎缩，房水分泌逐渐减少，眼压下降，严重者可导致眼球萎缩。

4. 治疗 本病的治疗原则为立即扩瞳及迅速抗炎。

（1）**睫状肌麻痹剂** 是治疗急性前葡萄膜炎的必需药物，一旦发病应立即给药。使用散瞳药物可以防止和拉开虹膜后粘连，解除睫状肌、瞳孔括约肌的痉挛，以减轻充血、水肿及疼痛。常用的药物有 0.5%～1% 复方托吡卡胺滴眼液，1%～2% 阿托品眼膏。对于新鲜的虹膜后粘连不易拉开时，可结膜下注射散瞳合剂（1% 阿托品、1% 可卡因、0.1% 肾上腺素等量混合）0.1～0.2ml。

（2）**糖皮质激素** 具有非特异性抗炎作用，可以防止炎症对眼组织的进一步破坏。常用的有 0.5% 醋酸泼尼松龙滴眼液、0.1% 地塞米松滴眼液、0.1% 氟米龙滴眼液。

（3）**非甾体抗炎药** 主要通过阻断前列腺素、白三烯等花生四烯酸代谢产物而发挥其抗炎作用。

（4）**其他** 病因治疗，治疗并发症。

前葡萄膜炎多为非感染性葡萄膜炎，一般不需使用抗生素。

（二）中间葡萄膜炎

中间葡萄膜炎是一组累及睫状体扁平部、玻璃体基底部、周边视网膜和脉络膜的炎症性和增殖性疾病。多发于 40 岁以下人群，通常表现为一种慢性炎症过程。其发病隐匿，以玻璃体雪球状混浊、睫状体扁平部雪堤样改变（图 8-2）、周边视网膜静脉周围炎为常见眼部表现。

（三）后葡萄膜炎

后葡萄膜炎是一组累及脉络膜、视网膜、视网膜血管和玻璃体的炎症性疾病，病因复杂，可为感染性，也可为非感染性。表现多样，常见的有玻璃体炎性细胞和混浊、视网膜水肿、视网膜血管炎、视网膜脱离、脉络膜新生血管等。

第2节　感染性葡萄膜炎

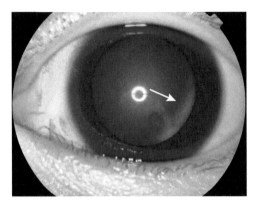

图8-2　中间葡萄膜炎患者眼前节相：可见周边玻璃体雪堤样改变（白色箭头）

感染性葡萄膜炎为病原体进入眼内造成的葡萄膜炎，病原体主要有细菌、病毒、真菌、寄生虫等。病原体可直接侵犯葡萄膜引起感染性炎症，也可通过细菌毒素引起葡萄膜炎症反应或者通过病原体刺激引起的抗原-抗体反应导致葡萄膜炎。

一、眼　内　炎

真菌或细菌感染眼内波及玻璃体、视网膜和脉络膜者称为眼内炎。表现为眼球剧烈疼痛，眼睑结膜高度充血水肿、视力完全丧失。

1. 外源性眼内炎　指由于开放性眼外伤或内眼手术等原因，病原体由外界直接进入眼内引起的眼内炎症。以革兰氏阳性菌最为常见，发病急，多在暴露于病原体24～48小时出现，进展迅速，早期即可出现前房积脓，如不及时治疗可短时间内造成永久性失明。

2. 内源性眼内炎　指病原体自眼外其他器官的感染病灶，如肝脏脓肿，或因血液透析、长期应用免疫抑制剂等，通过血流进入眼内引起的眼内炎症。临床上常见的内源性眼内炎致病菌多为真菌，以白念珠菌和霉菌多见。其发病隐匿，进展缓慢，往往在全身症状5～12周后出现眼部症状。早期表现为视力逐步下降，双眼轻度虹膜睫状体炎，玻璃体常有灰白色混浊。

眼内炎治疗原则为早期选择敏感、足量抗生素或抗真菌药物抗感染治疗，对药物控制不良者，尽早行玻璃体切割术，清除病原体。

二、急性视网膜坏死综合征

急性视网膜坏死综合征为单纯疱疹病毒或水痘-带状疱疹病毒感染所导致的重度全葡萄膜炎伴闭塞性视网膜血管炎和视网膜坏死，成人多见，发病隐匿，治疗困难，预后视力差。临床过程可分为急性炎症阶段、缓解阶段和后期并发视网膜脱离阶段。视网膜周边部可出现大片灰白色渗出，动脉变细可伴有白鞘，动脉壁可见黄白色浸润，玻璃体高度混浊，晚期视网膜萎缩变薄，动脉血管闭塞，视网膜脱离。治疗上，在有效足量应用抗病毒药物的同时，给予糖皮质激素以减轻炎症反应。严重玻璃体混浊、视网膜脱离者应考虑行玻璃体切割术。

三、其他感染性葡萄膜炎

1. 结核性葡萄膜炎　由结核杆菌直接侵犯葡萄膜组织或因机体对结核杆菌的超敏反应而发生的肉芽肿性炎症。临床表现上包括粟粒型、团球型、弥漫型结核性前葡萄膜炎、视网膜血管炎及结核性脉络膜炎。此病发病隐匿，未必伴有肺结核表现，凭眼部表现和结核相关检查可进行疑似诊断，眼内液抗酸染色或聚合酶链反应（PCR）检测结核分枝杆菌阳性可以确诊。临床上很多患者通过诊断性抗结核治疗有效而得以诊断。

2. 梅毒性葡萄膜炎　由梅毒螺旋体直接感染或间接由免疫因素引起的虹膜蔷薇疹、虹膜睫状体炎、脉络膜视网膜炎和梅毒瘤。因为眼部表现具有迷惑性——"万能的模仿者"，因此仅凭眼部表现诊断比较困难。血清学检查和眼内液检测梅毒螺旋体相关指标等实验室检查可明确诊断。

3. 弓形虫病性葡萄膜炎 弓形虫病是一种人畜共患的寄生虫病，因为饮食不卫生而导致，猫科动物是弓形虫主要宿主和传播源，人被弓形虫感染后，弓形虫容易侵犯眼及神经组织，是视网膜脉络膜炎的常见病因。眼内液检测弓形虫IgG的Goldmann-Witmer系数是主要实验室确诊手段。

第3节 自身免疫性葡萄膜炎

一、Vogt-小柳原田综合征

Vogt-小柳原田综合征为双眼弥漫性渗出性葡萄膜炎，可伴有毛发、皮肤改变和脑膜刺激症状，又称为葡萄膜-脑膜炎综合征。多发于青壮年，双眼发病，病理表现为慢性弥漫性肉芽肿性葡萄膜炎。

1. 临床表现 发病前常有前驱症状，如耳鸣、听力下降、头痛、颈项强直、颅内压增高等。之后双眼视力突然下降，眼部检查可见结膜睫状充血、尘状或羊脂状KP、前房闪辉、虹膜后粘、视盘充血水肿、视网膜水肿渗出、静脉迂曲，甚至浆液性视网膜脱离。随着疾病进展，眼底可出现色素脱失及萎缩灶，表现为典型的晚霞状眼底和达-富（Dalen-Fuchs）结节。FFA显示多湖状荧光积存，OCT表现为双眼神经上皮层脱离。常见的并发症有并发性白内障、继发性青光眼、脉络膜新生血管、渗出性视网膜脱离。

2. 治疗 初发者主要给予口服泼尼松，强调足量、足疗程。开始剂量为1～1.2mg/（kg·d），缓慢减量，治疗多需8个月以上。对于复发者可考虑使用眼局部缓释型糖皮质激素，或联合其他免疫抑制剂，如苯丁酸氮芥、环磷酰胺、环孢素等。

二、贝赫切特综合征

贝赫切特综合征是一种以复发性葡萄膜炎、口腔溃疡、皮肤损害和阴部溃疡为特征的多系统受累的疾病，又称白塞氏病，主要病理改变是闭塞性血管炎，是一种自身免疫性疾病。

1. 临床表现

（1）眼部表现 反复发作的非肉芽肿性全葡萄膜炎。眼前节为前葡萄膜炎，严重者可有前房积脓，眼后节表现为视网膜炎、视网膜血管炎，后期易出现视网膜血管闭塞（幻影血管）。

（2）全身表现 常合并多发性反复发作的口腔溃疡、多形性皮肤损害、生殖器溃疡等。针刺处出现结节或脓疱是此病的特征性改变。

2. 治疗 应用糖皮质激素及睫状肌麻痹剂控制眼前节炎症；免疫抑制剂的治疗时间一般在一年以上。对于顽固性白塞氏病的治疗可考虑应用抗肿瘤坏死因子的单克隆抗体等生物制剂。合理规范治疗并发症。

第4节 伪装综合征

伪装综合征是由恶性肿瘤引起葡萄膜炎表现的疾病。可表现为前房积脓、虹膜结节、玻璃体混浊、视网膜或脉络膜病灶等类似葡萄膜炎样体征。临床上主要原因为眼内淋巴瘤、黑色素瘤、视网膜母细胞瘤等所致。此类疾病常进行性加重，对糖皮质激素无效。对可疑患者应进行全身有关检查，请相关科室会诊以确定或者排除诊断。

第1节　玻璃体疾病

 案例 9-1

　　患者，女，65岁。因"右眼飞蚊3天"就诊，否认眼红眼痛、视力下降等伴随症状。查体：双眼视力均5.0，眼压右眼15.0mmHg，左眼15.3mmHg，双眼角膜透明，前房清，深度可，晶状体轻度混浊，玻璃体絮状混浊，右眼玻璃体后脱离，双眼视盘界色可，C/D=0.3，黄斑形态可，视网膜平。

　　问题：该患者的诊断是什么？应怎么治疗？

　　玻璃体（vitreous body）主要由胶原和透明质酸构成，容积约4.5ml。玻璃体与视网膜接触，玻璃体与视网膜附着最紧密的部位是玻璃体基底部，其次是视盘周围、中心凹和视网膜主干血管。玻璃体是眼内屈光间质的主要组成，除此之外，还具有支撑视网膜、缓冲外力、抗震动作用，以及维持玻璃体内环境稳定的作用。

一、玻璃体液化和后脱离

　　玻璃体液化是指玻璃体内水与胶原逐渐分离，一般情况下，这个现象从4岁起逐渐开始，至80～90岁时，50%以上的玻璃体液化。玻璃体液化进一步导致玻璃体脱离，玻璃体和视网膜内界膜的分离称为玻璃体后脱离（posterior vitreous detachment，PVD）。65岁以上人群PVD发生率为65%～75%。

　　玻璃体液化和后脱离是飞蚊症的主要原因，约70%患者由此引起，但约25%可能合并威胁视力的病变。因此，对"飞蚊症"主诉的患者，应仔细散瞳检查眼底，如发现玻璃体内色素颗粒应高度警惕合并视网膜裂孔和视网膜脱离，并按有关治疗原则处理；仅有玻璃体液化和后脱离的患者无须特殊治疗。

二、玻璃体积血和炎症

　　玻璃体本身无血管，玻璃体积血多因眼内血管性疾病和损伤引起，常见病因包括视网膜裂孔、视网膜脱离、眼外伤、视网膜血管性疾病、视网膜血管瘤、视网膜缺血性改变及黄斑视网膜下出血等。玻璃体积血应及时查明病因，并行病因治疗；小量出血者可自行吸收，大量出血难以吸收时，可行玻璃体切割术。玻璃体积血的眼底表现和B超检查表现见图9-1。

　　玻璃体炎症常继发于周围的葡萄膜炎、视网膜疾病，或由外伤、感染将病原体带入玻璃体引发。应注重病因治疗。

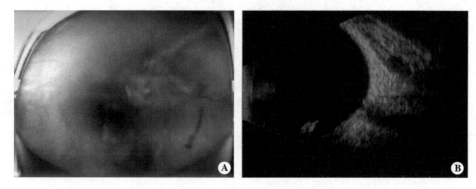

图9-1 左眼玻璃体积血

A.眼底照相；B.B超表现

第2节 视网膜血管病

案例9-2

患者，女，60岁，高血压病史10年，自诉血压控制可，具体无规律监测。因"右眼突发视力下降1周"就诊。否认眼红眼痛、头晕头痛等伴随症状。查体：最佳矫正视力为右眼4.0，左眼5.0，眼压为右眼16.1mmHg，左眼15mmHg，双眼角膜透明，前房清、深，晶状体轻度混浊，玻璃体絮状混浊，右眼全视网膜火焰状出血，黄斑水肿；左眼视盘界色可，动脉纤细，可见动静脉压迹，黄斑形态可，网膜平。

问题：该患者的诊断是什么？应怎么治疗？

视网膜血管病包括视网膜血管阻塞性疾病、炎症免疫性疾病、全身性疾病对视网膜血管的影响及视网膜血管异常和发育异常。本节内容主要介绍视网膜血管阻塞性疾病和全身性疾病对视网膜血管的影响。

一、视网膜动脉阻塞

视网膜动脉阻塞是严重损害视力的急性发作的眼病，从颈总动脉到视网膜内微动脉之间任何部位堵塞，都会引起相应区域视网膜缺血。

（一）视网膜中央动脉阻塞

视网膜中央动脉阻塞（central retinal artery occlusion，CRAO）多发生于老年人，绝大多数单眼发病。主要由血管栓塞及血管痉挛引起。高血压、高血脂及血液高凝状态等均为发病危险因素。

视网膜中央动脉完全阻塞时，表现为突发单眼无痛性完全失明，视力可降低至光感，甚至无光感。瞳孔直接对光反射消失或极度迟缓，间接对光反射存在。眼底检查可见视网膜乳白色水肿混浊，尤其以后极部显著。中心凹处由于视网膜神经纤维层缺如，脉络膜循环正常，在周围乳白色水肿的视网膜神经纤维层衬托下，透见中心凹深处的脉络膜橘红色反光，称为樱桃红斑（red-cherry spot）（图9-2）。荧光素眼底血管造影可见臂-视网膜时间延长，视网膜动脉和静脉充盈迟缓，以及大范围无灌注区。ERG显示b波下降，a波一般正常。15%～30%人群尚存视网膜睫状动脉供应后极部局部视网膜，则该区域视功能得以保存。数周后，视网膜水肿消退，但内层已经萎缩坏死，视功能不能恢复，视乳头苍白，血管纤细。

CRAO属于眼科急危症，应争分夺秒、紧急抢救，阻塞超过90分钟，光感受器死亡将不可逆转。治疗的目的在于恢复视网膜血液循环及功能。

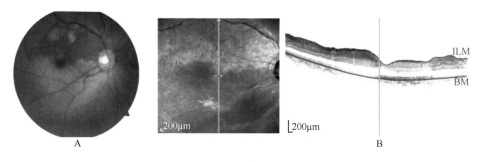

图9-2　视网膜中央动脉阻塞

A. 眼底照相；B. 黄斑OCT

1. 血管扩张剂　吸入亚硝酸异戊酯或舌下含服硝酸甘油、球后注射妥拉唑林，可扩张血管并解除痉挛。

2. 吸氧　吸入95%氧和5%二氧化碳混合气体，提高血氧含量，缓解视网膜缺氧状态，二氧化碳还可扩张血管。

3. 降低眼压　前房穿刺或按摩压迫眼球，也可以口服乙酰唑胺。眼压降低可减小动脉灌注阻力。

4. 纤溶剂　对疑有血栓形成或纤维蛋白原增高者，可应用纤溶剂。

5. 其他　口服血小板抑制剂以及活血化瘀中药。

6. 去除病因　系统性检查，寻找病因，对因治疗，预防另一眼发病。怀疑血管炎症者可给予糖皮质激素。

以上措施可联合应用，但效果难以确定，CRAO的预后取决于阻塞部位、程度和持续时间，一般预后较差。

（二）视网膜分支动脉阻塞

视网膜分支动脉阻塞（branch retinal artery occlusion，BRAO），较CRAO少见，颞侧分支动脉受累常见，其中颞上分支最多。视力损害程度和眼底表现取决于阻塞部位和程度。眼底检查可见动脉内白色或淡黄色发亮小体为栓子，受累动脉变细窄，相应静脉也略细，阻塞动脉所供应的视网膜呈扇形或象限性水肿，视野缺损呈弓形暗点或象限性缺损。其治疗参考CRAO。

二、视网膜静脉阻塞

视网膜静脉阻塞比动脉阻塞更常见。阻塞可发生在中央主干或其分支，以分支阻塞更常见。根据荧光素眼底血管造影检测结果，分为非缺血型和缺血型。一般情况下，缺血型静脉阻塞预后差，部分非缺血型可在自然病程中转变为缺血型。

（一）视网膜中央静脉阻塞

视网膜中央静脉阻塞（central retinal vein occlusion，CRVO）多发生于50岁以上中老年人，多数伴有高血压、心血管疾病和糖尿病等系统性疾病。

在筛板或其后水平的CRVO多为血栓形成，与视网膜粥样动脉硬化压迫静脉，导致血流受阻、内皮损伤，诱发血栓有关。视网膜血管炎症、血液流变学异常、血液黏滞性增高等也可引发血栓，此外眼压增高、外伤和情绪激动等也是诱因。

CRVO多表现为视力明显下降，眼底可见各象限视网膜血管静脉迂曲扩张，视网膜内出血、硬性渗出、棉绒斑、视盘水肿，视网膜出血量大时可导致玻璃体积血。非缺血型CRVO荧光素眼底血管造影显示视网膜循环时间正常或稍延迟，毛细血管渗漏，少有无灌注区。而缺血型CRVO荧光素眼底血管造影显示视网膜循环时间延长，并有广泛的毛细血管无灌注区（图9-3）。此外，缺血型CRVO常伴有传入性瞳孔阻滞。黄斑水肿与视网膜新生血管形成是CRVO最常见的危害视力的并发症。

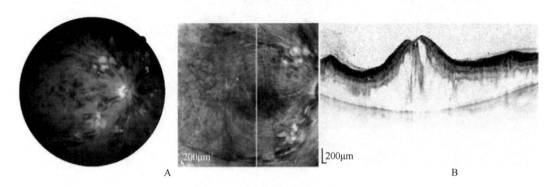

图9-3　视网膜中央静脉阻塞
A. 眼底照相可见大量羽毛样出血和棉绒斑；B. 黄斑OCT可见黄斑水肿

目前，玻璃体腔注射抗血管内皮生长因子（anti-VEGF）是治疗CRVO的一线用药，可有效减轻黄斑水肿，减轻视网膜缺血，但视力预后与视网膜破坏程度相关。此外，地塞米松玻璃体腔植入剂也被批准用于治疗CRVO黄斑水肿。视网膜激光光凝可破坏无灌注区，减轻全视网膜缺血，减少视网膜、虹膜新生血管形成。格栅样光凝也可降低黄斑水肿高度。如合并大量玻璃体积血、视网膜脱离，需行玻璃体切割术。在病因方面，有效治疗原发病、防治血栓也至关重要。CRVO如积极治疗，可恢复部分甚至全部视力，如不治疗，少数缺血病例可逐步缓解，而严重缺血病例可在3个月后进一步发展成为新生血管性青光眼。

（二）视网膜分支静脉阻塞

视网膜分支静脉阻塞（branch retinal vein occlusion，BRVO）比CRVO更为常见。颞侧分支最常受累，尤以颞上支最多见，鼻侧支少见。其病因与CRVO相似。

BRVO视力下降程度与受累部位、黄斑水肿、出血有关。眼底可见受累静脉引流区静脉扩张迂曲、视网膜火焰状出血、水肿、硬性渗出、棉绒斑。后期可见伴行动脉变窄。荧光素眼底血管造影检查：早期可见受累静脉充盈迟缓，阻塞处静脉呈笔尖状或完全压断，无荧光素血流通过；晚期可见毛细血管无灌注区以及微血管瘤、新生血管与侧支循环（图9-4）。其治疗根据疾病严重程度与CRVO类似。

三、高血压性视网膜病变

原发性高血压按照病程缓急，分为缓进性高血压与急进性高血压。二者眼底病变不尽相同。

（一）慢性高血压性视网膜病变

在高血压发病初期，视网膜动脉出现功能性血管痉挛，眼底表现为动脉管径粗细不均，随病程进展，管壁逐渐硬化，透明度下降，呈铜丝状或银丝状外观，动静脉比例逐渐由2∶3变为1∶2或1∶3。动静脉交叉处出现压迹。视网膜毛细血管逐渐开始渗漏血浆，使视网膜水肿，并出现硬性渗出，甚至浅层出血；毛细血管扩张，并出现微血管瘤；同时伴有小棉绒斑甚至视盘水肿。此外由于动脉硬化，动静脉交叉处静脉内形成涡流、内皮细胞受损，因而此处容易出现BRVO。

临床上根据疾病进展，将慢性高血压性视网膜病变分为四级。

Ⅰ级：以血管收缩和变窄为主要表现，动静脉交叉处透过动脉看不到其下静脉。

Ⅱ级：主要为动脉硬化，动脉普遍变窄，反光增强，呈铜丝状或银丝状，动静脉交叉处静脉偏移（Salus征）、远端膨胀（静脉斜坡）或被压呈梭形（Gunn征）。

Ⅲ级：主要为渗出，出现棉绒斑、硬性渗出、出血及微血管瘤。

Ⅳ级：Ⅲ级改变增加视盘水肿。

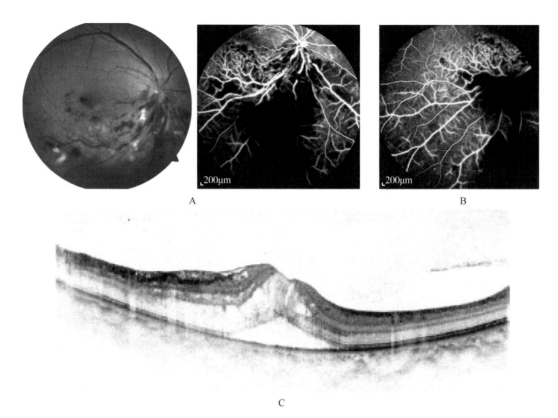

图9-4 视网膜分支静脉阻塞

A.眼底照相可见下方静脉阻塞，大量羽毛样出血和棉绒斑；B.FFA可见网膜出血荧光遮蔽，静脉迂曲扩张，静脉渗漏；C.黄斑OCT可见黄斑水肿

（二）急性高血压视网膜病变

短期内发生血压急剧升高，引起视网膜及脉络膜血管代偿失调，视网膜血管显著变窄，视网膜普遍水肿，眼底可见多处片状出血、大片棉绒斑和视盘水肿。荧光素眼底血管造影可见多处毛细血管闭塞、微血管瘤；视乳头处毛细血管扩张，视盘强荧光。急进性高血压不仅损害视网膜血管，而且常发生高血压性脉络膜病变，引起脉络膜毛细血管大量液体渗漏，同时影响视网膜色素上皮屏障功能，因而产生浆液性视网膜脱离，类似Vogt-小柳原田综合征的表现。急进性高血压视网膜病变常见于妊娠高血压疾病、恶性高血压及嗜铬细胞瘤等。

降低血压是防治高血压性视网膜病变的根本措施，有效控制血压后，视盘水肿和视网膜水肿、出血、渗出均可逐渐吸收。

四、糖尿病性视网膜病变

糖尿病是一种常见代谢性疾病，可引起全身多器官、多系统广泛组织损害，其中，糖尿病视网膜病变（diabetic retinopathy，DR）是糖尿病最严重的微血管并发症之一，属于常见致盲性眼病。DR的发病率主要与糖尿病病程及控制程度有关，有效控制血糖虽不能完全避免DR的发生，但可延缓DR的发生、减缓进展。

1. 发病机制 目前认为糖代谢紊乱是DR发生的根本原因，长期高血糖导致毛细血管自身调节失常、基底膜增厚、周细胞变性及凋亡，致使内皮细胞屏障受损，血液成分析出，毛细血管闭塞。视网膜微循环障碍导致视网膜广泛缺血缺氧，诱发视网膜水肿和新生血管。

2. 临床表现 DR早期一般无自觉症状，随病程进展，逐渐出现不同程度视力下降。国际上将DR分为非增生性糖尿病视网膜病变和增生性糖尿病视网膜病变（表9-1）。

病变严重程度	眼底表现	建议眼科检查频率
	表9-1 国际临床糖尿病性视网膜病变严重程度分级标准	
无明显视网膜病变	无异常	1～2年一次
轻度非增生性糖尿病视网膜病变	仅见微血管瘤	每年一次
中度非增生性糖尿病视网膜病变	介于轻度和重度之间	每年一次
重度非增生性糖尿病视网膜病变	出现以下任一项所见： A. 4个象限内每个象限可见20处以上视网膜内出血 B. 不少于2个象限明显的视网膜静脉迂曲串珠 C. 不少于1个象限明显的视网膜内微血管异常（IRMA），但没有新生血管	3～6个月一次
增生性糖尿病视网膜病变	出现以下任一项体征： A. 明显新生血管 B. 视网膜前或玻璃体积血	根据病情决定检查频率

3. 常见眼底体征

（1）微血管瘤 是最早可见的眼底改变，为视网膜上边界清晰的深红色斑点，最先出现在后极部，随病情进展，分布在视网膜各处并密集成群。

（2）视网膜内出血斑 多位于视网膜深层，呈圆形斑点状（图9-5）。

（3）硬性渗出 为黄白色边界清楚的蜡样斑块，可融合成片，病变位于视网膜外丛状层。

（4）棉绒斑 由于毛细血管前小动脉闭塞，导致该部位组织缺血缺氧，视网膜神经纤维层轴索断裂、肿胀形成类似棉絮状、边界不整的白色小斑片。

（5）黄斑病变 黄斑水肿是最常见的黄斑病变，有临床意义的黄斑水肿定义为：距离黄斑中心凹500μm内的黄斑水肿、伴或不伴有硬性渗出；或距离黄斑中心凹一个视盘直径内黄斑水肿面积大于一个视盘面积。

（6）视网膜血管病变 视网膜小动脉闭塞和硬化，小静脉充盈扩张，呈串珠样或腊肠样，以及视网膜内微血管异常（IRMA）。

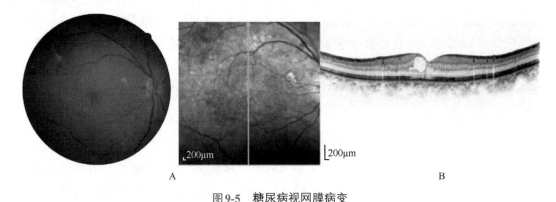

A   B

图9-5 糖尿病视网膜病变

A. 眼底照相可见视网膜内出血斑、硬性渗出、棉绒斑；B. 黄斑OCT显示黄斑水肿

4. 治疗 首先应该重视原发病的治疗，控制血糖正常且平稳，同时控制高血压、高血脂等并发症。玻璃体腔内注射anti-VEGF已成为DR新生血管并发症和黄斑水肿的一线治疗方案；此外可以结合糖皮质激素和视网膜激光光凝共同控制DR的进展。出现大量玻璃体积血、视网膜增殖牵拉、视网膜脱离时可选择玻璃体切割术联合眼内光凝、玻璃体腔注药等。

第3节 黄斑疾病

一、中心性浆液性脉络膜视网膜病变

中心性浆液性脉络膜视网膜病变（central serous chorioretinopathy，CSC），简称中浆，是常见的一种脉络膜病变，多见于中青年，男性多见，多单眼发病，常有诱发因素，如紧张、焦虑、劳累、情绪波动、失眠等。大部分为自限性疾病，少数迁延不愈或反复发作。

1. 病因 CSC的病因不明，CSC可能与血液中儿茶酚胺和糖皮质激素水平有关。CSC原发病变在视网膜色素上皮层和（或）脉络膜毛细血管，视网膜盘状浆液性脱离则是继发病变。

2. 临床表现 视力轻度下降或视物模糊，常不低于4.7；常伴有视物变形、变小和变远；并伴有视物变暗或色调变黄等色觉改变；中心相对暗区。眼底检查可见黄斑区1～3PD大小的盘状浆液性视网膜浅脱离，沿脱离边缘可见弧形光晕，中心凹反光消失。视网膜下可有灰黄色小点或玻璃膜疣样改变。同时，可伴有色素上皮层脱离和色素紊乱。荧光素眼底血管造影表现为静脉期黄斑部一个或数个荧光渗漏点，随着时间延长逐渐扩大，呈墨渍弥散或蘑菇烟云状。吲哚菁绿眼底血管造影检查可见色素上皮渗漏性改变，还可见相应区毛细血管充盈迟缓或高灌注及通透性增强（图9-6）。

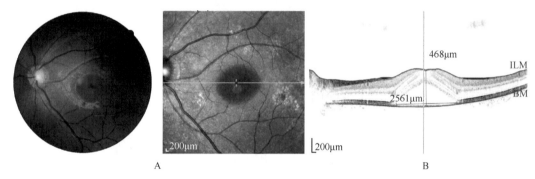

图9-6 中心性浆液性脉络膜视网膜病变
A. 眼底照相见黄斑区圆形隆起；B. 黄斑OCT检查见盘状浆液性视网膜脱离

3. 诊断和鉴别诊断 根据症状和体征，一般诊断不难。但应注意充分散瞳检查，并与Vogt-小柳原田综合征、孔源性视网膜脱离、脉络膜肿物、中心性渗出性脉络膜视网膜病变、黄斑囊样水肿等鉴别。

4. 治疗和预后 大部分CSC是自限性疾病，多数患者可3～6个月内自愈。但注意去除全身诱发因素。同时糖皮质激素可诱发大泡性视网膜脱离，加重病情，因此CSC应禁用糖皮质激素。反复发作或迁延不愈的CSC可以根据渗漏点与黄斑中心凹的距离，选择视网膜激光光凝或光动力疗法治疗。

二、老年性黄斑变性

老年性黄斑变性（senile macular degeneration，SMD），亦称为年龄相关性黄斑变性，是一种无痛性眼病。SMD多见于中老年人，且患者日益增多，是全球第三大常见致盲性眼病。

1. 发病机制 SMD病因不明，危险因素包括年龄、性别、种族、遗传、吸烟、三高、光损伤等。随年龄增长，RPE细胞内脂褐质逐渐增多，影响代谢，从而导致相邻玻璃膜（Bruch膜）形态异常；同时RPE下嗜酸性染色阳性的玻璃样物质堆积在Bruch膜上，引起玻璃膜增厚形成玻璃膜疣，共同影响Bruch膜结构和通透性改变，诱发脉络膜新生血管。

2. 临床表现 SMD无性别差异，双眼远比单眼多，进行性损害视力，最终可致盲。根据临床表现和病理不同，SMD传统上分为干性SMD和湿性SMD，近年来国内外更倾向分为萎缩型SMD与渗出型SMD（图9-7）。

（1）萎缩型SMD　进行性RPE萎缩，光感受器变性、减少，引起视力下降。早期通常无症状，视力下降缓慢，随病程进展，视力减退严重，并出现中心暗点。眼底改变主要包括玻璃膜疣和RPE异常改变：可见RPE水平大小不一的黄白色类圆形玻璃膜疣，有时融合；RPE萎缩变性，色素脱失、紊乱，地图样萎缩。

（2）渗出型SMD　除上述病理表现外，还有RPE下新生血管长入的特征性改变，由此引起一系列渗出性改变，伴晚期黄斑下结缔组织膜机化。眼底可见后极部视网膜下灰黄色新生血管膜，伴有暗红色视网膜下出血。

3. 诊断　中老年人视力进行性减退，眼底存在玻璃膜疣、色素异常、色素上皮变性或功能障碍、脉络膜萎缩病灶、脉络膜新生血管、息肉状脉络膜血管病变、纤维瘢痕、萎缩等典型体征可诊断。有以下危险因素的患者也需要警惕SMD的发生：①老年人；②另一眼SMD；③SMD家族史；④抽烟；⑤高血压；⑥BMI≥30kg/m²；⑦维生素、胡萝卜素和矿物质摄入过少；⑧高脂饮食；⑨缺乏运动。

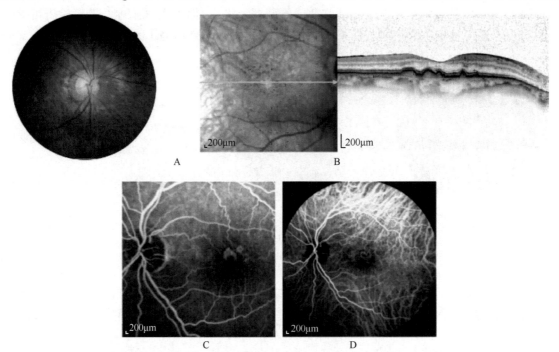

图9-7　萎缩型SMD患者眼底、OCT、荧光素钠眼底血管造影、吲哚菁绿眼底血管造影图像

A.眼底照相可见网膜下黄白色玻璃膜疣；B.黄斑OCT可见RPE下隆起；C.荧光素钠眼底血管造影可见黄斑区局灶性强荧光；D.吲哚菁绿眼底血管造影可见对应部位弱荧光

4. 治疗　大剂量抗氧化剂可以降低早期SMD的发病率。此外抑制炎症反应，如选择性补体C3抑制剂Compstatin、人单克隆抗体RN6C和GSK933776等正在进行临床试验。伴有新生血管的SMD首选玻璃体腔注射anti-VEGF，包括康柏西普、阿柏西普、雷珠单抗、哌加他尼钠等。此外，也可以选择光动力疗法、激光光凝、经瞳孔温热疗法等治疗。

SMD患者的非药物管理：SMD患者抑郁症护理、低视力服务和自我监控。英国国家卫生与临床优化研究所（NICE）发布的指南建议SMD患者出现以下任何新症状或变化应及时就医：视物模糊加重或出现灰色斑块增加；直线扭曲；视物变小。对于晚期SMD视力过差的患者应提供OCT等影像学监测。

第 4 节　视网膜脱离

视网膜脱离（retinal detachment，RD）是指视网膜神经上皮与色素上皮之间分离，常由于视网膜裂孔、牵拉及渗出等因素引起。临床上分为孔源性视网膜脱离、牵拉性视网膜脱离、渗出性视网膜脱离。

一、孔源性视网膜脱离

孔源性视网膜脱离（rhegmatogenous retinal detachment，RRD）是由于视网膜裂孔形成，液化的玻璃体液经裂孔进入视网膜下，引起视网膜脱离。RRD多见于高度近视、老年人和眼外伤后。如仅有视网膜裂孔，但无脱离，称为"干孔"。

1. 临床表现　多数表现为突发视力显著下降、视野改变、遮幕感，症状程度与脱离位置和范围相关。部分患者有飞蚊症、闪光感等前驱症状。眼底检查可见玻璃体烟尘样棕色色素颗粒，甚至出血；脱离的视网膜呈青灰色，不透明，波浪样起伏，其上有暗红色血管（图9-8）。

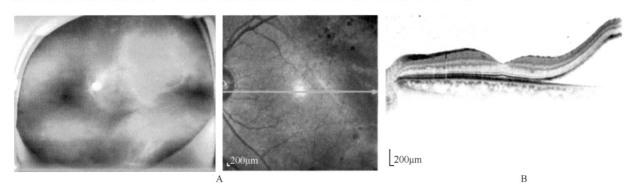

A　　　　　　　　　　　　　　　　　　　　　　　　　　B

图 9-8　视网膜脱离患者

A. 眼底彩照见颞上方视网膜脱离；B. 黄斑OCT显示脱离累及黄斑区

2. 诊断　根据体征诊断明确，对于玻璃体混浊、视网膜裂孔的患者，应详细进行患眼和对侧眼的眼底检查，特别是不能忽略对侧眼视网膜变性、干孔等潜在危险因素。

3. 治疗　孔源性视网膜脱离的治疗原则是找出所有裂孔，并加以封闭。目前无药物治疗方法，只能通过手术治疗，包括光凝、冷凝、巩膜外垫压术、巩膜环扎术、玻璃体切割术伴视网膜复位。

二、牵拉性视网膜脱离

牵拉性视网膜脱离（tractional detachment of retina，TRD）是指因增殖膜或机化组织收缩牵拉引起的视网膜脱离，多无视网膜裂孔。TRD常见于PDR、RVO、视网膜静脉周围炎、反复玻璃体积血、眼内炎症、多次眼内手术或眼外伤后。眼底检查时玻璃体腔可见明显机化增殖膜牵拉视网膜，导致脱离的视网膜波浪样起伏。TRD的治疗主要通过玻璃体切割术解除牵拉，复位视网膜。

三、渗出性视网膜脱离

渗出性视网膜脱离（exudative detachement of retina，ERD）多由于全身疾病或局部循环障碍引起。视网膜毛细血管和色素上皮的屏障功能受损，导致血浆和脉络膜液体大量渗出，积聚在视网膜下，形成ERD。眼底检查无视网膜裂孔、无牵拉皱褶，视网膜脱离随体位改变，同时伴有原发疾病，如Vogt-小柳原田综合征、急进性高血压等（图9-9）。ERD的治疗主要是针对原发病治疗。

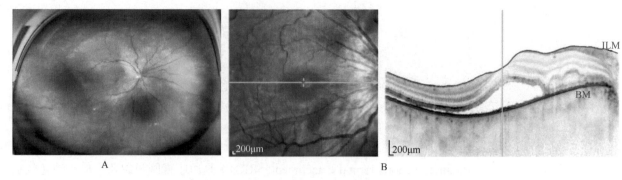

图9-9　渗出性视网膜脱离患者

A. 眼底彩照可见多个浆液性视网膜脱离；B. 黄斑OCT可见黄斑区浆液性脱离

第5节　视网膜色素变性

视网膜色素变性（retinitis pigmentosa，RP）是一组以进行性光感受器细胞和色素上皮功能障碍为共同表现的遗传性退行性病变。RP多于少年起病，逐渐加重，至中老年视力完全丧失。RP通常双眼受累，遗传方式包括性连锁隐性遗传、常染色体隐性遗传等多种方式。我国大部分患者散发。

1. 发病机制　具体机制不明，与基因异常有关。

2. 临床表现　通常最早出现夜盲，随病情进展，夜盲逐渐加重，视野逐渐缩小。典型病例眼底表现为RP三联征[视盘蜡黄色萎缩、视网膜血管（动脉为主）纤细、周边视网膜骨细胞样色素沉着并逐渐扩大]。玻璃体可伴或不伴轻度混浊，常并发晶状体后囊下混浊。不典型病例眼底病变可局限在局部，甚至无骨细胞样色素沉着，但周边视网膜和色素上皮萎缩（图9-10）。ERG检查早期表现为波幅下降，以a波下降为主，晚期a波、b波均受影响，表现为熄灭型。ERG异常通常早于患者自觉症状和眼底改变。

3. 治疗　既往RP无特殊治疗方法，如出现并发性白内障、黄斑水肿可对症治疗。美国食品药品监督管理局（FDA）已经批准*RPE*65基因治疗药物Luxturna用于*RPE*65基因缺失导致的遗传性RP。此外，聚焦于光遗传学的基因治疗正处于临床试验中（如PIONEER研究），因此，要鼓励患者保持积极的心态，携手等待RP能够治愈的一天。

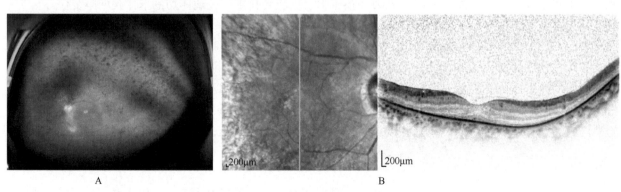

图9-10　视网膜色素变性患者

A. 眼底拍照可见视盘蜡黄色萎缩、视网膜血管（动脉为主）纤细、周边视网膜骨细胞样色素沉着；B. 黄斑OCT检查可见外层视网膜萎缩

案例 10-1

患者，男，40 岁，无明显诱因下出现左眼眼痛、视力下降 1 周余，偶伴左眼眼球转动痛。眼科检查：矫正视力右眼 1.0，左眼 0.1；眼压右眼 14.5mmHg，左眼 15.8mmHg。裂隙灯检查：双眼角膜透明，前房深清，晶状体透明，左眼瞳孔对光反射迟钝，Marcus-Gunn 瞳孔（＋）。眼底检查：右眼视盘界清色红，杯/盘比约为 0.3，左眼视盘全周充血、水肿，边界模糊，双眼视网膜平伏，黄斑中心凹反光存在。既往否认高血压、糖尿病等病史，无不良嗜好。

问题：1. 患者目前最可能的诊断是什么？为确诊需要进一步做哪些检查？

2. 需要与哪些疾病鉴别？

3. 如何进行治疗？

第 1 节　眼眶蜂窝织炎

眼眶是一对底向前方开放的骨性锥形腔，与颅腔及鼻窦关系密切，其内壁与筛窦、下壁与上颌窦、内上方与额窦、上壁与前颅窝相邻。眶壁和眶尖的各个裂、孔、管与颅腔、鼻窦相通，局部的某些疾病可互相影响。

眼眶蜂窝织炎（orbital cellulitis）是指由病原微生物所致的眶内软组织的急性炎症，属于眼眶特异性炎症，发病急剧，严重者可因波及海绵窦而危及生命。

（一）病因

眼眶蜂窝织炎多见于眼眶周围组织感染灶的蔓延，常见来源为鼻窦炎，其中最常见的为筛窦炎和全鼻窦炎。细菌感染是最常见的，病原体多为金黄色葡萄球菌、溶血性链球菌，儿童以流感嗜血杆菌多见。不太常见的病因有眼科手术如斜视手术、眼睑成形术、视网膜手术，眼眶外伤合并骨折或异物，泪囊炎，牙齿、中耳、面部感染，黏液囊肿的感染侵入眼眶等。

（二）临床表现

临床症状严重，病变初期表现为眼球突出、眼睑高度水肿、球结膜充血、眼球转动痛，严重者球结膜突出于睑裂之外，睑裂闭合不全，出现暴露性角膜炎或角膜溃疡；眼球运动障碍甚至固定，出现复视；如炎症进一步发展，可出现瞳孔对光反射减弱，视力下降；眼底可见视网膜静脉扩张，视网膜水肿、渗出；患者有明显疼痛，通常伴有发热、恶心、呕吐、头痛等全身中毒症状，如感染经眼上静脉蔓延至海绵窦可引起海绵窦血栓，出现中枢神经症状如烦躁不安、谵妄、昏迷、惊厥和脉搏减慢，可危及生命。

眼眶 CT、MRI 检查是必要的，可诊断眼眶蜂窝织炎及其并发症，影像上可见眼外肌炎症、脂肪聚集、眼球向前移位，通常可发现鼻窦炎的证据，最常见的为筛窦炎，此时眶内最严重的炎症反应位于筛窦附近。影像学扫描还可发现眼眶蜂窝织炎的并发症——骨膜下脓肿和眼眶脓肿，CT上表现为低密度聚集。当怀疑海绵窦血栓形成时，应进行静脉造影术。

（三）治疗

诊断明确者应立即给予全身足量抗生素，可首先使用广谱抗生素控制感染。对于疑似或确诊眼眶蜂窝织炎患者在使用抗生素前建议进行血液培养，对于伴有急性细菌性鼻窦炎的患者，在接受耳鼻喉科内镜检查时观察到的任何脓性引流物均需进行培养。对于无并发症的眼眶蜂窝织炎患者，建议持续使用抗生素直至所有症状消失，一般需2～3周；对于有严重筛窦炎或鼻窦骨破坏的患者，建议抗生素维持更长时间（＞4周）。对于常规方案抗生素治疗效果不佳的患者需手术活检，以进一步明确病原体，同时排除眼眶炎症的非感染性因素。对于放射学确诊的较大脓肿（直径10mm），建议手术引流。在抗生素使用同时，不推荐常规使用糖皮质激素。

第 2 节　视网膜母细胞瘤

视网膜母细胞瘤（retinoblastoma）是小儿最常见的眼内恶性肿瘤。95%的病例在5岁之前发病。新生儿视网膜母细胞瘤的发生率为1/20 000～1/15 000。我国每年新增患者约1100例，且84%为眼内期晚期高风险患者。

（一）病因

约40%的病例为双侧或多灶遗传型，其特征为存在*RB*1基因种系突变，多灶视网膜母细胞瘤的基因突变来源于父辈先证者，也可来源于新的种系突变，为常染色体显性遗传，发病早，易发生其他部位原发性第二肿瘤。约60%的病例为单侧或单灶型，其中90%为非遗传性，约15%的单侧型病例携带种系突变。

（二）临床表现

3岁以下儿童的视网膜母细胞瘤表现为白瞳症（leukocoria），俗称"猫眼"。其他常见的症状包括斜视、眼球震颤、眼睛红肿，较少见的表现包括角膜混浊、无菌性眼眶蜂窝织炎、虹膜红变、青光眼等。肿瘤转移的患儿可能出现厌食症、体重减轻、恶心、呕吐、头痛、神经功能障碍、眼眶肿块等。

视网膜母细胞瘤早期的典型表现为单发或多灶性、边界清晰、半透明的视网膜内肿块，随着病情进展，肿块颜色变得粉红，可出现以下三种主要生长模式。①外生型：肿瘤在视网膜下垂直生长，向视网膜下间隙扩张，常导致渗出性视网膜脱离。②内生型：肿瘤垂直向玻璃体腔生长，肿瘤破裂进入玻璃体腔后造成玻璃体混浊，如肿瘤细胞进入前房，可导致假性前房积脓。肿瘤组织在眼内的自发性坏死可导致严重的炎症反应，表现为假性眼内炎。③弥漫浸润型：肿瘤保持在视网膜内生长，伪装成视网膜炎，由于眼底缺血可引起虹膜新生血管。此种生长模式最不常见，多倾向于在年龄较大、单侧发病的儿童中出现。

肿瘤组织可穿破巩膜侵及眼球外或眶内，出现眼球表面肿块或眼球突出等。肿瘤细胞亦可沿视神经向颅内转移，还可经淋巴管向附近淋巴结及通过血液循环向全身转移，导致死亡。

特殊病例可出现：①"三侧"视网膜母细胞瘤，是指同时存在双眼视网膜母细胞瘤和不同期颅内肿瘤的联合疾病，占所有双眼母细胞瘤的10%以下。大多数颅内肿瘤为松果体区松果体母细胞瘤（PNET），其中20%～25%的肿瘤位于蝶鞍上或蝶鞍旁，这些肿瘤既不是转移性的，也不是局部扩散的，而是独立的原发肿瘤。②遗传型视网膜母细胞瘤若干年后发生其他部位原发性恶性肿瘤，如骨肉瘤、纤维肉瘤，称为第二恶性肿瘤。③视网膜母细胞瘤自发消退或伴发良性视网膜母细胞瘤。

（三）辅助检查

1. 超声检查 B超显示肿块内的强回声钙化灶提示为视网膜母细胞瘤。

2. OCT 可作为视网膜母细胞瘤筛查和诊断的有效工具，可监测到检眼镜下不可见的小肿瘤，常用于治疗期间和治疗后的监测。

3. CT 多用于初诊时，可发现眼内高密度肿块，肿块内钙化灶、视神经增粗，视神经孔扩大等，CT检查对于眶骨受侵更敏感。

4. MRI 特征性表现为肿瘤在T1加权像高信号强度，T2加权像低信号强度，MRI不能显示钙化。

5. 基因检测 有条件可行二代测序检测外周血及肿瘤内*RB*1基因突变检测。

（四）分类

视网膜母细胞瘤的分类目前最常用的为眼内视网膜母细胞瘤国际分类（2005）和美国癌症联合委员会第8版TNM分期（2017）。

（五）治疗

儿童视网膜母细胞瘤的治疗和管理需由多学科团队完成，治疗视网膜母细胞瘤的目的是根除疾病、挽救生命，在不危及生命的情况下保留眼球，尽可能保留视力，预防晚期后遗症。

儿童视网膜母细胞瘤有多种治疗选择，一线治疗方案包括全身化疗、经眼动脉介入化学疗法、冷冻疗法、激光消融、^{125}I近距离放射疗法、眼球摘除术。初始治疗的选择取决于肿瘤的大小、位置、单/双眼受累情况；玻璃体或视网膜下肿瘤的存在与否，患者年龄，视觉预后等。采用上述两种分类系统进行评估，用于描述疾病的范围和评估挽救眼球的可能性。

第3节　视神经病

一、视神经炎

视神经炎泛指视神经的炎性脱髓鞘、感染、非特异性炎症等疾病。根据病变损害的部位不同，分为球内段的视盘炎及球后段的视神经炎。

（一）病因

1. 炎性脱髓鞘 为最常见的病因，系某些因素引起机体自身免疫进而产生自身免疫抗体攻击视神经的髓鞘，导致髓鞘脱失而致病。例如，特发性脱髓鞘性视神经炎和视神经脊髓炎相关性视神经炎。

2. 感染 局部和全身的感染均可累及视神经而导致感染性视神经炎。

3. 自身免疫性疾病 如系统性红斑狼疮、Wegener肉芽肿、Behcet病、干燥综合征、结节病等均可引起视神经的非特异性炎症。

（二）临床表现

急性脱髓鞘性视神经炎患者表现为突发的、进行性的视力下降，急性或亚急性起病，如视力下降进展超过1周或4周内病情无恢复，需进一步寻找其他潜在病因。脱髓鞘性视神经炎患者多单眼受累，儿童可为双眼受累，伴有视神经脊髓炎的患者多双眼同时或相继受累。90%以上的患者有眼内或眼周轻度疼痛，眼球转动时加重。

检查发现患者视功能从轻微视野缺损到严重的中心视力丧失不等，同时有色觉和对比敏感度损害。患者的视野丧失可为弥漫性或局灶性（视神经纤维束缺损、中心凹或旁中心凹暗点、偏盲），上下型视野缺损少见。几乎所有单侧视神经炎患者有相对性瞳孔传入障碍。眼底检查可见球后视神经炎患者视盘表现正常，视盘炎患者视盘肿胀。视神经炎视盘肿胀表现为视乳头抬高、视盘充血、视盘边界模糊、神经纤维层水肿，视盘出血不常见。色觉丧失和视力丧失不成比例是视神经炎所特有的。

（三）辅助检查

1. 视野检查　可出现各种类型损害，较典型的为中心暗点或视野向心性缩小。

2. 视觉诱发电位　可表现为P_{100}波潜伏期延长、振幅降低。

3. 磁共振成像　头颅MRI对早期诊断多发性硬化、选择治疗方案及患者的预后判断有参考意义，脂肪抑制序列MRI可显示受累视神经信号增粗、强化，对于鉴别视神经病变如视神经肿瘤、眼眶炎性假瘤、视神经结节病等有重要意义。

4. 血清视神经脊髓炎抗体检测　对于复发性患者建议检测血清视神经脊髓炎抗体（AQP4抗体和MOG抗体）。

（四）治疗

对于视神经炎的治疗目前主张针对病因进行治疗，最大程度挽救视功能，同时防止或减轻、延缓进一步发生的神经系统损害。

1. 特发性脱髓鞘性视神经炎　尽管部分患者可自愈，但糖皮质激素治疗可快速恢复视功能并降低复发率。推荐用法：甲泼尼龙静脉滴注1g/d共3天后改口服泼尼松片1mg/（kg·d），共11天，减量为20mg×1天，10mg×2天后停用。

2. 视神经脊髓炎相关性视神经炎　首选甲泼尼龙静脉滴注1g/d共3天后改为口服泼尼松片1mg/（kg·d），并逐渐减量，序贯治疗应维持不少于4～6个月，并酌情选择免疫抑制剂减少复发。

3. 感染性和自身免疫性视神经炎　针对病因请相关科室会诊，进行正规的糖皮质激素治疗，自身免疫性视神经炎通常需联合免疫抑制剂治疗。

二、视盘水肿

视盘水肿（papilledema）是视盘的一种充血水肿隆起状态。视神经外面的3层鞘膜分别与颅内的3层鞘膜相连续，颅内压可经脑脊液传至视神经处。通常眼压高于颅内压，一旦此平衡破坏可引起视盘水肿。成人正常脑脊液压力为100～180mmH$_2$O。

（一）病因

颅内压增高的机制包括颅内占位（如肿瘤、血肿），脑水肿（如急性缺氧缺血性脑病、大面积脑梗死、严重外伤性脑损伤），脑脊液分泌增多（如脉络丛乳头状瘤），脑脊液吸收减少（如细菌性脑膜炎后蛛网膜肉芽粘连），梗阻性脑积水，静脉流出阻塞（如静脉窦血栓形成、颈静脉压迫、颈部手术），特发性颅内高压（假脑瘤）等。

（二）临床表现

头痛是颅内压增高的主要症状，特征为平卧时加重、清晨明显，恶心、呕吐也是颅内压升高的常见表现，另一个典型症状是由单侧或双侧直肌麻痹引起的水平复视，尤其是展神经在颅内压升高时最易受影响。

颅内压增高所致视盘水肿大多双眼发病，但可以不对称。眼底表现根据Miller等的分期可分为四期。①早期：视力正常，无视觉异常症状，表现为视乳头轻度充血和隆起，视盘边界模糊，盘周神经纤维层肿胀，首先累及鼻侧，其次为上方、下方及颞侧，主干静脉搏动消失，但需注意20%正常人无自发静脉搏动；②发展完全期：一眼或双眼持续数秒的短暂视物模糊，常发生在直立时，视盘充血加重、隆起、边缘模糊，跨越视盘的小血管被遮盖，静脉充盈暗红，视盘周围可见火焰状出血，伴有棉絮斑，可有不对称性黄斑星芒状渗出；③慢性期：出血和棉絮斑逐渐吸收，视盘充血减轻，生理性视杯消失，视盘表面可见硬性渗出物；④萎缩期：继发性视神经萎缩，视盘肿胀消退，视盘色泽灰白，视网膜小动脉变细窄伴白鞘，神经纤维层大片萎缩，部分患者有黄斑区色素紊乱及脉络膜褶皱，视力明显下降。

视野检查：生理盲点扩大而周围视野正常，但严重视盘水肿或发展至视神经萎缩时，可有中心视力下降及周边视野缩窄，特别是鼻下方。

（三）诊断

典型视盘水肿诊断并不困难。病因诊断常常需结合头颅或眼眶CT或MRI检查，或请神经科医生会诊。若CT及MRI结果不能解释视盘水肿原因，必要时应行腰椎穿刺检查。

（四）治疗

针对原发病因进行治疗。

三、视神经萎缩

视神经萎缩（optic atrophy）指任何疾病引起的视网膜神经节细胞及其轴突发生的病变，一般为发生于视网膜至外侧膝状体之间的神经节细胞轴突变性。

（一）病因

1. 颅内压升高或颅内炎症　引起视神经、视交叉及视束病变，如视盘水肿晚期、结核性脑膜炎。

2. 视网膜病变　包括血管性（视网膜中央动脉、静脉阻塞）、炎症（视网膜脉络膜炎）、变性（视网膜色素变性）。

3. 视神经病变　包括血管性（缺血性视神经病变）、炎症（视神经炎）、中毒性、梅毒性、青光眼性视神经病变。

4. 压迫性病变　眶内肿瘤及出血、颅内肿瘤。

5. 外伤性病变　如颅脑或眶部外伤。

6. 代谢性疾病　如糖尿病。

7. 遗传性疾病　如莱伯（Leber）病。

8. 营养性　如维生素B缺乏。

（二）临床表现

主要症状有视功能减退、视野缩小等。

1. 原发性　视盘色淡或苍白，边界清楚，视杯可见筛孔。

2. 继发性　视盘色淡、晦暗，边界模糊不清，生理凹陷消失，视网膜动脉变细，血管伴有白鞘。

（三）治疗

积极治疗原发疾病，对于已经发生的萎缩，目前尚无特效疗法。

第11章
屈光不正、老视、斜视与弱视

📋 **案例 11-1**

患者，女，5 岁。发现看书时双眼向内偏斜 2 年，左眼偏斜多见。否认其他疾病史。眼科检查：视力右眼 0.5，左眼 0.3。眼球检查未见解剖异常。角膜映光法检查：+15°。交替遮盖：双眼均内→正中。眼球运动：各诊断眼位未见异常。1% 阿托品眼膏散瞳后眼位正位。验光结果：右眼 +5.00DS/+1.00DC×90°=0.7，左眼 +6.00DS/+1.00DC×90°=0.4。配镜处方：右镜 +4.25DS/+0.50DC×90° 左镜 +5.25DS/+0.50DC×90°。2 个月后复查，戴镜正位。

问题：患者目前可能的诊断有哪些？

第 1 节　眼的屈光与调节

一、眼 的 屈 光

眼是以光作为适宜刺激的器官，因此，从光学角度看，人眼是复合的精密光学系统。眼的光学系统又称屈光介质，由外向里依次是角膜、房水、晶状体、玻璃体。

当光从一种介质进入另一种折射率不同的介质时，光线将在界面发生偏折，这种现象在眼视光学中称为屈光（refraction）。外界物体通过眼的屈光介质聚焦在视网膜上，是人们获得清晰视觉的前提。

眼的屈光力即眼对光线的屈折能力，常用屈光度（D）表示，即焦距（f）的倒数。正常人眼球在静止状态下，角膜的屈光力约为 +43D，晶状体的屈光力约为 +19D。

二、眼 的 调 节

调节是指人眼为看清近物而改变屈光力的能力。正视眼视远处目标时（5m 以上），睫状肌处于松弛状态，晶状体悬韧带保持一定的张力，牵引晶状体，使其形状相对扁平；当视近处目标时，环形睫状肌收缩，睫状冠所形成的环随之缩小，晶状体悬韧带松弛，晶状体借自身弹性而变凸，屈光力增大，保证近处物体清晰成像在视网膜上，人眼看清近物。调节主要引起晶状体前表面的曲率增加从而眼的屈光力增强。调节力也以屈光度为单位。如一正视眼阅读 40cm 处的目标，则此时所需的调节力为 1/0.4m=2.50D。

产生调节的同时会引起双眼内转，该现象称为集合。调节越大，集合越大。调节时还会引起瞳孔缩小。因此，调节、集合和瞳孔缩小，被称为眼的三联动现象，又称近反应。

人眼所能产生的最大调节力称为调节幅度（amplitude of accommodation，AMP）。调节幅度与年龄紧密相关：儿童和青少年调节幅度大，随着年龄增长，调节幅度将逐渐减小而出现老视。

第2节 屈光不正

当人眼调节放松时，外界的平行光线（一般认为来自5m以外）经过眼的屈光系统后，聚焦在视网膜黄斑中心凹处，形成清晰的像，这种屈光状态称为正视（emmetropia）。正视的临床诊断标准为–0.25D～+0.50D。

屈光不正（ametropia）是指人眼在调节放松时，外界的平行光线经过眼的屈光系统后，不能在视网膜黄斑中心凹处清晰聚焦成像。屈光不正包括近视、远视和散光。

一、近 视

近视（myopia）是指人眼在调节放松时，外界的平行光线经过眼的屈光系统后，聚焦在视网膜之前的屈光状态（图11-1）。

（一）病因

近视的发生受遗传和环境等多因素的综合影响，目前，发病机制仍未明确。

1. 遗传因素 近视具有一定的遗传倾向，尤其是高度近视。

2. 环境因素 常见的有长时间近距离用眼、光线过强或过弱、长时间使用手机等电子产品、阅读物不清晰或对比度差、晃动的用眼环境等。儿童、青少年正在生长发育中，更易受环境影响发生近视，从而成为近视高发的年龄段。

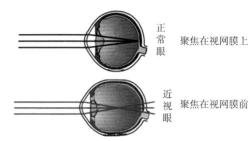

图11-1 近视眼成像示意图

3. 其他因素 偏好甜食和碳酸饮料、微量元素缺乏、验光配镜不当、眼调节功能异常、睡眠不足等。

（二）分类

1. 按近视度数分类 可分为：①轻度近视，≥–3.00D；②中度近视，–3.25D～–6.00D；③高度近视，<–6.00D。

2. 按屈光成分分类 可分为：①屈光性近视，眼轴长度在正常范围，而屈光介质的曲率过大或屈光指数增高，使眼的屈光力超出正常范围；②轴性近视，眼轴长度超出正常范围，而眼的屈光力正常。

3. 按病程分类 可分为：①单纯性近视，指随生长发育而进行性加深的近视，度数多在–6.00D以内，用合适的镜片即可将视力矫正至正常；②病理性近视，指成年后近视度数仍进行性加深，并伴有眼轴增长和眼部病理改变。近视度数多超过–6.00D。

（三）临床表现

1. 远视力下降，近视力一般正常。

2. 视疲劳 散光或屈光参差者更易视疲劳。

3. 外隐斜或外斜视 近距离工作时，近视患者不使用或很少使用调节，集合作用减弱。

4. 眼球改变 眼球前后径增长，眼球前突。豹纹状眼底、视盘弧形斑、视盘变形、玻璃体液化及后脱离、后巩膜葡萄肿、视网膜周边变性、视网膜脱离、视网膜下新生血管、白内障、青光眼等。这些改变，高度近视患者更易发生。

（四）治疗

1. 非手术矫正 ①框架眼镜：负透镜矫正，原则是最好视力最低度数；②角膜接触镜：软镜、硬性角膜接触镜、角膜塑形镜均可矫正近视。

2. 手术矫正　属于选择性手术，包括角膜屈光手术、眼内屈光手术（即人工晶状体植入）、巩膜屈光手术。前两种手术建议＞18周岁、近视度数稳定2年及以上（每年增加＜0.50D）、有手术愿望、眼部和全身无手术禁忌者进行。

链接

角膜屈光手术

1. 准分子激光角膜表面切削术（PRK）是眼科最早应用激光矫治视力的手术方法。该手术是采用波长为193nm的氟化氩（ArF）准分子激光照射角膜，致其表面组织分子键被打断，分离成小片并汽化分解，达到切削组织、重塑角膜屈光力的目的。角膜中央被削薄，得到佩戴凹透镜的效果；角膜周边被削薄，可形成佩戴凸透镜的效果。

2. 飞秒激光小切口角膜基质透镜取出术（SMILE）是我国当前主要手术方法之一。利用飞秒激光在角膜基质层内扫描出透镜后表面和透镜前表面，然后制作边切口，将透镜从边切口中取出。该术式舒适度较高。

二、远　视

远视（hyperopia）是指人眼在调节放松时，外界的平行光线经过眼的屈光系统后，聚焦在视网膜之后的屈光状态（图11-2）。

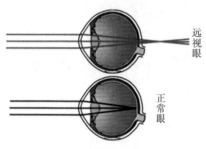

图11-2　远视眼成像示意图

（一）病因

本质上是眼轴短或眼球屈光力较小。

1. 生理因素　生理性眼轴短。在出生时，人眼轴约为16mm，随着年龄的增长，眼轴逐渐接近成人的24mm。所以婴幼儿几乎都有远视，称为生理性远视。

2. 病理因素　①病理性眼轴短：见于眼内或眼眶肿瘤、视网膜脱离等；②眼球屈光度变小：见于扁平角膜、无晶状体眼等。

（二）分类

1. 按远视度数分类　可分为：①轻度远视，≤+3.00D；②中度远视，+3.25D～+5.00D；③高度远视，＞+5.00D。

2. 按屈光成分分类　可分为：①屈光性远视，眼轴长度在正常范围，眼的屈光力低于正常；②轴性远视，眼轴较短，而眼的屈光力正常。

（三）临床表现

1. 视力　与远视程度有关。轻度远视：远、近视力均正常；中度远视：远视力可正常，但近视力因不能被调节力所代偿而下降；高度远视：远、近视力均不能被调节所代偿，故都不正常。

2. 视疲劳　远视患者因过多地使用调节，致使其出现头痛、头晕、眼部酸胀等症状。

3. 内隐斜或内斜视　远视患者看远看近均需要调节，易发生调节和集合联动失调。

4. 眼球改变　眼球前后径相对短，眼球小，可有浅前房、窄房角，易发生闭角型青光眼。眼底可有假性视盘炎表现：视盘小、色红、边缘不清、稍隆起等。

（四）治疗

1. 正透镜矫正　矫正原则：轻度远视无症状和体征者可不需矫正，若有视疲劳或内斜视，即使度数较低也应配镜矫正。中度及以上远视者应配镜矫正。

2. 手术治疗　可考虑屈光手术矫正。

三、散　　光

散光是指由于眼球在不同子午线上屈光力不同，平行光线通过眼的屈光系统后，不能形成一个焦点的屈光状态。平行光线经过规则散光眼可以形成两条焦线和最小弥散斑（图11-3）。

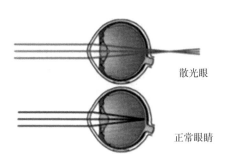

散光眼

正常眼睛

图11-3　散光眼成像示意图

（一）病因

散光主要是屈光介质在视轴上的不对称排列和屈光指数的异常改变等引起。

1. 曲率因素　①生理性因素：正常人出生后一般会有顺规散光，随着年龄的增长，又逐渐变为逆规散光；②病理性因素：圆锥角膜、眼内肿瘤、大的睑板腺囊肿等可以影响角膜曲率导致散光。

2. 屈光介质异常　①位置异常：如晶状体脱位或半脱位；②屈光能力改变：屈光介质的曲率或折射率改变，如白内障或糖尿病患者的散光。

（二）分类

1. 规则散光　是指最大屈光力与最小屈光力的主子午线相互垂直的散光状态。根据其两条主子午线聚焦与视网膜的位置关系分为5种类型。

（1）单纯近视散光　一条主子午线上的像聚焦在视网膜上，与其垂直的另一条主子午线上的像聚焦在视网膜之前。

（2）单纯远视散光　一条主子午线上的像聚焦在视网膜上，与其垂直的另一条主子午线上的像聚焦在视网膜之后。

（3）复合近视散光　两条互相垂直的主子午线上的像均聚焦在视网膜之前，但聚焦位置前后不同。

（4）复合远视散光　两条互相垂直的主子午线上的像均聚焦在视网膜之后，但聚焦位置前后不同。

（5）混合散光　一主子午线上的像聚焦在视网膜之前，与之垂直的另一主子午线上的像聚焦在视网膜之后。

2. 不规则散光　是指眼球各子午线的屈光力不同和（或）在同一子午线上各部分屈光力也不相同，不能形成前后两条焦线和最小弥散斑的散光状态。常见于圆锥角膜、角膜瘢痕等。

（三）临床表现

主要有视力下降和视疲劳，部分患者伴有视物重影、视物变形、近距离工作不能持久等。

（四）治疗

1. 规则性散光　①框架眼镜矫正：可使用柱镜、环曲面镜片；②角膜接触镜矫正：可用普通软镜或硬性角膜接触镜；③屈光手术。

2. 不规则性散光　因难以测量和矫正，一般不使用框架眼镜。建议选择硬性角膜接触镜、屈光手术等方法进行校正。

四、屈 光 参 差

屈光参差（anisometropia）是指双眼屈光度数不对称的状态，一般定义为双眼等效球镜度数差别超过1.00D。

（一）病因

1. 发育因素　双眼眼轴发育不一致可引起。

2. 遗传因素　屈光参差受遗传因素影响，具体发病机制尚不明确。

3. 其他　外伤、手术或某些眼病也可引起，如眼球穿通伤或严重化学伤后、白内障摘除术后等。

（二）临床表现

1. 视疲劳　屈光参差患者在保持融合功能或融合困难时，容易出现头晕、视物模糊等视疲劳症状。

2. 弱视　在视觉发育期内的屈光参差患者，可因不用或主动抑制屈光不正严重的眼而导致该眼弱视，双眼单视被破坏而无立体视。

3. 交叠视力　部分患者看远看近分别使用左右眼，常见于屈光参差≥2.50D的患者。

（三）治疗

屈光参差＜2.50D的患者可试用框架眼镜矫正，若屈光参差≥2.50D，框架眼镜矫正多因不等像而出现融像困难，建议选择角膜接触镜。屈光参差患者也可选择屈光手术治疗。

第3节　老　视

老视（presbyopia）是指随着年龄的增长，晶状体弹性降低，睫状肌和晶状体悬韧带功能减弱，眼的调节能力随之下降，从而引起视近困难的现象，俗称老花。老视是生理性调节力衰退，不属于屈光不正，也不属于疾病。

（一）影响因素

1. 年龄　随年龄增加，调节力下降，大部分人在40～45岁以后老视开始出现。

2. 屈光不正　裸眼状态下老视的出现时间依次为：远视眼、正视眼、近视眼。无论是佩戴框架还是接触镜远视眼总是比近视眼更早出现老视。戴框架眼镜的近视患者，因镜眼距减少了调节需求，老视要比戴角膜接触镜的近视患者出现得晚。远视眼则相反，戴框架眼镜要比戴角膜接触镜更早出现老视。

3. 用眼方式　近距离精细工作者比远距离工作者更容易较早出现老视。

4. 身体素质　身材较高者因手臂较长，即工作距离较远，因此比身材较矮者出现老视晚。

5. 地理位置　赤道附近因温度较高，晶状体老化加速，老视出现较早。

6. 药物　胰岛素、抗精神病药、抗组胺药、利尿药等可影响睫状肌，使老视出现较早。

（二）临床表现

老视的表现因人而异，主要有以下表现。

1. 近距离工作或阅读困难　早期表现为由注视远距离物体突然转向近距离物体时，会有视物不清，需要一段时间才可以看清；阅读小字体困难；不自觉将阅读物拿远观看等。

2. 阅读需要更强的照明　光线明亮，瞳孔缩小，景深增加，文字之间对比度增加，利于近距离阅读。

3. 视近物不能持久，容易出现眼胀、头痛等视疲劳症状。

（三）治疗

1. 框架眼镜附加正镜矫正　可选择单光镜、双光镜、渐变多焦点眼镜。

2. 角膜接触镜矫正。

3. 屈光手术矫正。

第4节　斜　视

斜视是指一眼注视某一目标时，另一眼的视线偏离该目标的状态。根据眼球运动及斜视角有无变化分为共同性斜视和非共同性斜视。

一、共同性斜视

共同性斜视的主要特征是眼球各方向运动没有限制，斜视角不因注视方向的改变而变化，两眼分别注视时的斜视角相等（第一斜视角＝第二斜视角）。

> **链接**
>
> **斜　视　角**
>
> 第一斜视角：健眼（主视眼）注视目标时，斜眼的偏斜度。
>
> 第二斜视角：斜眼注视目标时，健眼的偏斜度。

（一）病因

1. 解剖因素　眼外肌、眼眶发育异常。

2. 融合功能　双眼融像功能下降或丧失时出现斜视。

3. 调节因素　人眼产生调节的同时会引起集合，远视眼患者过多使用调节可引起集合过度，发生内斜视；近视眼患者看近物不需要调节，可以集合不足出现外斜视。

（二）临床表现

1. 眼位偏斜，但眼球向各个方向运动正常。

2. 两眼分别做主视眼向各方向注视时，斜视角相等，即第一斜视角＝第二斜视角。

3. 经常偏斜的眼睛，因长期处于被抑制状态，可形成弱视。

（三）治疗

1. 验光配镜，矫正屈光不正。注意远视患者和幼儿需要睫状肌麻痹后验光。

2. 弱视患者尽早进行弱视训练。

3. 进行眼外肌手术，矫正斜视。

二、非共同性斜视

非共同性斜视的主要特征是眼球运动在某一方向或某些方向有障碍，斜视角随注视方向的变化而改变，第二斜视角＞第一斜视角。

（一）病因

所有影响眼外肌的神经支配、血管供应或眼外肌收缩的因素，如神经系统疾病，眼部外伤，颅内血管病、炎症或肿瘤，代谢或内分泌疾病等均可影响支配眼外肌的神经或眼外肌本身收缩，而发生非共同性斜视。

（二）临床表现

1. 眼位偏斜，眼球某方向运动受限。

2. 两眼分别做主视眼向各方向注视时，斜视角不等，第二斜视角＞第一斜视角。

3. 有代偿头位，表现为面部转向、颏部上仰或内收、头部转向。

4. 复视。

（三）治疗

1. 尽量查明原因，病因治疗，给予神经营养药。

2. 对病因清楚、病情稳定6个月后仍有斜视者，可考虑手术治疗。手术以矫正正前方和前下方眼位、恢复双眼视功能为主。

3.小度数斜视可三棱镜矫正。

第5节　弱　视

弱视是视觉发育期内由于异常视觉经验（单眼斜视、屈光参差、高度屈光不正及形觉剥夺）引起的单眼或双眼最佳矫正视力低于同龄人正常下限，眼部检查无器质性病变。另外，两眼最佳矫正视力相差两行及以上者，较差的一眼亦为弱视。

一、弱视的发病机制

弱视的发病机制较为复杂，目前公认是双眼异常的相互作用和形觉剥夺两种机制的结果。

二、分　类

（一）斜视性弱视

斜视性弱视见于单眼恒定性斜视，因眼位偏斜引起异常的双眼相互作用，斜视眼黄斑中心凹的物像被大脑抑制，以保证优势眼的注视，最终导致斜视眼最佳矫正视力下降。交替性斜视因双眼黄斑中心凹的物像都有被大脑选择的机会，一般不发生弱视。

（二）屈光参差性弱视

因存在屈光参差，双眼黄斑形成的物像大小及清晰度不等，大脑自动抑制屈光度较大眼的像，导致该眼弱视。一般认为两眼远视球镜相差1.0D，柱镜相差1.5D，近视相差3.0D，屈光度较高的眼可能会形成弱视。

（三）屈光不正性弱视

屈光不正性弱视常发生于未矫正的高度屈光不正患者，如高度远视或散光、部分高度近视。常为双侧性，两眼最佳矫正视力相等或相近。一般认为远视≥5.00D，散光≥2.00D，近视≤-10.00D会增加产生弱视的危险。

（四）形觉剥夺性弱视

形觉剥夺性弱视常见于有屈光介质混浊的儿童，如先天性白内障、角膜混浊，也见于单眼先天性上睑下垂、医源性眼睑缝合或遮盖等情况。由于形觉刺激不足，黄斑无法形成清晰物像而产生弱视。这种弱视最严重，治疗最棘手，尤其是单眼弱视者。婴幼儿即便短暂地遮盖单眼也可能引起剥夺性弱视，故在视觉发育关键期应避免不恰当的遮盖。

三、弱视的治疗

弱视一旦确诊，应立即治疗，若年龄超过视觉发育的敏感期，弱视治疗将变得非常困难。弱视发病越早，治疗越晚，疗效越差。

弱视治疗的基本原则是消除形觉剥夺的原因、矫正在视觉上有意义的屈光不正、促进弱视眼的使用。如早期治疗先天性白内障或先天性完全性上睑下垂等；精确配镜提高视力；遮盖优势眼，强迫弱视眼使用，进行弱视训练等。

眼外伤是指各种机械性、物理性、化学性因素作用于眼部，造成眼的结构和功能损害的一类疾病。因眼组织结构和损伤修复的自身特殊性，眼外伤往往导致不同程度视力下降，甚至失明。目前眼外伤是临床上引起单眼失明的首要原因。

眼外伤按致伤原因可分为机械性眼外伤和非机械性眼外伤，前者包括异物伤、钝挫伤、穿通伤等，后者包括化学伤、热烧伤、辐射伤等。

案例 12-1

患者，男，34 岁。车削钢件时铁屑崩入右眼 3 小时。自觉右眼痛，视物不清，无头痛、恶心、呕吐。既往体健。眼部检查：右眼视力指数 /40cm，结膜混合充血，3 点区角巩膜缘可见一长约 8mm 线状全层伤口，前房积血。瞳孔不圆，眼底窥不入。左眼未见异常。

问题：1. 该患者可能的初步诊断是什么？

2. 为明确诊断还需要进行哪些检查？

第 1 节　眼异物伤

眼异物伤临床比较常见。异物按性质可分为金属与非金属两类，金属异物包括磁性与非磁性两种，非金属异物包括玻璃、碎石、植物性异物（如木刺、竹签等）和动物性异物（如毛、刺等）等。根据异物存留的部位可分为眼球外异物和眼球内异物（又称眼内异物）。

一、眼球外异物

眼球外异物以角结膜异物最为多见。常见异物有灰尘、铁屑、煤屑等。患眼有明显刺激症状，如异物感、刺痛、畏光、流泪、眼睑痉挛等。结膜异物常隐藏于睑板下沟、穹隆部及半月皱襞。角膜铁质异物易形成锈斑（图 12-1），动植物性异物易引起感染。

角结膜异物一般在表面麻醉下取出。结膜异物和角膜浅层异物可采用无菌湿棉签擦除或生理盐水冲洗；较深的角膜异物需用无菌注射器针头剔除；铁质异物如有锈斑，应尽量一次刮除干净；角膜多个异物且层次不同时，应分批分期取出，先取暴露的浅层异物，深层异物暂不处理；异物较大、部分穿透角膜进入前房者，应在手术显微镜下摘除，必要时缝合伤口。异物取出时注意无菌操作，异物取出后抗生素眼液滴眼，预防感染。

二、眼内异物

眼内异物可严重危害视力，敲击金属物是最常见的受伤方式，另外，爆炸伤和交通事故时细小、高速物体飞入眼部也可引起。任

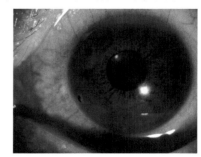

图 12-1　角膜异物

何开放性眼部和眼眶外伤，均应排除眼内异物。眼内异物发生时患眼剧烈疼痛、畏光、流泪、视力障碍甚至失明。检查常见眼部穿通伤存在，屈光间质透明时，可在裂隙灯显微镜下或检眼镜下检查异物，必要时前房角镜或三面镜检查，影像学检查如X线、CT、B超、MRI等可帮助明确异物存在及其位置。

眼内异物一旦确诊，即应尽早手术取出，以重建眼部结构和恢复伤眼视功能。

链接

铁质沉着症

铁质沉着症是指铁质异物进入眼内，与玻璃体或眼内组织接触，会形成强力氧化剂，如羟自由基、超氧自由基和过氧化氢等，引起细胞膜损伤、脂质过氧化及酶失活，造成严重的结构与功能损害。光感受器和色素上皮细胞对铁质沉着最敏感，发生损害后，患者夜盲、向心性视野缺损甚至失明，可继发开角型青光眼。检查可见角膜基质铁锈色沉着、虹膜异色症、瞳孔扩大及反应迟钝、晶状体前棕色沉着、晶状体混浊、玻璃体混浊、周边视网膜色素增生、视网膜血管变窄、视盘色淡、萎缩等。

第2节 眼球钝挫伤

钝挫伤多由机械性钝力导致，砖石、拳头、球类、棍棒、跌撞、车祸、爆炸产生的冲击波等是其常见原因。因眼球不易压缩、内含液体，外伤发生时，除受力部位产生直接损伤外，还会存在多处间接损伤。

一、角膜挫伤

角膜挫伤因损伤程度不同，表现各异。

（一）角膜上皮擦伤

角膜上皮损伤后感觉神经末梢暴露，患眼剧烈疼痛、畏光、流泪、眼睑痉挛、伴视力减退，上皮脱落区荧光素着色，若感染发生，可引起角膜溃疡。可涂抗生素眼膏后包扎患眼，或用抗生素滴眼液及促进角膜上皮修复的滴眼液滴眼。

（二）角膜基质水肿

挫伤时角膜急剧内陷致角膜内皮、后弹力层破裂，表现为角膜基质增厚、水肿、混浊，后弹力层皱褶，可呈局限性。可用糖皮质激素滴眼液或高渗液如50%葡萄糖溶液滴眼，必要时用散瞳剂。

（三）角膜破裂

严重的钝挫伤可致角膜破裂，其表现及处理参考本章第3节"眼球穿通伤"内容。

二、虹膜睫状体挫伤

（一）外伤性虹膜睫状体炎

受伤眼疼痛、畏光、流泪，检查见睫状充血，房水混浊，角膜后沉着物形成，虹膜充血肿胀，瞳孔缩小等。治疗同虹膜睫状体炎。

（二）虹膜与瞳孔异常

因损伤部位和程度不同，可表现为：①瞳孔括约肌受损后的外伤性瞳孔散大、不圆、光反射迟钝或消失；②瞳孔缘撕裂或虹膜基质裂口；③虹膜根部离断，呈半月形缺损，瞳孔"D"字形或新月形改变。

治疗：外伤性瞳孔散大，轻者可恢复或部分恢复，重者不能恢复，强光下可佩戴有色眼镜；瞳孔缘或基质裂口及小而无症状的虹膜根部离断无须处理；大的虹膜根部离断特别是有复视症状的，需要手术治疗，如瞳孔成形术、虹膜缝合术。

（三）调节麻痹

睫状肌或支配神经受损时，会有调节麻痹，表现为近视力障碍，可佩戴眼镜矫正近视力。

（四）前房积血

前房积血多为虹膜、睫状体血管撕裂引起。患者表现为不同程度视力下降，严重者仅有光感。少量出血仅见房水中有红细胞；较多出血时，前房可见积血液平面；严重出血时，前房充满血液，角膜可出现水肿。前房出血可继发青光眼，导致角膜血染、角膜中央基质层棕黄色盘状混浊等。

积血发生时，应包扎双眼，半卧位休息；适当应用止血药、糖皮质激素滴眼液等。眼压高时，须及时应用降眼压药物；有虹膜炎症反应时，可用散瞳剂。少量积血可自行吸收；大量积血吸收慢，或伴有眼压升高、降压效果不理想者，可考虑前房冲洗术或凝血块清除术，以防高眼压引起视神经损伤和角膜血染。

（五）前房角后退

前房角后退是由挫伤引起虹膜根部向后移位。表现为前房角加深加宽，前房角后退。这时小梁网受损，房水排出受阻，可产生继发性青光眼。

治疗：早期滴用糖皮质激素滴眼液和非甾体抗炎药可以减轻前房角炎症和水肿。眼压增高者药物降压，药物无效时，应及时进行抗青光眼手术。

（六）外伤性低眼压

外伤性低眼压是由挫伤致睫状体分离引起。表现为视力下降、视物变形，检查见眼压低，前房浅，视盘水肿，视网膜静脉扩张，黄斑水肿等。长期低眼压可导致黄斑和视神经的永久性损害。

治疗：早期1%阿托品滴眼液散瞳，口服泼尼松。药物无效时，可进行睫状体缝合术。

三、晶状体挫伤

（一）晶状体脱位或半脱位

晶状体脱位或半脱位是由晶状体悬韧带部分或全部断离引起。

部分断离时，晶状体向断离的对侧移位，即半脱位。患眼有视力下降或单眼复视。散瞳后在瞳孔区可见部分晶状体赤道部，因部分虹膜失去晶状体的支撑，可有虹膜震颤，单眼复视，原有的散光发生变化或出现散光。全部断离时，晶状体可向前脱入前房或嵌入瞳孔区，引起角膜内皮损伤和继发性青光眼；向后可脱入玻璃体，表现为视力减退、前房加深、虹膜震颤、高度远视等，一般不引起并发症。

治疗：半脱位者，无症状或症状轻微的，观察或保守治疗；有散光的，试用眼镜矫正。全脱位者，脱入前房或嵌于瞳孔的，须立即摘除晶状体；脱入玻璃体腔的，建议玻璃体切割术。

（二）外伤性白内障

挫伤直接或通过房水作用于晶状体，引起晶状体混浊。一般根据视力情况考虑是否行白内障手术。

四、玻璃体积血

挫伤引起睫状体、脉络膜、视网膜血管损伤，出血进入玻璃体内。表现为视力下降、红视等，检查见玻璃体混浊或积血。多量积血机化易形成增生性玻璃体视网膜病变，引起视网膜脱离或继发青光眼。

早期应用止血剂和促进玻璃体积血吸收药物，若3个月后积血仍不吸收或伴有视网膜脱离者，应尽早行玻璃体切割术。

五、脉络膜挫伤

脉络膜挫伤可表现为脉络膜破裂与出血。多见于后极部和视盘周围，弧形，凹面朝向视盘。受伤早期破裂处被出血掩盖，出血吸收后，露出黄白色瘢痕。病变累及黄斑者视力受损严重。目前无有效治疗方法。

六、视网膜震荡与挫伤

挫伤作用于眼球，可在对应的后极部视网膜上产生对冲力量，造成视网膜血管渗透性增加、局部缺氧和水肿，表现为视网膜灰白色混浊，视力下降。严重者可发生视网膜出血。3～4周后视网膜水肿逐渐消退，眼底和视力恢复较好，属于视网膜震荡；光感受器、视网膜外层严重损伤者，水肿消退后，出现黄斑色素紊乱、视力明显减退，属于视网膜挫伤。眼底血管造影和视觉电生理检查可以鉴别诊断并判断预后。

治疗：早期应用大剂量糖皮质激素，可减轻水肿引起的损害。神经营养药、血管扩张药、维生素类药物等的疗效尚未肯定。出血者可给予止血药物。

第3节　眼球穿通伤

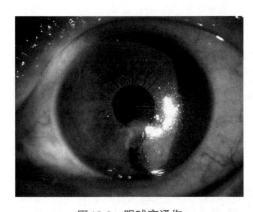

图12-2　眼球穿通伤

眼球穿通伤是由锐器刺入或高速飞行的异物碎片击穿眼球壁引起，其中以金属碎片、刀、剪刺伤者多见。预后取决于损伤的部位、范围与严重程度、是否获得及时正确治疗、有无感染等并发症发生等因素。

一、临床表现

伤眼剧烈疼痛、畏光、流泪、不同程度视力下降甚至丧失。查体可见眼压降低、球壁伤口存在、前房变浅或消失、前房积血、瞳孔变形、虹膜等眼内容组织脱出或嵌顿、晶状体可有混浊或皮质外溢、玻璃体积血甚至视网膜脱离等（图12-2）。

二、治　　疗

治疗原则：积极缝合伤口，以恢复眼球解剖结构的完整性，防治感染等并发症发生，必要时行二期手术。

1. 初期伤口处理　角膜伤口小而对合整齐、无眼内组织嵌顿、前房深度正常时，可不缝合，包扎即可；若伤口大于3mm或伤口欠规则、闭合不全或对合不好时，应显微镜下严密缝合以形成前房。伤口有虹膜、睫状体、脉络膜或视网膜等组织嵌顿者，若受伤时间短且无明显污染或感染，应用抗生素溶液反复冲洗后还纳入眼内，否则应予以剪除。脱出的晶状体、玻璃体应彻底清除。

2. 术后感染防治　局部及全身应用抗生素、糖皮质激素，肌内注射破伤风抗毒素，应用散瞳药等。

3. 二期手术　初期伤口处理后1～2周，处理外伤性白内障、玻璃体积血、眼内异物或视网膜脱离等。

4. 并发症处理　眼球穿通伤并发症较多，处理相当复杂。外伤性虹膜睫状体炎者，局部滴用糖皮质激素滴眼液及扩瞳药等；感染性眼内炎症者，局部和全身应用大剂量抗生素和糖皮质激素，玻璃体腔药物注射，严重感染者需行玻璃体切割术及玻璃体内药物灌注等；交感性眼炎按葡萄膜炎治疗；增生性玻璃体视网膜病变，应及时行玻璃体视网膜手术。

第4节 眼球破裂

严重的钝挫伤使眼球横径极度扩张，导致眼球破裂。破裂部位常见于角巩膜缘，也可见于眼外肌下或后部巩膜。

一、临床表现

患眼视力急骤减退至光感或无光感，眼压多降低，球结膜下出血及血肿、角膜变形、前房及玻璃体积血、眼内容物脱出、眼球运动在破裂方向上受限等。B超或CT检查可显示眼环变形或眼环连续性中断，眼球体积缩小，眼内结构受损等，提示眼球破裂存在。

二、治 疗

仔细检查球壁裂口，尽可能对位缝合，尽量保留眼球，术后应用破伤风抗毒素、抗生素、糖皮质激素，预防感染及交感性眼炎。1～2周行玻璃体手术，大部分患者可保留眼球外形甚至部分视力。可疑眼球破裂者，应行清创探查术，以防漏诊。除非眼球结构完全破坏，无法缝合，且患眼已无光感，一般不应做初期眼球摘除术。

第5节 酸碱化学伤和辐射伤

一、酸碱化学伤

酸碱化学伤是临床常见的化学性眼外伤，常发生于化工厂、实验室及施工场所。酸可使组织蛋白凝固变性，凝固后的蛋白起屏障作用，可阻止酸向深部组织渗透，故酸烧伤相对较轻；碱性物质可溶解脂肪和蛋白质，与组织接触后会很快渗透至组织深层，故碱烧伤后果更严重。

（一）临床表现

酸碱化学伤均有不同程度的疼痛、畏光、流泪、眼睑痉挛及视力下降。依据组织的损伤程度，分为轻、中、重三度。

1. **轻度** 多由弱酸或低浓度弱碱引起。检查见眼睑皮肤潮红，结膜轻度充血水肿，角膜上皮水肿或点状脱落，角膜基质层可有水肿。一般数日后水肿消退，上皮修复，不留瘢痕，视力不受影响。

2. **中度** 多由强酸或低浓度碱引起。检查见眼睑皮肤水疱或糜烂，结膜充血水肿、部分缺血坏死，角膜上皮广泛剥脱，角膜水肿混浊。治愈后留有瘢痕，影响视力。

3. **重度** 多由强碱引起。检查见结膜广泛缺血坏死，呈灰白色混浊，角膜瓷白色混浊，眼内不能窥入（图12-3）。可发生角膜溃疡或穿孔、葡萄膜炎、继发青光眼、并发白内

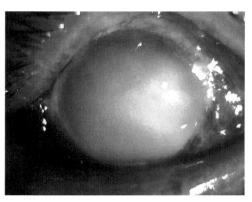

图12-3 眼部酸碱化学伤

障等。后期可发生角膜白斑、粘连性角膜白斑、睑球粘连、角膜葡萄肿、眼球萎缩等并发症，最终可导致视功能或眼球丧失。

（二）急救和治疗

1. 急救 立即脱离致伤物，争分夺秒，就地取材，尽量选择干净水源，用流水充分冲洗眼部，至少30分钟以上。冲洗时，需翻转眼睑、转动眼球、充分暴露结膜穹隆部，以利于彻底冲洗出结膜囊的化学物质。就医后，根据情况可再次冲洗，并进行结膜囊检查排除结膜囊异物，必要时前房穿刺及冲洗，以减轻眼内组织损伤。

2. 后续治疗

（1）早期治疗 局部或全身应用抗生素预防感染，应用维生素C促进胶原合成，酌情使用糖皮质激素和非甾体抗炎药物，以抑制炎症反应和新生血管形成，局部用1%阿托品散瞳以防止虹膜粘连，用5%半胱氨酸滴眼液抑制胶原酶，防止角膜穿孔，石灰烧伤者局部滴用0.5%依地酸二钠滴眼液等。伤后2周有角膜溶解变薄者，需手术干预，如全角膜板层移植、羊膜移植或口腔黏膜移植等。为防止睑球粘连，可安放隔膜，或每次换药玻璃棒充分分离睑球粘连处。

（2）晚期治疗 主要针对并发症，如睑外翻矫正术、角膜移植术、抗青光眼手术等。

二、辐 射 伤

辐射伤指电磁波谱中各种射线引起的损害，如可见光、红外线、紫外线、微波、X线、γ射线、中子束、质子束等。

（一）可见光损伤

可见光主要通过热效应和光化学效应引起视网膜炎症和瘢痕，造成暂时性或永久性视力损害。常见于日光防护不当、不合格激光笔误伤，如观察日食不当引发日光性视网膜病变。患者在观看光线后出现不同程度视力下降，可降至0.1~0.08，可有中心暗点、视物变形和头痛。轻者在3~6个月后可以恢复或部分恢复，重者不易恢复。在强光下佩戴有色眼镜，做好预防是关键。

（二）紫外线损伤

紫外线损伤又称电光性眼炎或雪盲，常发生于使用电焊或长时间在高原、雪地、水面停留时，眼部未做防护的人员。紫外线通过光化学效应可使角膜上皮组织蛋白凝固变性、坏死脱落。一般在照射后3~12小时发作，表现为强烈的异物感、刺痛、畏光、流泪、眼睑痉挛、结膜充血、角膜上皮点状剥脱。不发生感染者，一般24小时后症状减轻或痊愈。另外，年龄相关性白内障、年龄相关性黄斑变性和翼状胬肉也与紫外线照射有关。

治疗主要是减轻疼痛，预防感染。冷敷、局部滴表面麻醉剂可缓解疼痛，涂抗生素眼膏后包眼，滴用促进上皮修复药物。佩戴防护面罩或眼镜可预防本病发生。

（三）离子辐射性损伤

离子辐射性损伤指由X线、γ射线、中子束、质子束等引起的眼部损伤，如放射性白内障、角膜炎、虹膜睫状体炎、放射性视网膜病变或视神经病变等。本病重在预防，如使用不同厚度的铅屏障。

一、盲和视力损害标准

防盲治盲是眼科学的重要组成部分，确定盲和低视力损伤标准对于做好防盲治盲工作十分重要。我国于1987年制定了我国的低视力及盲的标准（表13-1），以最佳矫正视力来衡量。世界卫生组织在2018年的《国际疾病分类》第11次修订本中以日常生活视力作为判定依据，将视力损害分为两组，即远视力损害和近视力损害（表13-2）。

表13-1　我国低视力及盲的标准（1987年）		
类别	级别	最佳矫正视力（双眼中较好眼）
盲	1级	<0.02至无光感；或视野半径<5°
	2级	≥0.02～<0.05；或视野半径<10°
低视力	1级	≥0.05～0.1
	2级	≥0.1～<0.3

表13-2　新的视力损害标准（国际疾病分类标准，世界卫生组织，2018）			
类别	级别	日常生活视力	
		视力低于	视力等于或优于
远视力损害	轻度	0.5	0.3
	中度	0.3	0.1
	重度	0.1	0.05
	盲	0.05	
近视力损害	距离40cm的近距离视敏度低于N6或M.08		

二、视力损害的主要原因

2019年世界卫生组织发布了《世界视力报告》，报告显示全球至少有22亿人视力受损或失明，其中至少10亿人的视力损伤问题本可预防或尚待解决。全球范围内，视力损害的主要病因是未经矫正的屈光不正、白内障、年龄相关性黄斑变性、青光眼、糖尿病性视网膜病变、角膜混浊、沙眼等。

三、几种主要致盲眼病的防治

1. 白内障　仍是致盲的主要原因，估计目前全世界有接近3000万白内障盲人。我国每年新增白内障盲人约40多万人，随着人们平均寿命的不断增加，白内障患病率也会越来越高。手术是治疗白内障的唯一手段，我国目前白内障手术率达到了每百万人群中完成手术近3000例。但仍有很多不发达地区缺少白内障手术医师，手术效率低，造成大量白内障盲人不能得到及时的治疗。

2. 青光眼　为不可逆致盲性眼病。防治重点是早期发现，早期治疗。特别是对原发性开角型青光眼，会在不知不觉中致盲。积极开展科普宣传及定期对高危人群筛查是早期发现、预防青光眼致盲的重要措施。

3. 眼底病 人口老龄化加剧、快节奏的工作和生活、不良的饮食习惯等会促进眼底病如年龄相关性黄斑变性、糖尿病视网膜病变的发生率上升，由于眼底病基本为不可逆性致盲性眼病，早期发现、早期治疗就显得尤为重要，防控的主要手段包括健康科普和定期眼底检查。

4. 儿童盲 引起儿童盲的主要原因有维生素A缺乏、新生儿眼炎、沙眼、先天性或遗传性疾病和早产儿视网膜病变。大部分儿童盲是可以预防的，做好各年龄段婴幼儿的眼部筛查工作，针对不同原因进行针对性预防和治疗，通过遗传咨询及优生优育预防先天性眼病的发生。

第 2 篇
耳鼻咽喉头颈外科学

第 14 章

耳鼻咽喉气管支气管食管的应用解剖与生理

第 1 节　耳的应用解剖与生理

一、耳的应用解剖

耳分外为外耳、中耳、内耳（图14-1）。

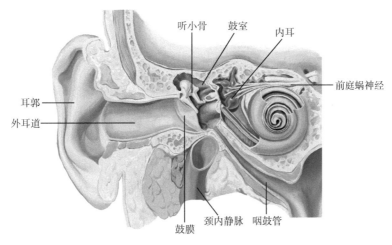

图14-1　外、中、内耳关系示意图

听小骨　鼓室　内耳　前庭蜗神经　耳郭　外耳道　鼓膜　颈内静脉　咽鼓管

（一）外耳

1. 耳郭（auricle）　主要由软骨支架被覆软骨膜和皮肤构成。耳郭分前（外）面和后（内）面，前面凹凸不平，后面稍膨隆（图14-2）。

2. 外耳道（external acoustic meatus）　起自外耳道口，止于鼓膜。外1/3为软骨部，内2/3为骨部。软骨部皮肤富有皮脂腺、耵聍腺和毛囊，是耳疖的好发部位，骨部外耳道中部较狭窄，为狭部，外耳道异物常嵌顿于此。

3. 耳的神经、血管　外耳的神经主要来源于三叉神经的耳颞支、迷走神经的耳支、颈丛神经的耳大神经和枕小神经，以及来自面神经和舌咽神经的分支。血液来源于颈外动脉的颞浅动脉、耳后动脉和上颌动脉。

（二）中耳

中耳由鼓室、鼓窦、咽鼓管和乳突构成。

1. 鼓室　为颞骨内不规则的含气腔。鼓膜紧张部上缘平面以上部分为上鼓室，紧张部下缘平面以下部分为下鼓室，上、下鼓室之间为中鼓室。

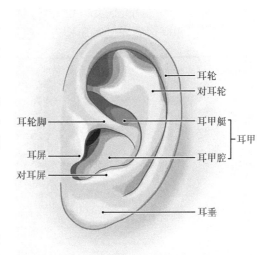

图14-2　耳郭表面标志

耳轮　对耳轮　耳轮脚　耳甲艇　耳甲　耳屏　耳甲腔　对耳屏　耳垂

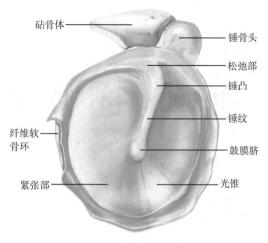

砧骨体

锤骨头

松弛部

锤凸

锤纹

纤维软
骨环

鼓膜脐

紧张部

光锥

图14-3　鼓膜示意图

（1）鼓室壁　有外、内、前、后、上、下6个壁。

外壁：主要为鼓膜（tympanic membrane）占据，鼓膜高约9mm，宽约8mm，厚约0.1mm，为浅漏斗状、椭圆形、半透明的薄膜（图14-3）。临床上常将鼓膜沿锤骨柄作一假想直线，另经鼓膜脐部作一与其垂直相交的直线，将鼓膜分为前上、前下、后上、后下4个象限。

内壁：是内耳的外壁，鼓岬在内壁中央膨凸，系耳蜗底周所在处，前庭窗（又名卵圆窗）位于鼓岬后上方，蜗窗（又名圆窗）位于鼓岬后下方，前庭窗上方是面神经的水平部管凸，外半规管凸位于面神经管凸后上方。

前壁：上部有两口，上有鼓膜张肌半管的开口，下有咽鼓管半管的鼓室口。下部和颈内动脉以极薄的骨片相隔。

后壁：为乳突壁，上部有鼓窦入口，是上鼓室和鼓窦相通之处，鼓窦入口底部为砧骨窝，容纳砧骨短脚。

上壁：与颅中窝的大脑颞叶分隔，又称鼓室盖。

下壁：为薄骨板，将下鼓室与颈静脉球分隔。

（2）鼓室内容：①鼓室内有人体最小的3块小骨（锤骨、砧骨和镫骨）相连接而形成的听骨链。锤骨柄连接鼓膜，镫骨足板借环韧带连接于前庭窗。②鼓室内有两条肌肉，即鼓膜张肌和镫骨肌。鼓膜张肌收缩时，牵拉锤骨柄增加鼓膜张力，以免鼓膜震破或伤及内耳。镫骨肌收缩时，牵拉镫骨小头以减少内耳压力。

2. 鼓窦（tympanic antrum）　为鼓室后上方的大含气腔，前方通向上鼓室，向后下连通乳突气房，向上以鼓窦盖与颅中窝相隔。

3. 乳突（mastoid process）　出生时未发育，2岁以后由鼓窦向乳突部逐渐发展，最后形成似蜂窝样、大小不同、相互连通的气房，后壁借骨板与乙状窦和颅后窝相隔。

4. 咽鼓管（pharyngotympanic tube）　是连接鼓室和鼻咽部的通道，鼓室口起于鼓室前壁，向内、下、前方斜行，止于鼻咽侧壁的咽鼓管咽口。当张口、吞咽、呵欠时，咽口开放，保持鼓室内外气压平衡。婴幼儿咽鼓管较成人的短、宽、直（水平），故易患中耳炎。

（三）内耳

内耳（internal ear）又名迷路（labyrinth），包括膜迷路和骨迷路两部分。膜迷路位于骨迷路之内，骨迷路与膜迷路之间充满外淋巴，膜迷路含有内淋巴。内、外淋巴互不相通。

1. 骨迷路　由致密的骨质构成，包括前庭、半规管和耳蜗（图14-4）。

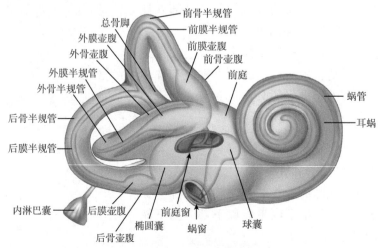

总骨脚

外膜壶腹

外骨壶腹

外膜半规管

外骨半规管

后骨半规管

后膜半规管

内淋巴囊

后膜壶腹

后骨壶腹

椭圆囊

前骨半规管

前膜半规管

前膜壶腹

前骨壶腹

前庭

蜗管

耳蜗

前庭窗

蜗窗

球囊

图14-4　内耳示意图

（1）前庭（vestibule） 位于耳蜗和半规管之间，略呈椭圆形，后上部与3个骨半规管的5个开口相通，其外壁即鼓室内壁的一部分，有前庭窗为镫骨足板所封闭。

（2）骨半规管（bony semicircular canals） 位于前庭的后上方，3个呈弓状弯曲的骨管相互垂直、互为直角，依其所在部位分别称外（水平）、前（垂直）、后（垂直）半规管。每个半规管的两端均开口于前庭，其一端膨大，称壶腹。前半规管内端与后半规管上端合成一总脚通向前庭。因此，3个半规管共有5个孔通入前庭。

（3）耳蜗（cochlea） 位于前庭的前面，形似蜗牛壳，由中央的蜗轴和周围的骨蜗管构成。骨蜗管绕蜗轴旋转2.5～2.75周。骨蜗管被蜗管前庭膜和基膜分成上部的前庭阶、中间的中阶和下方的鼓阶。前庭阶和鼓阶内含外淋巴，通过蜗孔相通。中阶内充满内淋巴（图14-5）。

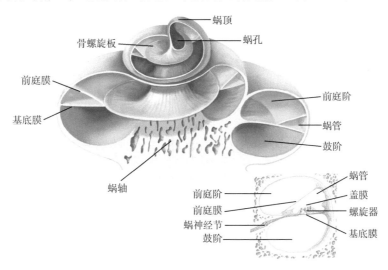

图14-5 耳蜗切面

2. 膜迷路（membranous labyrinth） 由椭圆囊、球囊、膜蜗管及膜半规管组成。各部相互连通，借纤维束固定于骨迷路内。位于基膜上的螺旋器又名Corti器，是听觉感受器的主要部分，椭圆囊和球囊内分别有位觉斑感受位觉。

二、耳的生理学

（一）听觉生理

声波通过气导（空气传导）和骨导（颅骨传导）传进内耳，再将神经冲动送至听觉中枢，通常以气导为主。

1. 气导 气导过程可简示如下（图14-6）。

2. 骨导 声波主要直接经颅骨振动途径，激动耳蜗的螺旋器而产生听觉，骨导听觉在耳聋性质鉴别诊断中意义重大，骨导曲线下降表明感音神经功能下降。

（二）平衡生理

人体维持平衡主要依靠前庭、视觉和本体感觉3个系统的协调作用来完成。其中前庭系统最为重要，前庭是特殊分化的感受器，主司感知头部位置及其变化。半规管主要感受正负角加速度的刺激，前庭中的球囊斑和椭圆囊斑主要感受正负直线加速度的刺激，并能感受头部运动及身体所在位置的情况，维持相应的平衡。内耳前庭感受器在调节身体平衡方面起着重要作用。

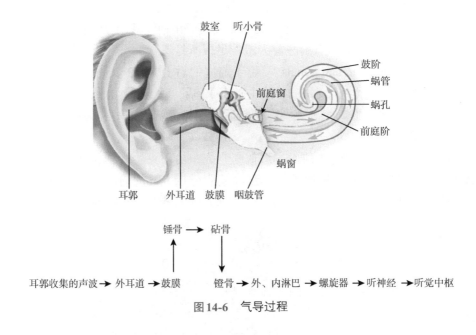

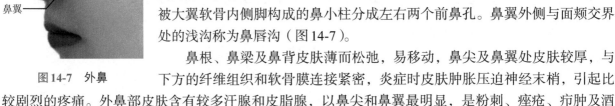

图 14-6 气导过程

第2节 鼻的应用解剖与生理

一、鼻的应用解剖

鼻（nose）由外鼻、鼻腔及鼻窦三部分组成。

（一）外鼻

1. 外鼻外部解剖 外鼻（external nose）由骨和软骨构成支架，外覆以软组织和皮肤，形似一个基底向下的三棱锥体，上窄下宽。前棱上端位于两眶之间，与额部相连，称为鼻根；向下为鼻梁；鼻梁下端为鼻尖；鼻梁的两侧为鼻背；鼻尖两侧的半圆形隆起称为鼻翼；三棱锥体的底部为鼻底；鼻底被大翼软骨内侧脚构成的鼻小柱分成左右两个前鼻孔。鼻翼外侧与面颊交界处的浅沟称为鼻唇沟（图 14-7）。

鼻根、鼻梁及鼻背皮肤薄而松弛，易移动，鼻尖及鼻翼处皮肤较厚，与下方的纤维组织和软骨膜连接紧密，炎症时皮肤肿胀压迫神经末梢，引起比较剧烈的疼痛。外鼻部皮肤含有较多汗腺和皮脂腺，以鼻尖和鼻翼最明显，是粉刺、痤疮、疖肿及酒渣鼻的好发部位。

图 14-7 外鼻

2. 外鼻骨性支架 外鼻以骨和软骨为支架（图 14-8），外覆皮肤和软组织。骨部支架上方为额骨的鼻部、鼻骨，两侧为上颌骨额突。鼻骨成对，其上缘、外侧缘和下缘分别与额骨、上颌骨额突、鼻外侧软骨上缘连接。鼻骨上端窄而厚，下端宽而薄，故临床上鼻骨骨折多数发生在下 2/3 处，如鼻骨下端发生内沉，可造成鞍鼻。

鼻骨下缘、上颌骨额突内缘和上颌骨腭突游离缘共同围成梨状孔（piriform aperture），鼻骨下缘为梨状孔的最高点，如果此处特别高耸，则称为驼峰鼻。

外鼻软骨支架主要由鼻外侧软骨（又名隔背软骨）和大翼软骨组成，大翼软骨呈马蹄形，外侧脚构成鼻翼支架，左右内侧脚夹住鼻中隔软骨前下缘构成鼻小柱支架。另有数目不等的小软骨，如籽状软骨的小翼软骨参与。各软骨借助于致密的结缔组织附着在梨状孔边缘，软骨之间也通过结缔组织连接，故该支架弹性很大，在普通外力作用下变形后可以恢复原形，不易导致局部畸形（图 14-8）。

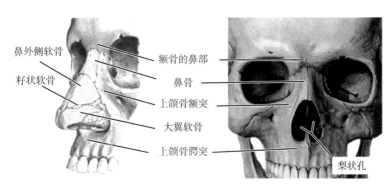

图14-8　外鼻骨架及软骨支架

3. 外鼻神经及脉管　感觉神经为三叉神经眼神经的末梢神经鼻睫神经和上颌神经的分支眶下神经所支配，以上颌神经为主。运动神经主要为面神经颊支，支配鼻部运动。

动脉：外鼻的动脉主要来自鼻背动脉、筛前动脉、额动脉、面动脉、上唇动脉、眶下动脉的分支。

静脉：外鼻的静脉分别经内眦静脉、面静脉汇入颈内静脉。但内眦静脉可经眼上、下静脉与海绵窦相通，面部静脉管内无瓣膜，血液可上下流通，故当鼻面部感染或疖肿时，切忌挤压，以免引起海绵窦血栓性静脉炎或其他颅内并发症（图14-9）。

危险三角区：为鼻根部、两唇角三点连线所构成的区域。

淋巴：外鼻的淋巴管汇集于下颌下淋巴结、耳前淋巴结和腮腺淋巴结。

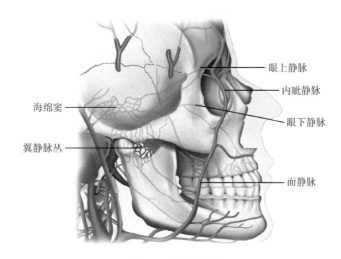

图14-9　外鼻血管

（二）鼻腔

鼻腔（nasal cavity）由鼻中隔分为左右各一，起自前鼻孔，经后鼻孔与鼻咽部相通。每侧鼻腔分为鼻前庭和固有鼻腔。

1. 鼻前庭（nasal vestibule）　起于前鼻孔止于鼻内孔（鼻阀），内衬皮肤，有鼻毛、皮脂腺和汗腺，易患疖肿。由于缺乏皮下组织，皮肤与软骨膜紧密黏合，故发生疖肿时疼痛较重。

前鼻孔由鼻翼的游离缘、鼻小柱和上唇围绕而成。

鼻内孔较前鼻孔狭小，为鼻腔最狭窄处，对鼻的呼吸功能有重要的影响。

2. 固有鼻腔　简称鼻腔，位于鼻内孔（鼻阀）与后鼻孔之间，由内、外、顶、底四壁组成。

（1）内侧壁　为鼻中隔（nasal septum），由骨部和软骨部构成。骨部为筛骨垂直板和犁骨，软骨部为鼻中隔软骨和下侧鼻软骨内侧脚。软骨膜和骨膜外面覆盖有黏膜（图14-10）。

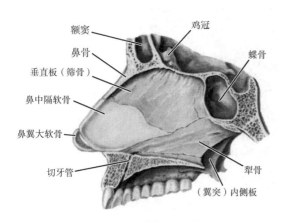

图 14-10　鼻软骨及骨

一凹陷称蝶筛隐窝，为蝶窦的开口处。

（2）外侧壁　由上颌骨、泪骨、下鼻甲骨、筛骨、腭骨垂直板及蝶骨翼突构成（图 14-11）。外侧壁有 3 个突出于鼻腔的呈阶梯状排列的骨性组织，分别为上鼻甲、中鼻甲、下鼻甲。下鼻甲为独立的骨质，中、上鼻甲为筛骨的一部分。上、中、下鼻甲大小依次缩小 1/3，前端的位置又依次后退 1/3。各鼻甲的外下方均有一裂隙样空间，依次称为上、中、下三鼻道，各鼻甲与鼻中隔之间的共同狭窄腔称总鼻道（图 14-11）。

上鼻甲及上鼻道：上鼻甲为各鼻甲中最小的，属于筛骨的一部分，位于鼻腔外侧壁后上方，有时仅为一黏膜皱襞。后组筛窦开口于上鼻道。上鼻甲后端后上方有

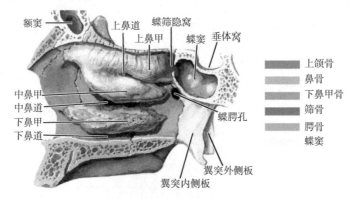

图 14-11　鼻腔外侧壁

中鼻甲及中鼻道：中鼻甲也属筛骨的一部分，分为垂直部及水平部，中鼻甲前端附着于筛窦顶壁和筛骨水平板连接处的前颅底，下端游离垂直向下。中鼻甲后部在向后延伸中，逐渐向外侧转向，附着在纸样板后部，并向上连接于前颅底，称为中鼻甲基板，是支撑和固定中鼻甲的一个重要结构。中鼻甲基板将筛窦分成前组筛窦和后组筛窦。

中鼻道位于中鼻甲之下外侧，为前组鼻窦的开口引流所在，其外侧壁上有两个隆起，前下为钩突，后上为筛泡（图 14-12）。在两个隆起之间有一半月状裂隙，称为半月裂。半月裂向前下和后上扩大呈漏斗状，名筛漏斗。筛漏斗以钩突为内界，筛泡为外界，向内经半月裂、中鼻道与鼻腔相通，前界为盲端，前上端为额隐窝，额窦引流口开放于此，其后为前组筛窦开口，最后为上颌窦开口。

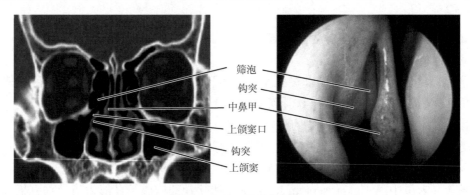

图 14-12　窦口鼻道复合体

窦口鼻道复合体（ostiomeatal complex，OMC）：中鼻甲、中鼻道及其附近的区域解剖结构的异常和病理改变与鼻窦炎的发病最为密切，这一区域称为窦口鼻道复合体。它是以筛漏斗为中心的附近区域，包括筛漏斗、钩突、筛泡、半月裂、中鼻道、中鼻甲、前组筛房、额窦口及上颌窦自然开口等一系列结构（图14-12）。

下鼻甲及下鼻道：下鼻甲骨为独立的水平状卷曲的薄骨，附着于上颌骨内侧壁和腭骨垂直板，其上缘中部的泪突与泪骨相连。上缘后部的筛突连接中鼻道钩突的尾端，共同参与上颌窦自然口和鼻囟门的构成。下鼻甲后端距咽鼓管咽口 1.0～1.5cm。

下鼻甲的外侧、附着部及鼻腔外侧壁之间为下鼻道。下鼻道呈穹隆状，其顶端有鼻泪管开口，距前鼻孔 3.0～3.5cm。距离下鼻甲前端 1～2cm 的下鼻道外侧壁骨质较薄，是上颌窦穿刺的最佳进针位置。

（3）顶壁　呈穹隆状，狭小，分为三段。前段倾斜上升，为额骨鼻部及鼻骨的背侧面；中段水平状，为筛板，筛板薄而脆，有嗅丝通过，在外伤或手术时易损伤，导致脑脊液鼻漏；后段倾斜向下，由蝶窦前壁构成。

（4）底壁　即硬腭的鼻腔面，与口腔相隔。前 3/4 由上颌骨腭突，后 1/4 由腭骨水平部组成。

（5）后鼻孔　是鼻腔与鼻咽部的通道，被鼻中隔分隔，左右各一。由蝶骨体下部（上）、翼突内侧板（外）、腭骨水平部后缘（下）和犁骨后缘（内）构成，外覆黏膜，在成人呈椭圆形，双侧后鼻孔经鼻咽部交通。

3. 鼻腔黏膜　黏膜起自鼻前庭内鳞状上皮与柱状上皮的过渡区（鼻阈处），向鼻腔内延伸，广泛分布于鼻腔各壁和鼻道，与鼻咽部、鼻窦和鼻泪管黏膜连续，按各部位组织学构造和生理功能不同，分为嗅区黏膜和呼吸区黏膜两部分。

（1）嗅区黏膜　分布在鼻腔顶中部的嗅裂区域。为假复层无纤毛柱状上皮，由支持细胞、基底细胞和嗅细胞组成。嗅细胞为具有嗅毛的双极神经细胞，顶部的树突呈棒状伸向细胞表面，末端膨大呈球状（嗅泡），并发出 10～30 根纤毛，感受嗅觉。基部伸出细长轴突，形成无髓鞘神经纤维，通过筛骨水平板进入颅内，止于嗅球。

（2）呼吸区黏膜　鼻腔前 1/3 自前向后的黏膜上皮为鳞状上皮、变移上皮、假复层柱状上皮，鼻腔后 2/3 为假复层纤毛柱状上皮，由纤毛细胞、柱状细胞、杯状细胞、基底细胞组成。

4. 鼻腔血管、淋巴和神经

（1）动脉　主要来自颈内动脉的分支眼动脉和颈外动脉的分支上颌动脉（图14-13）。

眼动脉：从颈内动脉分出走行在视神经管的下外方，入眶后分出筛前动脉和筛后动脉，分别穿过相应的筛前孔和筛后孔进入筛窦。筛前动脉供应前、中筛窦、额窦、鼻腔外侧壁和鼻中隔前上部，筛前动脉颅底附着处为额隐窝的后界，是鼻内镜额窦手术的重要解剖标志。筛后动脉供应后筛、鼻腔外侧壁和鼻中隔的后上部。

上颌动脉：在翼腭窝内分出蝶腭动脉、眶下动脉和腭大动脉供应鼻腔。其中蝶腭动脉是鼻腔的主要供血动脉。蝶腭动脉经蝶腭孔进入鼻腔，分成内侧支和外侧支。外侧支分成鼻后外侧动脉，进而分成下鼻甲支、中鼻甲支和上鼻甲支，供应鼻腔外侧壁后部、下部和鼻腔底。内侧支经蝶窦开口的前下方分成鼻后中隔动脉（鼻腭动脉），分布于鼻中隔后部和下部。

鼻后中隔动脉、筛前动脉、筛后动脉、上唇动脉和腭大动脉在鼻中隔前下部黏膜下相互吻合，形成动脉丛，称为利特尔动脉丛（Little plexus）。此处称为利特尔区（Little area），临床上大多数的鼻出血皆发源于此，故又称"易出血区"（图14-13）。

（2）静脉　鼻腔前部、后部和下部的静脉汇入颈内、外静脉，鼻腔上部静脉经眼静脉汇入海绵窦。鼻中隔前下部的静脉构成静脉丛，称为克氏静脉丛，为鼻部常见出血原因。

（3）淋巴　鼻腔前 1/3 的淋巴管与外鼻淋巴管相连，汇入耳前淋巴结、腮腺淋巴结及颌下淋巴结。鼻腔后 2/3 的淋巴汇入咽后淋巴结和颈深淋巴结上群。

（4）神经　鼻腔的神经包括三类，分别为嗅神经、感觉神经和自主神经。

1）嗅神经：分布于嗅区黏膜，嗅神经中枢突汇集成嗅丝，经筛孔到达嗅球。

2）感觉神经：为三叉神经的眼神经和上颌神经的分支。

眼神经：分出鼻睫神经，分成筛前神经和筛后神经，与同名动脉伴行，进入鼻腔分布于鼻中隔和鼻腔外侧壁前、上部。

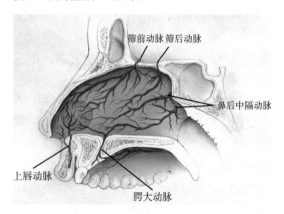

图14-13　鼻中隔易出血区

上颌神经：穿过或绕过蝶腭神经节后分出蝶腭神经，经蝶腭孔进入鼻腔分成鼻后上外侧支和鼻后上内侧支，分布于鼻腔外侧壁后部、鼻腔顶和鼻中隔。鼻后上内侧支有一较大的分支称为鼻腭神经（与鼻后中隔动脉伴行），斜行分布于鼻中隔上。

3）自主神经：主管鼻黏膜血管的舒缩，有交感神经和副交感神经。交感神经来自颈内动脉交感神经丛组成的岩深神经，副交感神经来自面神经分出的岩浅大神经，其在翼管内组成翼管神经，经蝶腭神经节后进入鼻腔。交感神经主管鼻黏膜血管收缩；副交感神经主管鼻黏膜血管扩张和腺体分泌。

（三）鼻窦

鼻窦（nasal sinuses）是鼻腔周围颅骨内的含气空腔，左右成对，共有4对。依其所在颅骨命名为上颌窦、筛窦、额窦及蝶窦。依窦口引流的位置，又将鼻窦分为前组鼻窦和后组鼻窦。前组鼻窦包括上颌窦、前组筛窦、额窦，窦内引流至中鼻道，后组鼻窦包括后组筛窦和蝶窦，后组筛窦引流至上鼻道，蝶窦引流至蝶筛隐窝。

1. 上颌窦　位于上颌骨内，为4对鼻窦中最大者，平均容积约13ml，有5个壁。

（1）前壁　中央薄而凹陷，称为尖牙窝，行上颌窦Caldwell-Luc手术时经此进入上颌窦腔。在尖牙窝上方，眶下缘之下，有眶下孔，眶下神经和同名血管通过此处。

（2）后外壁　与翼腭窝及颞下窝毗邻。

（3）内壁　即鼻腔外侧壁下部，此壁后上部有上颌窦窦口与中鼻道相通。内壁的后上方邻接后组筛窦。上颌窦窦口直径平均约2.8mm。

（4）上壁　为眼眶的底部，外伤引起的眶底爆折，常常导致眶内容物下垂到上颌窦内，引起眼球活动障碍、复视、眼球内陷。

（5）底壁　相当于上颌牙槽突，常低于鼻腔底部，为上颌突各骨壁中骨质最厚者，与上列第二尖牙及第一、二磨牙根部有密切关系，其牙根常与上颌窦腔仅由一层菲薄骨质相隔，有时直接埋藏于窦内黏膜之下，故牙根尖感染容易侵入窦内，引起牙源性上颌窦炎。

2. 额窦　位于额骨的内、外两层骨板之间，在筛窦的前上方，左右各一，有大约2%的额窦未发育。额窦在出生时还未形成，6个月～2岁开始向额骨中气化，20岁发展至成人形态。

额窦通过额窦口与额隐窝相通，额隐窝前为鼻丘气房，后为筛泡和泡上气房，内界和外侧界的构成根据钩突上端的附着而变化，钩突上端的附着方式也决定了额窦的引流，通过判断钩突上端的附着方式，可以寻找额窦口的位置。

3. 筛窦　位于鼻腔外上方筛骨内，是鼻腔外侧壁上部与眼眶之间、蝶窦之前、前颅底之下的蜂窝状气房结构，为4对鼻窦中解剖关系最复杂、变异最多、与毗邻器官联系最密切的解剖结构。筛窦被中鼻甲基板分为前组筛窦与后组筛窦。前组筛窦开口于中鼻道，后组筛窦开口于上鼻道。

外侧壁：筛窦的外侧壁为眼眶的内侧壁，由泪骨和纸样板组成。纸样板上缘与额骨连接处为额筛缝，相当于筛顶水平，从前向后依次为Dacron点、筛前动脉孔和筛后动脉孔。前组筛气房向眶上扩展可以形成眶上筛房。

内侧壁：筛窦内侧壁为鼻腔外侧壁的上部，附有上鼻甲和中鼻甲。

顶壁：内侧与筛骨水平板连接，外侧与眶顶延续，筛顶上方为前颅窝。筛顶与筛板连接处特别脆弱，在外伤和手术时易造成损伤而引起脑脊液鼻漏。筛板和筛顶连接处的下方为中鼻甲的颅底附着处。在鼻手术时，如果钳夹住中鼻甲反复摇动，则很容易损伤筛板。

下壁：为中鼻道上部结构，如筛泡、钩突、鼻丘气房等。前筛气房向眶下上颌窦口区形成眶下筛房（Haller气房）。

前壁：由额骨筛切迹、鼻骨迹和上颌骨额突组成。前组筛房向前扩展可以形成鼻丘气房（Agger nasi cell），是开放额窦的重要标志。

后壁：与蝶窦毗邻，后组筛窦变异极大，如果最后组筛窦气化到蝶窦区域称为蝶筛气房。此外，气化到蝶窦上外侧的，称为蝶上外侧筛房（Onodi气房），气化到蝶窦下外侧的称为蝶下外侧筛房（Jinfeng气房）。

4. 蝶窦　位于蝶骨体内，蝶窦在3岁开始发育，6岁大部分已发育。由于气化程度不一，大小和形态极不规则。蝶窦外侧壁结构复杂，与海绵窦、视神经管、颈内动脉毗邻。顶壁上方为颅中窝的底壁，呈鞍型，称为蝶鞍。蝶鞍上方为脑垂体。前壁参与构成鼻腔顶壁的后段和筛窦的后壁，上方有蝶窦开口开放到蝶筛隐窝。后壁：毗邻枕骨斜坡。下壁：为后鼻孔上缘和鼻咽顶，翼管神经位于下壁外侧的翼突根部。

二、鼻的生理学

鼻主要有呼吸、嗅觉、共鸣、反射等生理功能。

（一）呼吸功能

1. 鼻阻力的产生和生理意义　阻力是维持正常鼻通气的重要前提，鼻瓣区产生的鼻阻力为全部呼吸道阻力的40%～50%，其有助于吸气时形成胸腔气压，使肺泡扩张以增加气体交换面积，同时也使呼气时气体在肺泡内停留的时间延长，以留有足够的气体交换时间。因此，正常鼻阻力的存在对充分保护肺泡气体交换过程的完成是重要的。如果鼻腔阻力降低（如萎缩性鼻炎、下鼻甲过度切除），可出现肺功能下降；鼻腔阻力过大（如肥厚性鼻炎），也会造成鼻腔通气不足，影响呼吸和循环功能。

2. 鼻周期或称生理性鼻甲周期　正常人两侧下鼻甲黏膜内的容量血管呈交替性和规律性地收缩与扩张，表现为两侧鼻甲大小和鼻腔阻力呈相应的交替性改变，但左右两侧的鼻腔总阻力仍保持相对恒定，2～7小时出现一个周期，称为生理性鼻甲周期（physiologic turbinal cycle）或鼻周期（nasal cycle）。鼻周期对呼吸无明显影响，所以正常人常不自觉，但如果两侧鼻腔不对称（如鼻中隔偏曲），两侧在周期收缩阶段的最小阻力不相等，总阻力发生显著变化，出现周期性明显鼻塞。生理性鼻甲周期的生理意义在于促使睡眠时反复翻身，有助于解除睡眠的疲劳。

3. 温度调节作用　人体的温度与外界的温度不同，当吸入的气体温度太低，会对下呼吸道的黏膜造成大的伤害，鼻腔的作用就是将吸入鼻腔的外界空气调节到近似正常体温，以保护下呼吸道黏膜不受损害，这一功能多依赖于鼻腔广大而迂曲的黏膜和丰富的血液供应所维持。

4. 湿度调节作用　鼻黏膜中含有大量的腺体，在24小时呼吸期间分泌约1000ml液体，其中70%用以提高吸入空气的湿度，少部分向后流入咽部。常用口呼吸者，会出现口干舌燥。

5. 过滤及清洁作用　鼻前庭的鼻毛由四周伸向前鼻孔中央，对空气中较粗大的粉尘颗粒及细菌有阻挡和过滤作用。较小的尘埃颗粒吸入鼻腔后可随气流的紊流部分沉降，或随层流散落在鼻黏膜表面的黏液毯中，不能溶解的尘埃和细菌随鼻黏膜的纤毛摆动到达后鼻孔，进入咽腔，被吐出或咽下。

6. 黏膜纤毛系统的作用　人类鼻腔、鼻窦黏膜大部分为假复层柱状黏膜上皮，每个柱状上皮细胞有250～300根纤毛，长度5～7μm，平均直径0.3μm，每根纤毛朝鼻咽部方向摆动的频率大约为1000次/分钟。在纤毛的表面覆盖了一层黏液毯，黏液毯以每分钟5mm的速率形成自前向后的黏液波，这一现象对维持鼻腔正常清洁功能起到重要的作用。

空气中含有灰尘、细菌和真菌等，但吸入空气达到鼻腔后部时，几乎无细菌存在，说明鼻腔黏膜对吸入空气的清洁、防御作用非常重要。较粗颗粒被鼻毛阻挡，吸入鼻腔后也可被喷嚏反射所清除。较细的尘粒和细菌附着在黏液毯上，借助于上皮纤毛运动，向后排至鼻咽部，为鼻腔的第一道防御线。鼻黏液中含有"溶菌酶"，具有抑菌和溶解细菌的作用，加上白细胞的噬菌作用，成为鼻腔的第二道防御线。鼻腔的pH能影响溶菌酶的作用和纤毛运动，正常鼻腔分泌物的pH为5.6～6.5，溶菌酶在酸性环境中能保持最有效功能，这与鼻腔内细菌的存在与否有一定的关系。

（二）嗅觉功能

嗅觉功能主要依赖于鼻腔嗅区黏膜和嗅细胞，嗅觉起到识别、报警、增加食欲和影响情绪的作用。

（三）发声共鸣功能

鼻腔在发声时起共鸣作用，使得声音悦耳动听，鼻腔阻塞时出现闭塞性鼻音，腭裂时出现开放性鼻音，鼻音为语音形成的重要部分。

（四）鼻的反射功能

鼻腔内神经分布丰富，当鼻黏膜遭受到机械性、物理性或化学性刺激时，可引起广泛的呼吸和循环方面的反应。反应的程度取决于刺激的强度，程度从打喷嚏到呼吸心跳停止。鼻腔最重要的反射有鼻肺反射和喷嚏反射。鼻肺反射以鼻黏膜三叉神经为传入支，广泛分布于支气管平滑肌的迷走神经为传出支，以三叉神经核和迷走神经核为中枢核，形成反射弧。鼻肺反射是鼻部刺激核疾病引起支气管病变的原因之一。喷嚏反射的传入支为三叉神经，当鼻黏膜三叉神经末梢受到刺激时，发生一系列的反射动作，如深吸气，腭垂下降，舌根上抬，腹肌和膈肌剧烈收缩，声门突然开放，气体从鼻腔急速喷出，借以清除鼻腔中的异物和刺激物。

（五）鼻黏膜的其他功能

1.免疫功能　鼻黏膜是局部黏膜免疫系统的重要组成部分，黏膜内的免疫活性成分在上呼吸道黏膜防御方面起着重要的作用。鼻黏膜的上皮细胞（杯状细胞）、黏膜下腺体（浆液腺细胞、黏液腺细胞），分泌性细胞（浆细胞）不仅产生分泌物，且可由血管渗出血浆蛋白、或由细胞合成和分泌免疫物质，这些成为鼻黏膜免疫系统构成的基础。

2.吸收功能　人类鼻腔黏膜表面积约为$150cm^2$，呼吸区黏膜表层上皮细胞有许多微绒毛，可增加吸收的有效面积，鼻黏膜上皮下层有丰富毛细血管、静脉窦、动-静脉吻合支，以及淋巴毛细管交织成网，使吸收的药物可迅速进入血液循环。

3.排泄泪液功能　泪液通过泪小点、泪小管、泪总管、泪囊和鼻泪管到达下鼻道的顶部。

（六）鼻窦的其他生理功能

1.增加呼吸区黏膜面积，促进对吸入空气的加温加湿作用。

2.对声音的共鸣作用。

3.减轻头颅重量。

4.缓冲冲撞力，保护重要器官。

第3节　咽的应用解剖与生理

一、咽的应用解剖

咽（pharynx）是呼吸道和消化道的共同通道，上起颅底，下达第6颈椎下缘平面，后为颈椎，前方与鼻腔、口腔及喉相通，下端与食管相接，两侧与颈部大血管和神经毗邻。成人长约12cm，自上而下被分为三部分：鼻咽、口咽和喉咽（图14-14）。

1. 鼻咽（nasopharynx）　位于蝶骨体和枕骨基底部下方与软腭游离缘平面之间，前经后鼻孔通向鼻腔，后壁为第1、2颈椎。下方与口咽相通。两侧壁有咽鼓管圆枕、咽鼓管咽口及咽隐窝，咽隐窝是鼻咽癌的好发部位之一。顶后壁有腺样体附着，腺样体属于淋巴组织，表面呈橘瓣样，2～6岁时为增殖旺盛的时期，10岁以后逐渐萎缩。

2. 口咽（oropharynx）　位于软腭游离缘和会厌上缘平面之间。前经咽峡与口腔相通。咽峡是由腭垂、软腭游离缘、舌根及两侧腭舌弓与腭咽弓共同围成的环形狭窄部分。扁桃体左右各一，分别位于腭舌弓与腭咽弓形成的三角形窝内。腭咽弓与咽后壁之间有条索状淋巴组织，为咽侧索。口咽黏膜下及舌根上有较多淋巴组织（图14-15）。

3. 喉咽（laryngopharynx）　位于会厌上缘至环状软骨板下缘之间，上接口咽，下连食管，有会厌谷、梨状窝及环后隙三个重要的解剖结构。在舌根与会厌软骨之间的正中有舌会厌皱襞相联系。韧带两侧为会厌谷。两侧梨状窝之间有环后隙，其下方是食管入口。

咽壁由内至外有4层，即黏膜层、纤维层、肌肉层和外膜层。咽壁的肌肉主要为咽缩肌、咽提肌和腭帆肌组，司吞咽动作并参与咽鼓管咽口的正常开放。

咽的黏膜间隙由颈部筋膜构成，其中较重要的有咽后间隙及咽旁间隙。咽后间隙位于椎前筋膜和颊咽筋膜之间，上起颅底，下达上纵隔，中间有咽缝将此间隙分为左右两部分。扁桃体、口腔、鼻腔部、鼻咽、咽鼓管及鼓室等部位的淋巴引流于此；咽旁间隙位于咽后间隙的两侧，被茎突及其附着肌肉分为前、后两隙。前隙内有颈外动脉及静脉丛通过，后隙内有颈内动脉、颈内静脉、舌咽神经、迷走神经、舌下神经、副神经及交感神经干等穿过，另有颈深淋巴结上群位于此隙。

咽的淋巴组织非常丰富，较大淋巴组织团块呈环状排列，称咽淋巴环（图14-16）。腺样体、咽鼓管扁桃体、腭扁桃体、咽侧索、咽后壁淋巴滤泡及舌扁桃体构成内环。下颌角淋巴结、下颌下淋巴结、颏下淋巴结及咽后淋巴结构成外环。内、外环各自内部的淋巴组织相互通连，内环淋巴流向外环，互相之间均以淋巴管相通。

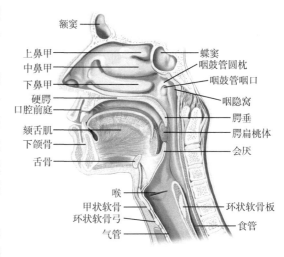

图14-14　咽的分部

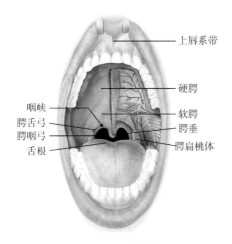

图14-15　口咽部

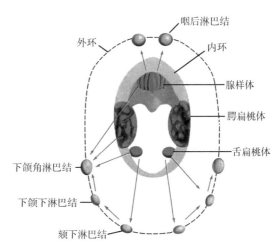

图14-16　咽淋巴环

腭扁桃体，即通常所说的扁桃体，呈卵圆形，表面为复层鳞状上皮所覆盖，上皮向扁桃体内部陷入形成10～20个隐窝，隐窝中含有脱落的上皮细胞、淋巴细胞及细菌等。扁桃体外侧被一层致密的结缔组织被膜包裹，被膜与咽上缩肌之间的潜在间隙为扁桃体周围隙。

二、咽的生理功能

咽部具有呼吸功能、吞咽功能、防御保护功能、构音功能及调节中耳气压功能。咽部可对经口吸入的空气调温、湿润；咀嚼后的食团进入咽部，引起一系列的反射性活动如软腭上抬、关闭鼻咽、咽缩肌收缩、喉头上提、舌根后缩、会厌覆盖喉入口、声门紧闭，最终食物被推入食管完成吞咽；咽黏膜内的黏液腺和杯状细胞分泌的黏液中含有溶菌酶，有杀菌和抑菌作用，咽淋巴环的防御及扁桃体的免疫功能更加重要；咽的反射作用可避免食物误吸或反流；发声时，口、咽腔改变形状起到共鸣作用，软腭、口、舌及唇齿协同作用，构成各种语言；吞咽时咽鼓管咽口瞬间开放，鼓室内的气压得以平衡。

第4节　喉的应用解剖与生理

一、喉的应用解剖

喉（larynx）位于舌骨下的颈前正中，上通喉咽，下连气管，是呼吸道的门户。由软骨、肌肉、韧带、纤维组织及黏膜等构成。单一软骨有会厌软骨、甲状软骨、环状软骨，成对软骨有杓状软骨、小角软骨和楔状软骨。小角软骨、楔状软骨很小，无临床意义。会厌软骨分为舌面和喉面，舌面组织疏松，炎症时易肿胀；甲状软骨为喉部最大软骨。甲状软骨上切迹，是颈部中线及喉部手术的重要标志；成年男性此切迹呈锐角，向前突出，称为喉结；环状软骨是喉部唯一完整的软骨环，是保持喉腔通畅的重要支架，缺损时易造成喉狭窄；杓状软骨左右各一，与环状软骨构成环杓关节。

喉肌分为喉外肌和喉内肌两组，喉外肌有固定喉、牵拉喉体上升或下降的功能；喉内肌按其功能分为以下4组：声门张开组，来自环杓后肌；声门关闭组，为环杓侧肌和杓肌；使声带紧张和松弛组，有环甲肌和甲杓肌；使会厌活动的肌群，包括杓会厌肌和甲状会厌肌，前者使喉入口关闭，后者使喉入口开放。

喉腔以声带为间隔，分成声门上区、声门区和声门下区（图14-17）。声门上区为声带上缘以上的喉腔。声带上方与之平行的皱襞为室带，会厌游离缘与室带之间者为喉前庭。声带和室带之间为喉室；声门区：位于声带之间，包括两侧声带、前联合和后联合。声带由黏膜、声韧带及肌肉构成，呈白色带状，边缘整齐。声带张开时，出现一个顶向前的等腰三角形的裂隙，称声门裂，简称声门，为喉腔最狭窄处。其前端为前联合，后端为后联合；声门下区为声带下缘以下和环状软骨下缘以上的喉腔，该区黏膜下组织疏松，炎症时易水肿，引起喉梗阻。

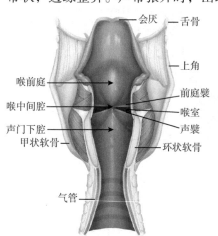

图14-17　喉的前面观

喉部的淋巴引流按区分开，左右不交叉，声门上区淋巴主要引流至颈深淋巴结上群，该区癌易发生颈部淋巴结转移。声门区与声门下区主要引流至颈深淋巴结下群。

喉上神经和喉返神经主司喉部运动和感觉，两者均为迷走神经的分支。左侧喉返神经的径路较右侧长，易受损，故临床上以左侧声带麻痹较多见。

二、喉的生理功能

喉具有呼吸功能、发声功能及保护功能。喉腔是呼吸的通道，声门是呼吸道最狭窄处。声带的内收或外展使声门开大或闭合，调节呼吸气流量，维持正常的呼吸功能；呼出的气流冲击内收的声带使之振动发出基音，基音经共鸣及构音后变为不同的声音及语言；喉部反射性咳嗽可防止误吸，保护下呼吸道。喉腔黏膜还有加温和湿润吸入空气的作用。

第5节　气管、支气管的应用解剖与生理

一、气管、支气管的应用解剖

（一）气管

气管（trachea）是连接喉与支气管之间的管道，不仅是空气的通道，而且具有防御、清除异物、调节空气温度和湿度的作用。

气管为后壁略扁平的圆筒形管道，上平第6颈椎体下缘或第7颈椎体上缘高度与喉相连，向下至胸骨角平面。气管分杈处名为气管杈，杈内有一向上凸出的半月状嵴称气管隆凸。成人气管平均长度：男为10.6cm，女为9.8cm。小儿气管细小，位置深，活动度大（图14-18）。

气管以胸廓上口为界，分为颈部和胸部。颈部前面毗邻舌骨下肌群，两侧毗邻甲状腺侧叶、颈动脉鞘，后方毗邻食管；胸部前方毗邻胸腺、左头臂静脉、主动脉等，后方毗邻食管。气管由迷走神经及交感神经干的分支支配。

气管由软骨、平滑肌纤维和结缔组织构成。气管软骨呈"C"形，约占气管周径的2/3，缺口朝向后方。气管软骨一般为14～16个，各软骨间以环韧带相连结。平滑肌纤维和结缔组织所形成的膜性壁封闭气管软骨的后方缺口。气管内面覆以黏膜。气管由于有软骨做成支架，因而使管腔保持开放状态，保证呼吸功能的正常进行。

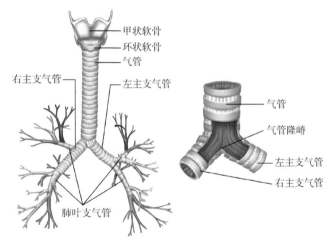

图14-18　气管和主支气管（前面观）

> **链接**
>
> **气管切开术**
>
> 临床上气管切开术需取仰卧位，肩下垫一小枕，头后仰，使气管接近皮肤。手术体表标志定位于胸骨上切迹以上2cm，这样分离气管前组织后，正好到达第2～4气管环，尖刀片切开气管环前壁形成气管前壁瓣，最后插入气管套管进行固定，切开过程注意始终保持在中线，避免偏离中线伤及大血管。

（二）支气管

成人气管在第5胸椎上缘平面分为左、右两主支气管，左主支气管细而长，平均长4～5cm，与气管中线的延长线形成40°～55°的角，走行较倾斜，经左肺门入左肺。右主支气管粗而短，平均长2～3cm，与气管中线的延长线形成20°～30°的角，走行较陡直，经右肺门入右肺，气管内异物容易落入右主支气管。从主支气管（第1级）至肺泡约有24级分支，依次为叶支气管（第2级）、段支气管（第3～4级）、小支气管（第5～10级）、细支气管（第11～13级）、终末细支气管（第14～16级）、呼吸性细支气管（第17～19级）、肺泡管（第20～22级）、肺泡囊（第23级）和肺泡（第24级）。

二、气管、支气管的生理

气管、支气管的管壁均由黏膜、黏膜下层和外膜组成，气管、支气管黏膜由上皮和固有层构成，上皮为假复层纤维柱状上皮，在纤维柱状上皮之间散布杯状细胞，两种细胞比例是五比一。正常情况下杯状细胞和黏液腺一起分泌黏液，每天10～100ml，支气管分支越细，杯状细胞数量越少。

细支气管黏膜仅为一层纤维细胞和极少的杯状细胞，炎症时杯状细胞数目增多，黏液分泌增加，杯状细胞与黏液腺不同，不需要通过迷走神经的刺激作用，可直接分泌黏液。

气管、支气管的生理功能如下。

1. 呼吸调节功能 气管、支气管是气体进出的主要通道并有呼吸调节作用。气管、支气管有"C"形软骨作为支架而保持管状，故可保证呼吸道通畅。

2. 清洁作用 呼吸道的清洁主要依靠气管、支气管内纤毛和黏液的协同作用。在呼吸道内有黏液的情况下，纤毛呈节律性自下向上摆动，排出细菌或异物净化和保护呼吸道。

3. 免疫功能 呼吸道分泌物中含有与抗感染有关的免疫球蛋白，如IgA、IgG、IgM、IgE等。目前，多认为这些免疫球蛋白来自气管、支气管黏膜层内的浆细胞，可发挥免疫功能。

4. 防御性咳嗽反射 气管、支气管黏膜下存在丰富的传入神经末梢，受到机械性或化学性刺激时可通过刺激神经末梢引起咳嗽反射。

第6节 食管的应用解剖与生理

食管（esophagus）为一长约25cm的肌性管道，上与喉咽下端相连，起自环状软骨下缘、环咽肌下的食管入口处（即第6颈椎平面），沿脊柱前面下行穿过膈肌食管裂孔止于贲门（相当于第10～11胸椎平面）。

一、食管的应用解剖

食管有3个生理狭窄（图14-19）。第1狭窄为食管入口处，距上切牙约16cm，前有环状软骨弓，后有环咽肌强有力地收缩，在静止时通常关闭呈一额状位裂隙，吞咽时开放，为食管最狭窄部位，异物最易嵌顿该处。食管镜检查时，因环咽肌收缩将环状软骨拉向颈椎，食管镜不易通过入口。食管入口后壁处，咽下缩肌与环咽肌之间，有一肌肉薄弱区，若食管镜检查时用力不当，可导致食管穿孔。第2狭窄为左主支气管横过食管前壁之处，距上切牙约27cm。第3狭窄为食管通过膈肌裂孔处，距上切牙约40cm。以上这些狭窄部位均是异物容易嵌顿存留之处。

成人食管壁厚度为3～4mm，由黏膜层、黏膜下层、肌层与纤维层构成。黏膜层有复层扁平上皮、固有膜和黏膜肌，黏膜下层含有食管腺体，肌层由内环状肌与外纵行肌两种肌纤维组成。肌层外为薄层结缔组织形成的食管外膜，但不存在浆膜层，因此较肠壁容易穿破，且手术缝合亦较困难。食管与胃之间的组织学连接称为齿状线（食管鳞状上皮与胃上皮的交界线），其边界不规则，口侧端为食管复层扁平上皮，肛侧端为胃单层柱状上皮。

食管的血供十分丰富。甲状腺下动脉、胸主动脉及腹主

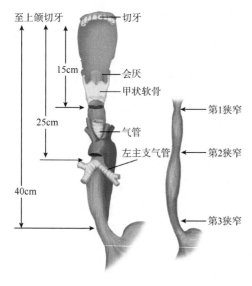

图14-19 食管的3个生理狭窄

动脉等均有分支分布于食管壁。食管上段的静脉经甲状腺下静脉汇入上腔静脉，中段回流至奇静脉，下段的静脉则注入门静脉系统。当肝硬化门静脉血流受阻，门静脉高压时，食管下段静脉则充盈怒张。

食管的交感神经、副交感神经纤维主要来自上、下颈交感神经节和迷走神经。

二、食管的生理

食管上连咽部，下接贲门，其主要生理功能是传输作用，由其蠕动功能完成。食物由口腔进入食管后，食管舒张收缩交替进行，呈现波状蠕动将食团送入胃内。食物在食管内通常不能被消化和吸收。食管发生炎症、狭窄、肿瘤时，蠕动不规律，食物可停留在食管中间，产生吞咽困难和疼痛。

食管入口平时呈闭合状态，使呼吸时空气不进入胃内。吞咽开始是一种随意性动作，食物经咀嚼后，由舌送入咽部接触到触发区，而引起一系列复杂的不随意反射阻止食物进入气道。当食团达到下咽部时，环咽肌反射性地一过性弛缓，致口腔、喉咽腔内压力升高，将食物由会厌两侧通过食管入口推入食管。

同时食管也是一个生理上的排泄引流管，可将口腔、鼻腔、喉及气管的分泌物送入胃内。食管尚有分泌功能，能分泌黏液，对黏膜起润滑、保护作用，使食管黏膜免受反流胃液的刺激。

第15章
耳鼻咽喉常用检查法

第1节 耳部检查

耳科检查前，应详细询问患者病史，包括症状及治疗史。常见的耳部症状包括以下内容。

1. 耳痛 询问耳痛的诱因、侧别、病程、疼痛性质，持续性或间断性。

2. 耳漏 询问耳漏的诱因、侧别、颜色、质地，是否有臭味及是否为血性分泌物。

3. 听力下降 询问诱因、侧别、病程，是突发性还是渐进性加重，有无耳毒性药物接触史、噪声接触史、耳聋家族史等。如果是先天性耳聋，还需询问其母亲怀孕及分娩时的情况。

4. 耳鸣 询问耳鸣诱发及缓解因素、侧别、耳鸣声音性质、病程，是持续性或间断性、患者情绪状态、睡眠情况，是否影响正常学习、工作、生活等。如耳鸣为搏动性，还需进一步明确耳鸣与心跳节律的关系。

5. 眩晕 询问眩晕诱发及缓解因素、病程、发作时间，有无伴随症状，如听力下降、意识障碍、肢体活动障碍等。

需要注意的是，上述症状往往并非单独出现，因此需要综合判断和分析。

一、外耳道及鼓膜检查

检查尽量在自然光下检查，保证光线充足，受试者保持头部正位，直视正前方，头发置于发际线以上，双耳对照检查。外耳道及鼓膜检查需借助耳镜等专用设备。

1. 耳郭 检查双侧耳郭是否对称，外形有无畸变，有无红肿及触痛，有无皮损及分泌物。耳郭及耳周有无瘘口、瘢痕。

2. 外耳道 首先牵拉耳郭、按压耳屏了解外耳道有无牵拉痛和压痛，借助耳镜了解外耳道的宽窄及S形弯曲情况，进而检查外耳道皮肤有无红肿、增厚、脱屑、结痂等，有无耵聍栓塞，是否是油性耵聍，有无炎性分泌物及其性质，有无异物。由于外耳道呈S形弯曲，检查成人外耳道时轻拉耳郭向后上、儿童向后下，将弯曲的外耳道拉直，便于窥视耳道全貌。对于正常存在的耵聍，只要不影响观察，不必清除。使用西格氏耳镜检查时注意选择大小型号合适的耳镜，使其与外耳道贴合严密，避免漏气，持镜进入耳道时注意其弯曲方向，使耳镜始终保持耳道正中，动作轻柔，避免损伤外耳道皮肤。如为单侧病变，检查顺序为先健耳后患耳，避免交叉感染。

3. 鼓膜 由于鼓膜位于外耳道深处，而外耳道又呈S形弯曲，检查鼓膜时，要尽量如上述将外耳道拉直，并保持光源直射鼓膜，避免因光束照在外耳道壁上，鼓膜处于阴影暗处，影响对鼓膜色泽的正确判断。检查时，注意观察鼓膜的位置、倾角、色泽、透明度、活动度及完整性等；观察鼓膜有无穿孔及穿孔的位置、大小、形状，外伤性穿孔还要注意有无破损鼓膜边缘内翻，有无异物进入鼓室；有无鼓膜充血、内陷，有无液平线，有无气泡，鼓膜是否充血增厚，其表面有无炎性肉芽，有无分泌物及分泌物性质，有无因急性炎症和小穿孔所致搏动性溢脓而呈现的灯塔征；如有穿孔，注意观察鼓室黏膜有无充血、水肿，有无肉芽、胆脂瘤上皮等。当鼓膜色泽改变，特别是出现了透红征等情况时，还需要观察鼓膜是否有搏动，按压颈部血管时鼓膜色泽及色变区大小有无变化等，详细病变特征参见相关疾病章节。

二、咽鼓管功能检查

咽鼓管是维持中耳良好功能的基础，与中耳疾病的发生发展密切相关。其检查方法繁多，常用的有以下几种。需要注意的是做咽鼓管功能检查要避开急性上呼吸道感染和鼻出血急性期，如鼻腔或鼻咽部有肿物时也慎做咽鼓管检查。

1. 捏鼻鼓气法　是最简单、最常用的方法，在清楚观察鼓膜的同时，请受试者捏鼻闭口鼓气，如果咽鼓管通畅，就会看到因气体进入鼓室推压鼓膜向外突出的情况，甚至只是做个吞咽动作就能看到鼓膜的活动。

2. 波氏球吹张法　先请受检者含一小口水，将波氏球的橄榄头塞在其一侧前鼻孔并捏紧，同时捏闭对侧鼻孔，嘱其咽水的同时快速捏瘪皮球。如咽鼓管功能正常，气流冲入鼓室，受试者会感受到鼓膜外凸的感觉，检查者也会看到鼓膜向外膨出，否则可能存在异常。

3. 导管法　沿总鼻道将咽鼓管导管轻轻送入鼻咽部，将导管口外旋使其进入咽鼓管咽口，一只手紧贴受试者面颊，扶持固定导管，另一只手力度、速度适中地捏紧皮球将气体吹入咽鼓管，其结果判断方法同波氏球吹张法。所谓力度、速度适中，是指避免力度过小咽鼓管吹不开，力度过大会导致鼓膜穿孔甚至听骨链脱位。

4. 鼓室滴药法　当鼓膜穿孔时可用此法评估咽鼓管的功能，兼作治疗之用。受试者侧卧或取坐位将头侧放于台面之上，患耳向上，滴入药液至患侧外耳道，如果药液流入咽部说明咽鼓管通畅。需要注意，当患者中耳干燥时，这种方法有诱发中耳急性感染的可能。

5. 鼓室压力检查法　即利用声导抗给外耳道施加正负压力的方法测试咽鼓管功能，不论鼓膜是否完整均可测试。当鼓膜完整时，鼓室导抗图显示异常负压说明咽鼓管功能不良。鼓膜穿孔时，如果外耳道不能施加并维持正负压，则说明鼓室与鼻咽部相通，咽鼓管功能正常，否则为异常。延时开放比（R 值）为鼓室压力测试最常用的临床指标。$R > 1$ 提示咽鼓管延迟开放；$R < 1$ 提示咽鼓管功能正常；无法获得 R 值提示咽鼓管未开放。

值得注意的是，以上各种方法都会有假阴性的概率，所以对咽鼓管功能的检查结果要综合判断。

三、听功能检查

听功能检查是耳鼻咽喉头颈外科种类最多的专科检查，按照是否需要受试者配合分为主观测听和客观测听两大类，按照测试方法分为行为学测试和电生理测试，按照测试内容分为听敏度测试、言语测试、阈上测试、中枢听觉测试、声源定位测试等。以下按照主客观测试简述如下。

（一）主观听力检查

顾名思义，主观听力检查就是需要受试者主观配合的听力学测试。

1. 纯音测听　人耳所能感受到的听觉频率范围是 20～20 000Hz，生活中所听到的声音绝大多数都是复合音，不利于量化精准测试，如同白光被三棱镜折射成七色光一样，将复合音分解成各个单一频率纯音再进行听阈测试的方法就是纯音测听，包括气导和骨导，常规测试 11 个频率的纯音听阈。听阈是指在符合国家标准的测试环境下，通过耳机和骨导振子给声，受试者所能察觉到 50% 次数的最小听力级。将不同的 11 个纯音听阈连接起来形成的曲线就是纯音听力曲线，提供听力曲线的图就是听力图，横轴表示纯音频率的赫兹（Hz）数，纵轴表示纯音响度的分贝（dB）数（图 15-1）。正常听阈在25dB HL 以内，骨导与气导并行相随，骨导气导阈值差小于 10dB。传导性聋是指骨导阈值正常，气导阈值下降达 10dB 以上。感音神经性聋是指骨导气导阈值同步下降达 10dB 以上。混合性聋是指骨导气导导阈值均下降，气导阈值下降更甚，二者相差达10dB以上。

需要注意的是双耳听阈相差30dB以上时，测试中需要对听阈较好耳施加掩蔽，以防测出错误的影子听力。

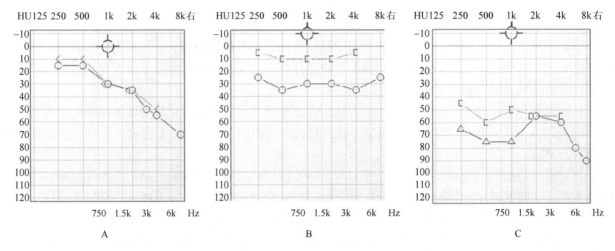

图15-1　异常纯音测听听力图（右耳）

A. 250Hz～8kHz各个频率的气导阈值和骨导阈值均提高，且骨导阈值和气导阈值差异＜10dB HL，提示感音神经性听力损失；B. 250Hz～8kHz各个频率的骨导阈值正常，且骨导阈值和气导阈值差异＞10dB HL，提示传导性听力损失；C. 250Hz～8kHz各个频率的气导阈值和骨导阈值均提高，且骨导阈值和气导阈值差异＞10dB HL，提示混合性听力损失

2. 言语测听　由于纯音听力图仅表示听力障碍程度和范围，不能反映受试者日常听力情况，因此常采用言语测听了解其日常生活的言语交流情况。

3. 小儿行为测听　通过观察受试者听到声音的行为反应判断其听力的测试方法叫行为测听。虽然大月份胎儿在母体里就会对声音作出反应，但临床上只对出生后不同月龄和年龄的小儿进行行为听力测试，包括行为观察测听（BOA）、视觉强化测听（VRA）和游戏测听（PA）。

（二）客观听力检查

客观听力检查方法不需受试者主动参与测试，临床常用的方法包括声导抗、听性脑干反应、耳声发射和多频稳态诱发电位等。

1. 声导抗　包括鼓室导抗（声顺）图和声反射，主要利用声音从鼓膜、听骨链传入内耳过程中，声音顺利传导（声顺）和受到阻抗（声抗）这对矛盾参数来测试中耳的传声功能。

（1）鼓室导抗图　通过声导抗仪将外耳道压力从+200daPa逐渐改变到-200daPa的过程中，测量226Hz或1000Hz探测音通过鼓膜向内传递过程中声能的变化，探测静态中耳传声效能。当鼓膜两侧即鼓室与外耳道压力相等时，声音传递效能最佳，中耳声顺峰值最大。根据峰值及外耳道压力的对应情况，鼓室导抗图分为A、B、C三种类型（图15-2）。A型鼓室导抗图呈山峰型，峰值在0daPa（-100～+100daPa），幅度为0.3～1.6ml。再分As和Ad两个亚型，As型峰值＜0.3ml，见于耳硬化、听骨固定和鼓膜明显增厚者；Ad型幅度＞1.6ml，见于听骨链中断、鼓膜萎缩、愈合性穿孔及咽鼓管异常开放者。B型鼓室导抗图平缓，峰值幅度＜0.3ml，多见于鼓室积液。C型鼓室导抗图形态正常，但偏负压，幅度在正常范围，多见于咽鼓管功能障碍。

（2）声反射　当听到强声刺激时，会出现保护性镫骨肌收缩、声顺减小，这种生理现象称声反射。能够引起声反射的最小声音强度，称声反射阈，正常值为70～95 dB HL。声反射用于听力损失的定位诊断、听敏度预估、伪聋鉴别、面神经功能测试等。

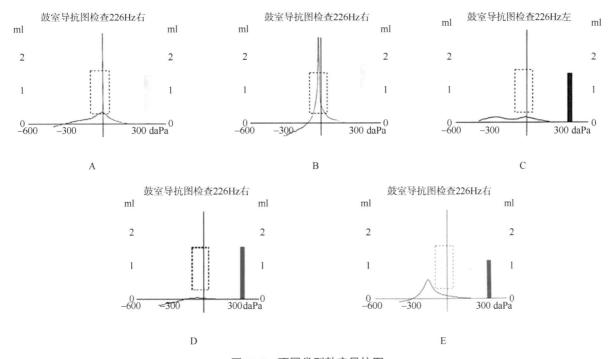

图 15-2　不同类型鼓室导抗图

A. A 型鼓室导抗图，声顺值 =0.34ml；B. Ad 型鼓室导抗图，声顺值 =3.25ml；C. As 型鼓室图，声顺值 =0.17ml；D. B 型鼓室导抗图，未记录到声
顺值；E. C 型鼓室导抗图，鼓室压力＜–100daPa

2. 听性脑干反应（ABR） 是最常用的客观听觉电生理测试，属于近场电位，表现为声刺激后 10～15ms 内出现的短潜伏期反应，共有 7 个正波，临床主要测试 I～V 波，以各波潜伏期和波间期差值（I～V、I～III、III～V）为指标，用于新生儿及婴幼儿的听力筛查、合作不佳的儿童与成人的客观听觉评定、耳聋的鉴别诊断、蜗后病变的鉴别诊断、术中监测等领域。

3. 耳声发射（OAE） 源于耳蜗外毛细胞，是耳蜗主动机制的表现，其音频能量经听骨链、鼓膜逆向传导，释放入外耳道，被外耳道的微型麦克风探头记录到。耳声发射分为自发性和诱发性两类，诱发性又按照诱发刺激声不同再分为瞬态声诱发耳声发射（TEOAE）和畸变产物耳声发射（DPOAE）。应用于新生儿听筛、感音神经性聋的客观评估、动态听力学监测、定位诊断与鉴别诊断及听觉传出神经系统功能检测等。

4. 多频稳态诱发反应（ASSR） 是听觉电生理的一种潜伏期反应，频率特性较好，与重度、极重度听力损伤的相关性更明显，可弥补 ABR 和 40Hz 听觉相关电位的频率对应性不足。

第 2 节　鼻部检查

一、病史询问

鼻部疾病既可表现为单纯的鼻部症状，也可产生邻近器官症状，还可产生某些全身症状；同时，不同的鼻部疾病可有相同或相似的症状，某些全身性疾病也可有鼻部症状。因此在鼻部检查前，应先详细询问病史，对发病情况及过程有所了解。对于鼻部症状主要了解以下内容。

1. 鼻塞 需问清鼻塞为交替性或持续性，单侧或双侧，持续时间，发作时机，有无渐进性加重，有无其他伴发症状。

2. 分泌物 分泌物的性质（水样、黏液性、脓性），分泌物的量，有无异味，单侧还是双侧，是从前鼻孔擤出还是鼻涕倒流。

3. 喷嚏 单发或多发，发作有无诱因。

4. 嗅觉障碍 应询问患者的发病诱因、症状出现时间、病程、治疗情况、伴发疾病、外伤史、手术史、刺激性物质接触史、过敏史、家族史、特殊用药史等，以及单侧或双侧。

5. 鼻出血 须注意患者年龄，出血时间，出血的量（是涕中带血还是大量出血），诱发因素，单侧或双侧，有无全身其他部位的出血和淤血，出血前有无外伤史，女性患者应询问鼻出血与月经的关系，同时要注意患者生命体征及意识状况。

6. 头痛或局部闷痛 应区分是否为鼻源性头痛。要详细询问头痛的部位、时间、性质及疼痛规律，有无伴随的鼻部症状等。

鼻腔、鼻窦的病变与某些全身疾病互为影响，故应重视患者主诉，注意全身疾病在鼻部的表现，避免漏诊、误诊。

二、外鼻检查法

观察外鼻及邻近部位的形态（如有无外鼻畸形，鼻背有无歪斜、塌陷及增宽，前鼻孔是否狭窄，鼻翼有无塌陷和缺损，外鼻有无肥大，面颊部是否对称，眼球有无移位及运动有无异常等）、颜色（外鼻皮肤有无潮红、红肿、破溃、新生物等，鼻背有无瘘管开口，鼻唇间皮肤有无皲裂或糜烂）、活动（有无鼻翼塌陷及鼻唇沟变浅等）。触诊有无压痛、皮下气肿、包块、鼻骨有无骨折移位或骨擦感，各鼻窦区有无压痛，注意鼻部引流区域淋巴结有无肿大、压痛等。叩诊可用单指直接叩击或双指间接叩击患处，以了解有无疼痛。在询问病史的同时，应仔细辨别患者发音是开放性还是闭塞性鼻音。萎缩性鼻炎和恶性肿瘤患者，可嗅及其呼气有异味。

三、鼻腔检查法

（一）鼻前庭检查法

以拇指将鼻尖抬起并左右活动，利用反射的光线检查鼻前庭的情况，也可借助前鼻镜检查。主要观察皮肤有无红肿、糜烂、皲裂，鼻毛有无脱落等。

（二）固有鼻腔检查法

1. 前鼻镜检查 先将前鼻镜的两叶合拢，与鼻腔底平行深入鼻前庭，不要超过鼻阈，然后将前鼻镜的两叶轻轻张开，扩大前鼻孔，按下述三种头位顺序检查（图15-3、图15-4）。①第一头位：患者头面呈垂直位或头部稍低，观察鼻腔底、下鼻甲、下鼻道、鼻中隔前下部及总鼻道的下段。②第二头位：患者头稍后仰，与鼻底呈30°，检查鼻中隔的中段及中鼻甲、中鼻道和嗅裂的一部分。③第三头位：头部继续后仰30°，检查鼻中隔的上部、中鼻甲前端、鼻丘、嗅裂和中鼻道的前下部。检查完毕取出前鼻镜时，应将两叶稍张开，以免夹住鼻毛。

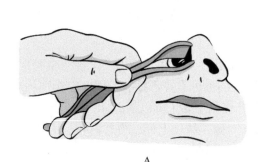
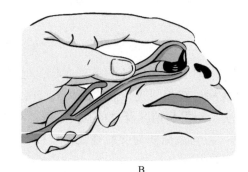

A   B

图15-3　前鼻镜检查方法

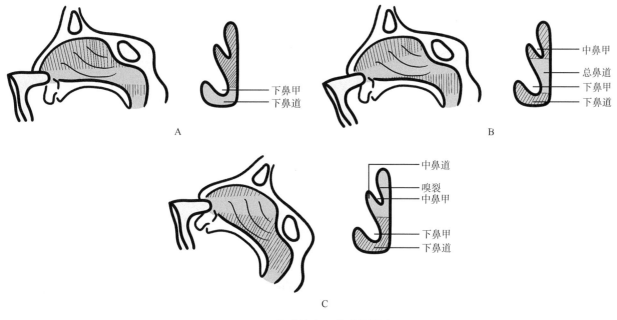

图15-4 鼻腔检查三种头位顺序

A. 第一头位；B. 第二头位；C. 第三头位

2. 后鼻孔及鼻咽部检查法 检查时，嘱患者张口平静呼吸。检查者左手持压舌板压迫患者舌前2/3，右手持加温的间接鼻咽镜从患者左侧口角放入鼻咽镜至软腭与咽后壁之间，适当转动及调整镜面，依次观察后鼻孔、鼻咽顶壁、侧壁有无新生物、溃疡、黏膜色泽等（图15-5）。必要时，可先用1%丁卡因和羟甲唑啉行黏膜表面麻醉后再行后鼻孔及鼻咽部检查。

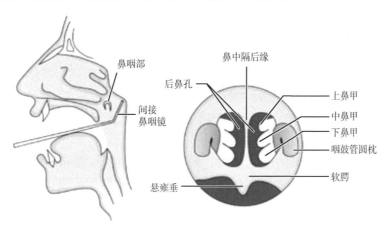

图15-5 后鼻孔及鼻咽部检查方法

3. 鼻内镜检查 随着鼻内镜检查和治疗技术的发展，鼻内镜检查已成为目前临床常用的鼻科诊疗方法。鼻内镜具有多角度、视野清晰的特点，可对鼻腔各部位及鼻咽部进行清晰观察，也能进行鼻内镜下鼻腔的操作，如内镜直视下鼻腔止血、取活检等。

鼻内镜检查包括硬性鼻内镜检查及软管鼻内镜检查。硬性鼻内镜包括0°、30°、45°、70°及120°的视角镜，镜长20～23cm，外径2.7mm（儿童）和4.0mm（成人），检查前可先用1%丁卡因和羟甲唑啉行黏膜表面麻醉并收缩鼻黏膜（图15-6、图15-7）。软管鼻内镜为纤维导光，管径很细，末端可弯曲，进入各鼻道进行观察。

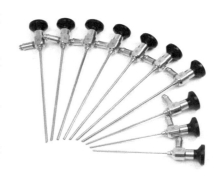

图15-6 硬性鼻内镜

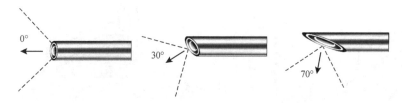

图15-7　硬性鼻内镜各种视角的视野范围示意图

四、鼻窦检查法

（一）触诊

急性鼻窦炎常有较明显的压痛点，如额窦炎压痛点位于眶内眦上角，上颌窦炎压痛点在牙尖窝处，筛窦炎压痛点位于眼内眦部。

（二）视诊

额窦、上颌窦和前组筛窦炎症时，可在中鼻道见到脓性分泌物；蝶窦和后组筛窦炎症时，则可在嗅裂或后鼻孔见到脓性分泌物。观察各鼻道内有无息肉或新生物，鼻甲黏膜有无肿胀或息肉样变。

（三）体位引流法

体位引流法可用于疑为鼻窦炎而检查时未见鼻道脓性分泌物者。先用1%盐酸羟甲唑啉或麻黄碱棉片收缩鼻腔黏膜，使窦口通畅。疑为上颌窦积脓者，头前倾90°，患侧向上；疑为额窦积脓，则头位直立；疑为前组筛窦积脓，头位稍后仰；疑为后组筛窦积脓，则头位稍向前俯。约15min后再行鼻腔检查，观察鼻道内有无脓性分泌物。

（四）影像学检查

影像学检查是诊断鼻部疾病最常用的辅助检查手段。检查方法有X线摄片、CT扫描及MRI。

目前，普通X线片由于重叠的骨影干扰较多，细节分辨能力较差，无法准确显示鼻腔鼻窦精准解剖和病变范围，已较少用于临床鼻科疾病的检查。在缺乏CT、MRI等高分辨影像检查设备或某些特殊情况下，仍可使用X线检查法。常用拍片位置包括鼻颏位、鼻额位或枕额位等。

CT能清晰显示鼻和鼻窦的结构，准确详细地评估鼻腔鼻窦解剖，显示鼻及鼻窦病变及周围结构，增强CT可显示病变的范围及血供情况，在临床中应用最为广泛。鼻窦CT检查常规行轴位（水平位）加冠状位扫描，才能准确显示鼻窦的解剖结构、解剖变异及病变程度和范围。轴位扫描自额窦至硬腭连续扫描，以听眶线为扫描基线（图15-8）。冠状位扫描则自鼻骨至蝶窦扫描，基线垂直于前颅底（图15-9）。必要时行矢状位重建。

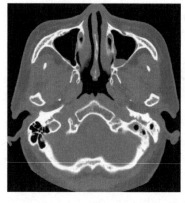

图15-8　鼻窦CT水平位

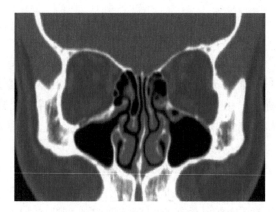

图15-9　鼻窦CT冠状位

MRI不显示骨性结构，对软组织辨认能力高于CT，能准确判断鼻、鼻窦肿瘤的位置、大小及浸润程度，并能详细观察肿瘤与周围软组织、淋巴结的解剖关系。

五、鼻功能检查法

（一）呼吸功能检查法

呼吸功能检查法主要检查患者的鼻腔通气功能，如鼻阻力和鼻腔通气量，包括鼻测压计、鼻声反射测量和鼻腔黏液纤毛清除功能测定等。

（二）嗅觉检查法

嗅觉检查法分为主观评估、心理物理测试和客观检查。

1. 嗅觉主观评估 是指受试者自报嗅觉功能障碍的程度，可采用视觉模拟量表（visual analogue scale，VAS）、嗅觉障碍调查问卷（questionnaire of olfactory disorders，QOD）进行评估。

2. 嗅觉心理物理测试 通过受试者对气味刺激的回答来判定其嗅觉功能，多应用气味察觉阈和识别能力测试。应用较多的测试方法包括T&T嗅觉计测试、嗅棒测试和宾夕法尼亚大学嗅觉识别测试（UPSIT）。

3. 嗅觉客观检查 主要有事件相关电位（ERPs）、嗅通路MRI、功能磁共振成像（fMRI）、正电子发射型计算机断层显像（PET-CT）等技术。

（1）事件相关电位 是通过嗅觉诱发电位仪将一定浓度和湿度的气味剂以恒定的温度和流量送至受试者鼻腔嗅区，按国际标准10/20法在头皮记录到稳定的特异性脑电位变化。该检查已在临床用于嗅觉障碍的诊断、嗅觉水平的检测和评估、手术检测，某些伴有嗅觉下降疾病（嗅神经母细胞瘤、阿尔茨海默病等）的辅助诊断。

（2）影像学检查 包括鼻腔鼻窦薄层CT和MRI。CT能够显示嗅裂开放的状态及嗅裂区是否有异常软组织密度影。嗅通路MRI对于嗅裂区黏膜状态、嗅球、嗅束、嗅沟的显示有着重要作用。功能性成像研究包括PET-CT和fMRI，这两种技术都可以绘制大脑对于刺激的活动变化。

第3节　咽喉部检查

检查咽喉部前一定要仔细询问病史，了解症状。

咽部疾病常有咽痛、咽部异物感、吞咽困难、打鼾及饮食反流等。咽痛为最常见的咽部症状之一，多由咽部急慢性炎症、溃疡、异物或咽部邻近器官疾病引起，也可以是全身疾病在咽部的表现；咽部感觉异常患者自觉咽部有异物感、堵塞、贴附、瘙痒干燥等，吞咽困难大致可分为3种。①功能障碍性：凡导致咽痛的疾病均可引起吞咽困难；②梗阻性：因咽部肿瘤、食管狭窄、肿瘤、扁桃体过度肥大，妨碍食物下行；③麻痹性：因中枢性病变或周围性神经炎引起咽肌麻痹。打鼾是睡眠时因软腭、腭垂、舌根等处软组织随呼吸气流颤动而产生节律性声音的现象，各种病变造成的上呼吸道狭窄均可引起打鼾；饮食反流是指食物不能顺利通过咽部进入食管而反流到口腔、鼻咽和鼻腔，常见于咽肌瘫痪、喉咽部肿瘤、食管病变及腭裂畸形等。

喉部疾病的发生受很多因素影响，局部症状也颇为复杂。常见喉部疾病的局部症状有：①分泌障碍和咳嗽，炎症、异物和肿物等均可引起咳嗽；②发声障碍，是喉部的典型症状之一，可从声音嘶哑到完全失声，多为声带病变或其他原因使声带的正常运动发生障碍所致；③呼吸困难，因喉异物、炎症、肿瘤使喉腔变窄，导致呼吸困难发生；④喉鸣，小儿喉部疾病的常见症状，多由急性喉炎、喉异物等引起，成人常见于喉良性、恶性肿瘤等；⑤喉痛：喉部普通炎症疾病喉痛较轻，剧烈的疼痛多见于喉结核和喉肿瘤。

一、咽部的检查

（一）咽部一般检查法

1. 望诊 观察患者是否有特征性表现，如头颈部强直、腺样体面容及颈部肿块等。

2. 口咽部检查 依次检查如下：观察口唇的颜色、外形及运动情况；压舌板轻压受检者舌前2/3处，检查口咽部黏膜、腭垂、腮腺管口、腭扁桃体、咽后壁淋巴滤泡、咽侧索及软腭，嘱受检者发"啊"音，检查软腭运动情况。

3. 鼻咽部检查法 用间接鼻咽镜检查软腭背面、后鼻孔区、咽鼓管咽口、咽鼓管圆枕、咽隐窝、鼻咽顶部及腺样体。应注意观察黏膜颜色、光滑程度及是否有新生物等。

4. 喉咽部检查法 最常用的是间接喉镜检查法：检查者与受检者对坐，受检者张口，尽量伸舌，放松咽喉部；检查者左手用纱布包裹舌前1/3，轻轻向外下方牵拉；右手将已加温的间接喉镜放入咽腔，镜背面紧贴腭垂根部，请受检者发"依-依"音，调整镜面角度，仔细观察喉咽部黏膜、会厌谷及梨状窝等。

（二）咽部触诊法

1. 鼻咽部触诊 对于不能配合间接鼻咽镜检查的儿童可进行鼻咽部触诊。由于电子鼻咽镜的普及，现在本方法已基本弃用。

2. 口咽部触诊 通过检查者示指对口咽部的触诊，了解口咽部肿物的性质，也有助于茎突过长症或咽部异常感觉的定位。

（三）咽部的内镜检查法

1. 硬管内镜检查法 可使用配有冷光源、摄像机及显示器的0°硬管内镜，经鼻腔达鼻咽部，检查鼻咽部。用70°或90°内镜经口腔检查喉咽各部（图15-10）。

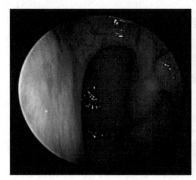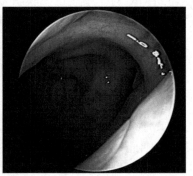

图15-10　鼻咽部硬管内镜图

2. 纤维内镜检查法 用柔软、可弯曲的纤维内镜能更好地检查鼻咽部各壁，特别是咽鼓管咽口及咽隐窝。电子鼻咽喉镜较纤维内镜更加先进：纤细的镜体使受检者更易于接受；图像的高分辨能力使微小的病变得到显现。使用装有窄带成像（narrow-band imaging，NBI）技术的电子鼻咽镜观察黏膜内或黏膜下血管的特征能够更早地发现早期的癌变组织（图15-11）。

（四）咽部影像学检查法

1. X线平片检查 是咽部的初步检查，常用鼻咽部侧位片及颅底片，前者多用于鼻咽部、咽后壁软组织及骨质的情况；后者用于观察肿瘤对颅底的侵犯情况。由于CT和MRI的出现，现在较少应用。

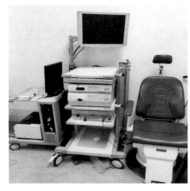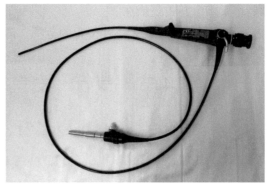

图15-11 纤维内镜检查系统

2. CT扫描 是目前诊断咽部及其周围器官病变的主要方法。鼻咽部、咽旁间隙及口咽和喉咽部CT扫描能够发现各个相关部位的肿瘤及肿瘤对周围组织的侵犯等。增强扫描能够更清楚地显示肿瘤的性质及肿瘤与周围组织或器官的关系。

3. MRI 具有极高的软组织分辨率并可行多方位的断层扫描，使鼻咽部、口咽部及咽旁间隙等的病变在没有增强扫描时也能很好地显示。因对骨质的显像欠佳，有时需与CT检查联合进行。

二、喉部检查法

（一）间接喉镜检查法

喉镜使用方法见"喉咽部检查法"。注意观察会厌、喉室、室带及声带等喉部解剖结构。

（二）直接喉镜检查法

检查前禁食，向口咽、喉咽黏膜分别喷1%～2%丁卡因各3次，向喉腔滴入1%～2%丁卡因2～3ml进行表面麻醉。患者取仰卧位，头后伸，且超出检查台，助手固定其头部，检查者插入直接喉镜，使口腔和喉腔处于一条直线上，以窥清喉腔各部状况。检查范围包括舌根、会厌谷、会厌、杓会厌襞、杓状软骨、两侧梨状窝、室带、声带、声门下区、气管上段等处。

（三）纤维喉镜、电子鼻咽喉镜检查

因纤维喉镜镜体可以弯曲、光亮度好，对患者损伤小，能从鼻腔导入至喉部，既可对喉咽部及喉部进行全面观察，也可以进行病理活检、息肉摘除等，目前已被临床广泛使用。加装了窄带成像系统的内镜可使黏膜表面及黏膜下血管清晰显示，有利于喉炎、喉癌前病变和早期喉癌的鉴别。

（四）动态喉镜

动态喉镜又名频闪喉镜，它能发出不同频率的闪光，照在声带上，使检查者可以观察到发声时声带振动及黏膜波的变化，根据二者的改变可初步判断声带是否发生病变、病变程度及可能的性质。

（五）喉的其他检查方法

1. 嗓音声学测试 可对患者嗓音进行客观定量分析，用于嗓音评估。

2. 喉肌电图检查 用于了解喉神经及喉内肌功能。检查时将记录电极插入相应的喉内肌，用肌电图仪记录其自发电位和诱发电位，用来判断喉神经及喉内肌有无损害、损害的严重程度。

（六）喉的影像学检查

1. 常规的X线检查 喉正、侧位片用于诊断喉部肿瘤及喉狭窄的范围。

2. CT 包括平扫、增强扫描，用于喉外伤时可显示有无喉软骨骨折、错位，喉腔内有无黏膜撕脱、黏膜下血肿及外伤后喉腔阻塞的情况。用于喉肿瘤检查时可了解肿瘤大小、侵犯范围等，为喉癌

的TNM分期和制订手术方案提供依据。

3. MRI　主要用于显示肿瘤的大小及侵犯的范围，清楚地显示颈部转移的淋巴结。

第4节　气管、支气管及食管检查

一、支气管镜检查

（一）支气管镜的种类

支气管镜是进入气管、支气管内进行直接检查和治疗的一种内镜。有两种类型：一种是由金属制成的空心硬管镜，另一种是由导光纤维制成的软管镜。软管镜又分两种：一种是纤维支气管镜，另一种是电子支气管镜。

纤维及电子支气管镜镜体纤细，成像清晰、操作简单、患者痛苦小。临床上可根据患者及病变的具体情况选择不同类型的支气管镜进行检查和治疗。不同类型的支气管镜均配有相应的手术器械。

（二）支气管镜检查的适应证及禁忌证

【适应证】

1. 检查时使用

（1）原因不明的长期咳嗽、咯血或痰中带血，取分泌物及病变组织进行微生物培养或病理检查。

（2）明确气管、支气管或肺部病变的部位、范围和性质。

（3）明确呼吸困难的原因，如喉以上部位无特殊发现的新生儿呼吸困难；气管切开术后呼吸困难未改善或拔管困难；气管、支气管狭窄或推移的程度和原因等。

（4）需要正确导入药液的支气管造影术。

（5）用于气管、支气管或肺部手术后的复查。

2. 治疗或抢救室时使用

（1）取出气管、支气管异物。

（2）下呼吸道内分泌物稠厚，难以排出或干痂形成，可用支气管镜给药、肺灌洗等。

（3）气管、支气管病变的局部治疗。

（4）急性喉梗阻或气管受压迫时，为防止气管切开术中发生窒息可插入硬管支气管镜，以缓解呼吸困难，保证气道通畅。

【禁忌证】　严重的心脏病、高血压、主动脉动脉瘤、活动性肺结核为硬管支气管镜检查或治疗的禁忌。颈椎疾病及张口困难的患者可行纤维支气管镜检查。

二、食管镜检查

（一）食管镜的种类

食管镜检查是指应用硬管、纤维或上消化道电子内镜检查食管内病变的检查法，明确食管病变的部位、范围和性质，有助于进一步诊断和治疗。硬管食管镜因其内径较支气管镜大，故视野较大，有利于病变的观察。纤维食管镜由于镜体较细，并可弯曲，故检查时患者痛苦较少，对于张口困难、脊椎疾病或全身情况较差者更为适用。上消化道电子内镜对食管和胃均可进行检查和治疗。

（二）食管镜检查的适应证及禁忌证

【适应证】

1. 诊断不明的吞咽困难或吞咽梗阻感。

2. 久治不愈的胸骨后疼痛。

3. 反复少量的上消化道出血。

4. 长期存在的咽、喉部异物感，不能排除器质性病变者。

5. 食管X线钡剂造影疑有占位性病变，须进一步明确病变的性质、部位及范围。

6. 明确食管异物的诊断。

7. 了解食管狭窄的部位、范围及程度。

8. 查明食管肿瘤的病变范围，并取组织送病理检查。

9. 食管癌术后的复查。

【禁忌证】

1. 食管腐蚀伤急性期、重度食管静脉曲张者。

2. 有严重的全身疾病者，尤以心脏病、主动脉动脉瘤、失水、全身衰竭或兼有呼吸困难等，如非绝对必要，不宜施行食管镜检查。

3. 颈椎病变或张口受限，硬管食管镜检查视为禁忌。

4. 除急诊外，吞钡X线透视检查后不足24小时者不宜立即施行食管镜检查。

第16章
耳部疾病

第1节 外耳疾病

一、耳郭畸形

耳郭畸形包括耳郭结构畸形和耳郭形态畸形。

耳郭结构畸形是指胚胎发育早期耳部皮肤及软骨发育不全导致的外耳畸形，即通常所说的小耳畸形，表现为耳郭软骨发育不全，形态小，常伴随耳道狭窄或闭锁、中耳发育异常等。最常用的是Marx（1926）提出的Ⅰ～Ⅲ度经典小耳畸形分类方法（图16-1）。Ⅰ度：耳郭轻度残缺，比正常耳郭略小，每部分结构都能够被清晰地辨认，鼓膜存在，外耳道正常，听力亦正常，如合并部分闭锁则呈轻度传导性聋；Ⅱ度：耳郭的大小相当于正常的1/2～2/3，部分结构保留，外耳道闭锁，鼓膜小或未发育，中耳听骨畸形或未发育，常有中度以上传导性聋，常伴面神经走行异常；Ⅲ度：耳郭严重畸形，耳郭未发育或仅有花生米样突起，外耳道闭锁，鼓膜未发育，听骨畸形或缺如，内耳功能障碍，呈重度以上感音神经性聋。

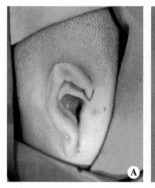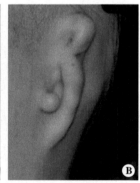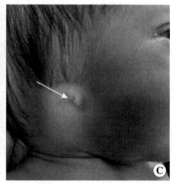

图16-1　小耳畸形

A. 小耳畸形Ⅰ度；B. 小耳畸形Ⅱ度；C. 小耳畸形Ⅲ度

耳郭形态畸形指耳郭肌肉发育异常或异常外力作用使耳郭产生的扭曲变形，不伴明显的软骨量不足。根据耳郭的发育异常程度、位置、形态大小等方面的不同，其表现差异很大。为便于理解，并与临床习惯一致，以下简述几种常见耳郭形态畸形的定义及表现（图16-2）。

（一）临床表现

1. 招风耳　表现为耳郭前倾，颅耳角增大，耳郭较大且表面平坦，耳舟及对耳轮正常解剖形态不明显。

2. 隐耳　表现为耳郭上极埋于颞部皮下，即耳郭上极颅耳沟缺失。

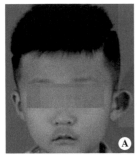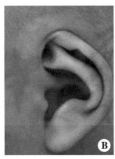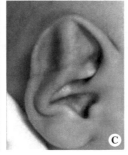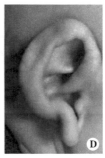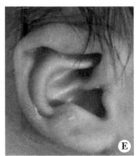

图16-2 常见耳郭形态畸形示意图

A. 左耳招风耳；B. 隐耳；C. 猿耳；D. 杯状耳；E. 垂耳

3. 猿耳 表现为对耳轮上脚缺失致对耳轮基板平坦，在对耳轮与耳轮后上方之间多出异常凸起的第3脚，类似于猿耳的耳尖。

4. 杯状耳和垂耳 杯状耳指的是耳郭异常前倾的状态，耳郭长度变短，耳舟、三角窝多变窄但并不消失，仰卧位时形如盛水的杯子。垂耳指的是耳郭上部下垂遮盖对耳轮上脚，杯状耳与垂耳均隶属于环缩耳的范畴。

（二）诊断

根据典型临床表现可诊断，从病史上可与后天获得性耳郭畸形相鉴别。

（三）治疗原则

耳郭结构畸形以手术治疗为主，包括耳郭整形、外耳道成形等。一般来说Ⅰ度小耳畸形仅需要行局部整形手术，Ⅱ度小耳畸形需要行部分耳郭再造术，Ⅲ度小耳畸形需要行全耳郭再造术。小耳畸形矫形治疗效果差。近年来兴起的耳模矫正技术主要针对耳郭形态畸形及一小部分耳郭结构畸形。耳郭矫形器矫正新生儿耳郭形态畸形疗效确切，随着新一代矫形器的广泛应用，耳模矫形技术逐渐获得越来越广泛的应用。

📋 **案例16-1**

患者，男，33岁，3天前不明原因出现右耳郭肿胀，否认疼痛及耳溢液，否认听力下降及耳鸣，否认头晕及头痛，否认面瘫。查体：右侧耳郭舟状窝局限性隆起，表面光滑无充血，触痛（－），触之有囊性感。右侧耳周皮肤未见充血及肿胀，压痛（－），外耳道皮肤完整，鼓膜完整无充血，标志清。

问题：1. 以上患者目前最可能的诊断各是什么？为确诊需要进一步做哪些检查？

2. 如何进行治疗？

二、外耳道炎

外耳道炎是发生于外耳道皮肤和皮下组织的炎症性疾病，根据病程分为急性弥漫性外耳道炎和慢性外耳道炎。

（一）病因

1. 急性弥漫性外耳道炎 细菌感染、局部损伤、温湿度变化、全身性疾病等。

2. 慢性外耳道炎 全身免疫力下降，或局部病变迁延不愈。

（二）临床表现

1. 急性弥漫性外耳道炎 耳痛、耳内肿胀感；伴耳溢液，为稀薄或脓性分泌物。当皮肤肿胀堵塞外耳道时，将引起耳闷感及轻度听力下降。局部出现耳郭牵拉痛及耳屏按压痛，外耳道皮肤充血、肿胀，可见浆液性或脓性分泌物；严重者皮肤高度肿胀，致外耳道狭窄或闭塞。

2. 慢性外耳道炎 耳瘙痒，挖耳有少量分泌物。检查可见外耳道皮肤增厚、过度角化。

（三）诊断及鉴别诊断

根据症状和体征可以诊断该病。外耳道炎应与外耳道湿疹、耳真菌病、化脓性中耳炎、外耳道疖鉴别。

（四）预防

杜绝频繁搔挖外耳道的习惯。保持耳内清洁干燥，洗澡、游泳应避免耳进水。

（五）治疗

以局部治疗为主。

1. 彻底清除外耳道分泌物、痂皮，保持患耳干洁。
2. 根据细菌培养和药敏试验结果，选择敏感的耳用抗生素滴剂耳浴。
3. 全身情况较差者，如糖尿病或免疫抑制患者，应配合全身抗炎治疗。
4. 慢性者，局部使用糖皮质激素类软膏或滴剂。

三、外耳湿疹

外耳湿疹是发生于外耳的变态反应性多形性皮炎，发病部位包括耳郭、外耳道及耳周皮肤。本部分以介绍外耳道湿疹为主。

（一）病因

病因不清。

1. 变态反应 目前认为是主要病因。潮湿和高温常为诱因。

2. 局部因素 化脓性中耳炎的脓液、局部损伤后感染。

（二）临床表现

1. 急性期 耳奇痒、溢液。外耳道充血，散在红斑、丘疹或水疱，水疱破溃后流出淡黄色水样分泌物，后凝固为干痂。

2. 亚急性期 耳痒渐缓，渗液减少。检查见外耳道结痂，有少量分泌物。

3. 慢性期 耳痒复剧，少溢液。外耳道皮肤粗糙、增厚、脱屑，可见色素沉着。

（三）诊断及鉴别诊断

根据病史及体征，诊断不难。该病需与耳真菌病、慢性外耳道炎鉴别。

1. 耳真菌病 亦表现为耳痒，但检查常见外耳道内真菌菌丝或豆渣样分泌物。

2. 慢性外耳道炎 多有急性弥漫性外耳道炎反复发作史，瘙痒程度较缓。

（四）预防

避免接触变应原，改正挖耳的不良习惯。

（五）治疗

1. 寻找病因，去除过敏原。
2. 局部治疗 保持患耳清洁干燥，避免机械刺激。急性期以3%过氧化氢溶液冲洗，糖皮质激素滴耳液耳浴。慢性期以氧化锌软膏、糖皮质激素软膏或3%水杨酸软膏局部涂抹。
3. 全身治疗 全身应用抗过敏药物。

四、耳真菌病

耳真菌病（外耳道真菌病）是发生于外耳道的真菌病，由真菌侵入或条件致病性真菌感染所致。

（一）病因

曲霉菌、念珠菌为常见致病真菌。当外耳道pH改变、潮湿、局部感染不愈、机体抵抗力下降、局部药物滥用，导致外耳道局部环境变化、抵抗力下降时，可引发耳真菌病。值得注意的是，毛霉菌感染所引起的耳真菌病进展迅速，可引发强烈的全身症状，应予以警惕。

（二）临床表现

1. 耳瘙痒、耳闷。

2. 听力下降及耳鸣　为分泌物团块堵塞外耳道所致。

3. 面瘫　为毛霉菌感染，破坏面神经管导致。

4. 局部检查　外耳道内黑色、白色、黄色绒毛状或粉末状菌丝，念珠菌感染者外耳道深方可见豆渣样分泌物。

（三）诊断及鉴别诊断

根据症状及体征即可诊断。真菌培养有助于明确致病真菌类型。

（四）预防

改正挖耳的不良习惯，积极治疗外耳道及中耳炎症，合理使用抗生素类滴耳剂。

（五）治疗

彻底清除外耳道分泌物，保持干燥清洁状态。局部应用敏感的抗真菌乳膏或滴耳液治疗。病情严重者应给予全身抗真菌药治疗。

五、耳郭化脓性软骨膜炎

耳郭化脓性软骨膜炎是耳郭软骨膜的急性化脓性炎症，所形成的脓肿位于软骨膜和软骨间，影响软骨膜对软骨的血供，延误治疗将导致软骨坏死、畸形的结局。

（一）病因

铜绿假单胞菌和金黄色葡萄球菌是主要致病菌。

1. 继发感染　继发于外伤或医源性因素所致的耳郭损伤。

2. 邻近组织感染扩散。

（二）临床表现

1. 因耳郭皮下软组织很少，感染后局部软骨膜压力大，因此早期即可出现明显的耳郭红肿、疼痛，程度逐渐加重。

2. 发热、乏力等全身症状。

3. 局部检查　耳郭充血、增厚，皮温升高、触痛明显。脓肿形成者呈局限性隆起，触之有波动感；脓肿破溃者溢脓、瘘管形成，后期软骨坏死，形成"菜花耳"样畸形外观。

（三）诊断及鉴别诊断

根据病史及体征即可明确诊断。该病应与复发性多软骨炎、耳郭假囊肿鉴别。

（四）预防

积极控制耳部及周边组织感染，避免波及软骨膜。对耳郭外伤者，彻底清创消毒，预防感染。耳部外科操作应严格遵守无菌原则，避免医源性感染发生。

（五）治疗

以抗感染治疗为主，彻底清除病变。早期全身应用足量的敏感抗生素；脓肿形成者，行脓肿切开引流术。术中充分引流脓液，彻底清除坏死组织，抗生素冲洗脓腔；术后置管，每日冲洗至无脓后拔管。经以上治疗仍遗留耳郭畸形者，可行手术整形。

六、耳郭假囊肿

耳郭假囊肿是发生于耳郭软骨内的无菌性浆液渗出性炎症，单侧多发，男性多见。该病实际为发生于软骨层间的积液，囊壁无上皮细胞结构，故名假性囊肿。

（一）病因

病因不明，可能与局部机械性刺激有关。

（二）临床表现

表现为耳郭局限性隆起，多发生于舟状窝，大量积液者可波及耳甲腔。患者常无痛感，或仅有轻微痛感。病变边界清，表面皮肤无充血，触之无痛感。当积液增多时有囊性感，穿刺可引流出淡黄色液体；晚期机化则形成硬结，耳郭增厚、变形。

（三）诊断及鉴别诊断

根据病史及临床表现即可诊断。应与耳郭化脓性软骨膜炎、外伤所致血肿鉴别。

（四）治疗

治疗原则是保持耳郭形态，预防复发。目前多采用囊肿局部穿刺抽吸积液后，石膏加压包扎，也可腔内注射15%高渗盐、50%葡萄糖或糖皮质激素类药物。反复发作者可采用手术治疗。手术方法为切开囊肿，搔刮囊壁病变组织；或直接切除囊肿前壁软骨，防止复发。

七、鼓膜创伤

（一）病因

鼓膜位于外耳道深方，直接或间接因素，如外耳道异物、挖耳、外耳道或鼓室内气体压力急剧变化等，均可导致鼓膜创伤。

（二）临床表现

当出现鼓膜穿孔时，患者感耳痛、耳闷、耳鸣、听力下降。气压伤同时损伤内耳时，亦出现头晕等相应症状。单纯性鼓膜穿孔，检查见鼓膜呈不规则裂隙状穿孔，多位于鼓膜的前下部或后下部，边缘有血液或血痂附着。纯音测听结果为传导性聋，内耳受损者可表现为混合性聋。

（三）诊断及鉴别诊断

根据病史、症状及体征即可明确诊断。硬性耳内镜检查有助于明确穿孔范围及愈合情况。

（四）治疗

治疗原则是预防感染。外耳道以75%医用乙醇消毒，取出外耳道内的异物及血痂（鼓膜表面的血痂可不取出），以无菌棉球轻轻堵塞外耳道口，避免异物及液体进入。严格禁止外耳用药，切忌擤鼻及喷嚏，同时使用抗生素全身抗炎治疗。定期复查，动态监测鼓膜愈合情况，如无继发感染，小穿孔多可自行愈合；对于观察1～3个月而穿孔不能愈合者，可行手术修补。

八、外耳道耵聍栓塞

耵聍由外耳道上皮脱屑物和耵聍腺分泌物共同形成，大多可在上皮自净机制的作用下排出体外。因各种原因导致耵聍堵塞外耳道，称为外耳道耵聍栓塞。

（一）病因

耵聍过多过硬、油性耵聍、外耳道狭窄，或频繁使用棉签挖耳，将导致耵聍被推挤至深方，堵塞外耳道，形成耵聍栓塞。

（二）临床表现

初期多无症状，当外耳道完全堵塞时，将出现听力下降、耳鸣、疼痛，继而引发外耳道炎。检查可见外耳道内黄色、棕黄色或黑色耵聍团块。

（三）诊断及鉴别诊断

根据症状及体征，诊断不难。该病需与外耳道胆脂瘤鉴别，外耳道胆脂瘤为角化上皮堆积所致，检查典型表现为白色葱皮样物，可与耵聍栓塞鉴别。

（四）预防

改正不良挖耳习惯。对于油性耵聍者，可定期至医院取出。

（五）治疗

对于质软耵聍，可使用吸引器吸引法或温水冲洗法取出；部分耵聍质地较为坚硬、难以取出，或取出时患者疼痛明显者，可先行使用5%碳酸氢钠耳浴3～4天，将其软化后同法取出。

九、外耳道胆脂瘤

外耳道胆脂瘤是指发生于外耳道骨部含有胆固醇结晶的脱落上皮团块，分为原发性和继发性两种。这里重点介绍原发性外耳道胆脂瘤。

（一）病因

病因不明，目前认为可能为病变慢性刺激（如感染、异物、长期挖耳等），或存在局部阻塞性因素（如外耳道狭窄、肿瘤等）所致。

（二）临床表现

该病单侧多发，早期多无症状。当胆脂瘤增大时，可出现耳闷、听力下降、耳鸣。合并感染者出现耳痛，可放射至同侧头面部，伴有耳流脓性或脓血性分泌物，分泌物有特殊臭味。

检查见外耳道深处（即骨部）白色胆脂瘤堵塞。外耳道皮肤充血、肿胀，清除胆脂瘤后，能够见到骨质破坏，多为后壁及下壁破坏，胆脂瘤可突入鼓室；面神经乳突段裸露者出现面瘫；脓肿穿透乳突者，可并发颈部脓肿。

（三）诊断及鉴别诊断

结合症状及体征可初步诊断。颞骨高分辨率CT扫描可用于评估病变范围，病理检查可作为确诊依据。该病需与中耳胆脂瘤、坏死性外耳道炎及外耳道癌鉴别。

（四）预防

改正挖耳的不良习惯，积极治疗耳部疾病，原发疾病未愈时避免接触不洁水源。

（五）治疗

治疗原则为清除病变，治疗感染。未合并感染者可直接取出，合并感染者应在控制感染的同时，清除外耳道胆脂瘤。病变侵犯至乳突者采取手术治疗，术后应规律随诊。

十、外耳道异物

（一）病因

外耳道异物多见于儿童，多为玩闹过程中将异物塞入外耳道所致。成人者多为挖耳时棉签断掉入耳，或为不备时昆虫爬入。

（二）临床表现

儿童初期多无症状，当异物泡发、或引发炎症时，会致使患儿因疼痛而哭闹。成人者多有耳异物感、耳内异响或耳闷胀感。当异物为昆虫时，可出现耳痛、耳内搔爬感或昆虫振翅声，亦可通过神经反射引发刺激性咳嗽。

（三）诊断及鉴别诊断

通过病史、症状及体征，可做出明确诊断。

（四）治疗

根据异物的大小、性质、位置，取出方法各有不同。对于圆形、光滑的异物，可使用异物钩沿边缘伸入异物后方将其钩出。昆虫可使用甘油浸泡致死，或2%丁卡因滴入麻醉后，使用镊子取出。对于不能配合的儿童患者，或异物嵌入外耳道皮肤或皮下时，需全麻手术取出。如同时合并感染，应在取出异物后配合抗炎治疗。

十一、外耳肿瘤

外耳肿瘤包括发生于耳郭和外耳道的肿瘤，根据病理类型分为瘤样病变、良性肿瘤和恶性肿瘤。瘤样病变指与肿瘤形态类似的肿物，细胞分化正常。外耳肿瘤多为良性，其中良性肿瘤者以乳头状瘤常见，恶性肿瘤者以鳞状细胞癌常见。这里对常见肿瘤进行简要介绍。

（一）外耳道乳头状瘤

外耳道乳头状瘤是发生于外耳道软骨部皮肤的良性肿瘤，以青年男性多见。

1.病因 病因不明，一般认为与人乳头状瘤病毒感染有关。炎症、挖耳等慢性刺激可降低局部皮肤抵抗力而诱发该病。

2.临床表现 瘤体较小者无症状。当瘤体增大堵塞外耳道时，可出现耳闷、听力下降症状。检查见外耳道内乳头状新生物，多为广基，表面粗糙不平。

3.诊断及鉴别诊断 通过病史和体征即可诊断。应尽早完善病理检查以确诊。

4.治疗 手术治疗为首选方法。

（二）外耳道骨瘤

外耳道骨瘤是外耳道最常见的骨肿瘤，属良性肿瘤。多为单侧发病，罕见双侧发病者。

1.病因 不明，多认为与局部损伤、慢性炎症刺激等有关。

2.临床表现 青春期生长迅速。骨瘤体积较小者无症状。体积增大者可致外耳道变窄，出现耳闷、听力下降、耳鸣症状。检查见外耳道骨部局限性隆起，多位于后壁，表面光滑，皮肤正常，触之质硬。

3.诊断及鉴别诊断 通过体征及辅助检查，诊断不难。颞骨高分辨CT可见半圆形骨性密度影。

4.治疗 因生长缓慢，骨瘤小、无症状者无需治疗。瘤体较大、出现症状者应行手术治疗。

（三）外耳恶性肿瘤

外耳恶性肿瘤多为皮肤来源，其中以鳞状细胞癌和基底细胞癌多见。这里主要介绍发生于耳郭及外耳道的鳞状细胞癌。

1. 病因 阳光暴晒是该病的危险因素，慢性感染、创伤、放射线照射等也可诱发该病。

2. 临床表现 发生于耳郭者多位于耳轮处，初期呈鳞状或斑丘疹状，进一步发展为浸润性结节或菜花状肿物，常有溃烂，分泌物恶臭（图16-3）。发生于外耳道者，早期多无症状，病变进展可出现耳痛、听力丧失，耳内流脓性或脓血性分泌物，侵犯面神经者引发面瘫。检查见外耳道内新生物，边界不清，呈浸润性生长。

3. 诊断及鉴别诊断 影像学检查有助于明确肿瘤范围，病理检查可明确诊断。需要注意的是，任何类似感染性病变经恰当治疗后效果不佳者，应尽早完善病理检查以排除恶性肿瘤。

4. 治疗 目前治疗以手术为主，术后辅以放疗。

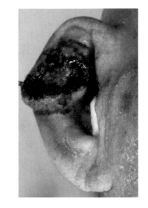

图16-3 耳郭鳞状细胞癌（右）

第2节 中耳疾病

案例 16-2

患者，男，25岁，2天前"感冒"后出现左耳闷胀感，伴左耳听力下降，无耳痛溢液，无耳鸣，无眩晕。查体：左侧耳郭无牵拉痛，无耳屏及乳突压痛，左侧鼓膜完整，呈橘黄色，双侧面部活动对侧。血常规：WBC$6.2×10^9$/L，N30%，L70%。

问题：1. 患者目前最可能的诊断是什么？为确诊需要进一步做哪些检查？

2. 写出其诊断依据。

3. 如何进行治疗？

一、分泌性中耳炎

分泌性中耳炎是以鼓室积液及听力下降为主要特征的中耳非化脓性炎性疾病。中耳积液可为浆液性漏出液或渗出液，亦可为黏液。中耳积液迁延日久极为黏稠呈胶胨状者称为胶耳（glue ear）。分泌性中耳炎可分为急性和慢性两种，急性迁延8周以上者即为慢性。本病冬春季多见，小儿及成人均可发病，本病为小儿常见听力受损的原因之一。多数治疗效果较好。

（一）病因

病因尚未完全明确，目前认为主要的病因有咽鼓管功能障碍、感染和免疫反应等。

1. 咽鼓管功能障碍 一般认为，咽鼓管功能障碍是本病的基本病因。咽鼓管有调节中耳气压的作用，咽鼓管功能障碍时外界空气不能进入中耳，导致中耳腔形成负压，中耳黏膜毛细血管在负压的作用下扩张，通透性增加，鼓室内形成漏出液。

（1）机械性阻塞 如腺样体肥大、肥厚性鼻炎、鼻咽部肿瘤或淋巴组织增生，以及长期的鼻咽腔填塞等。头部放射治疗后鼻咽部及咽鼓管黏膜肿胀、局部静脉和淋巴回流障碍均可导致分泌性中耳炎。

（2）功能障碍 小儿咽鼓管短平宽，控制咽鼓管开闭的肌肉收缩无力，咽鼓管软骨弹性较差，当鼓室处于负压状态时，咽鼓管软骨段的管壁容易发生塌陷，此为小儿分泌性中耳炎发病率高的解剖生理学基础之一。腭裂患者亦因上述结构薄弱，易患本病。同时，胃食管反流致咽鼓管黏膜纤毛输送系统功能障碍也是本病常见病因之一。

2. 感染 中耳积液中细菌培养阳性者为1/3～1/2，主要致病菌为流感嗜血杆菌和肺炎链球菌。从积液中分离出病毒者尚为数不多。分泌性中耳炎可能是中耳的一种轻型的或低毒性的细菌感染。细菌内毒素在发病机制中，特别是病变迁延为慢性的过程中可能具有一定作用。

3. 免疫反应 中耳分泌物中的炎性介质及其免疫复合物、补体系统、溶酶体酶等在分泌性中耳炎致病机制中起到了一种类似于Ⅲ型变态反应的作用。

（二）临床表现

1. 听力减退 急性分泌性中耳炎病前多有感冒史，以后听力逐渐下降，伴自听增强，头位变动如前倾或偏向患测时，因积液离开蜗窗，听力可暂时改善。积液黏稠时，听力不因头位变动而改变。慢性分泌性中耳炎起病隐袭，小儿常因对声音反应迟钝、注意力不集中、学习成绩下降而由家长领来就医。如一耳患病，另一耳听力正常，可长期不被察觉而于体检时才被发现。

2. 耳痛、耳内闭塞感 急性分泌性中耳炎起病时可有轻微耳痛，慢性者耳痛不明显。本病尚有耳内闭塞或闷胀感，按摩耳屏后可暂时减轻。

3. 耳鸣 可为间歇性，如"噼啪"声。当头动或打呵欠、擤鼻时，耳内可出现气过水声。

4. 检查 早期鼓膜松弛部和紧张部周边有放射状扩张的血管纹，松弛部或全鼓膜先表现为光锥缩短、变形或消失，锤骨柄向上移位，锤骨短突明显外突，鼓室积液时鼓膜失去正常光泽，呈淡黄、橙红琥珀色（图16-4），慢性者可呈灰蓝或乳白色，鼓膜紧张部有扩张的微血管。若液体为浆液性且未充满鼓室，可透过鼓膜见到液平面（图16-5）。此液面状如弧形发丝，凹面向上，头位变动时其与地面平行的关系不变。透过鼓膜有时尚可见到气泡，咽鼓管吹张后气泡可增多，积液多时鼓膜向外隆凸，鼓膜活动受限。

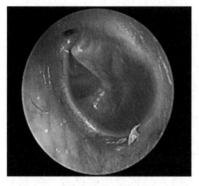 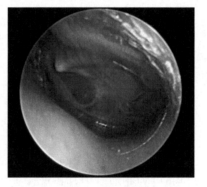

图16-4 鼓室积液鼓膜呈琥珀色　　图16-5 鼓室积液液平及气泡

（三）辅助检查

听力检查：音叉试验及纯音听阈测试结果示传导性聋。听力损失程度不一，重者可40dB左右，但一般不超过30dB。因积液量常有变化，故听阈可有一定波动。听力损失一般以低频为主，但由中耳传声结构及两窗的阻抗化，高频气导及骨导听力亦可下降。积液排出后听力即改善。骨导听力不恢复者提示内耳功能已受影响或过去已患感音神经性聋。鼓室导抗图对诊断有重要价值，平坦型（B型）为分泌性中耳炎的典型曲线。高负压型（C型）示咽鼓管功能不良，部分有鼓室积液。

（四）诊断

根据病史及临床表现，结合听力检查结果，诊断一般不难。必要时可于无菌操作下行诊断性鼓膜穿刺而确诊。

（五）治疗

排除中耳积液、改善中耳通气引流及病因治疗为本病的治疗原则。

1. 清除中耳积液，改善中耳通气引流

（1）鼓膜穿刺抽液　成人用局部麻醉，以针尖斜面较短的7号针头，在无菌操作下从鼓膜前下象限刺入鼓室，抽吸积液，必要时可重复穿刺，亦可于抽液后注入糖皮质激素类药物。

（2）鼓膜切开术　液体较黏稠、鼓膜穿刺不能吸尽，或小儿不合作，局部麻醉下无法作鼓膜穿刺时，应作鼓膜切开术。手术可于局部麻醉或全身麻醉（小儿）下进行。术时用鼓膜刀在鼓膜前下及后下象限做弧形切口或放射状切口，注意勿伤及鼓室内壁黏膜。鼓膜切开后应将鼓室内液体全部吸尽，并用与体温相近温度的糖皮质激素类药液灌洗鼓室。

（3）鼓室置管术　病情迁延、长期不愈、或反复发作，胶耳或头部放疗后，估计咽鼓管功能不能于短期内恢复正常者，均应作鼓室置管术，以改善通气引流，有利于恢复咽鼓管功能。通气管留置时间长短不一，一般为6～8周，最长可达半年至2年。咽鼓管功能恢复后大多可自行将通气管排出于外耳道内，也可在门诊内镜明视下取出。

（4）保持鼻腔及咽鼓管通畅　可用1%麻黄碱溶液或与倍氯米松气雾剂交替滴（喷）鼻，每日3～4次，使用麻黄碱等鼻腔减充血剂最长不宜超过7天。

（5）咽鼓管吹张　可采用捏鼻鼓气法、波氏球法或导管法。

（6）咽鼓管球囊扩张术　是近年来新兴的一项治疗咽鼓管功能障碍类疾病的手术方法。主要装置包括引导管、球囊扩张导管、导管推送器、球囊注水压力泵。在鼻内镜直视引导下，将球囊扩张导管的球囊部平行咽鼓管走行方向置入咽鼓管内，通过压力泵注水扩张球囊，球囊的膨胀压力对咽鼓管软骨部产生挤压作用，并持续一定时间，从而扩张狭窄或阻塞的咽鼓管。它主要针对咽鼓管软骨部进行扩张，具有创伤小、易于操作、有效率高且无严重并发症等特点。

2. 病因治疗

（1）有针对性地积极治疗鼻咽或鼻腔疾病　如腺样体切除、鼻中隔矫正术、下鼻甲手术、鼻息肉摘除术等。慢性扁桃体炎反复急性发作且与分泌性中耳炎复发有关者，应作扁桃体摘除术。有咽喉反流者，尤其是伴发阻塞性睡眠呼吸暂停低通气综合征（OSAHS）者，应予积极治疗。

（2）抗生素或其他合成抗菌药　一般不用抗生素，急性期有明显上呼吸道感染或穿刺、切开引流、或行咽鼓管扩张手术者，可用头孢拉定0.5g口服，3～4次/日，氧氟沙星0.1～0.2g口服，3～4次/日。小儿可用氨苄西林50～150mg/d，静脉滴注，或阿莫西林0.15g口服，3次/日。头孢他美10mg/kg，2次/日，对流感嗜血杆菌、肺炎链球菌等致病菌抗菌作用较强，可用于对其他抗菌药物不敏感者。

（3）糖皮质激素类药物　可用地塞米松或泼尼松等口服，作短期治疗。

二、急性化脓性中耳炎

急性化脓性中耳炎是中耳黏膜的急性化脓性炎症，病变主要位于鼓室，但中耳其他各部常亦受累。主要致病菌为肺炎链球菌、流感嗜血杆菌、溶血性链球菌、葡萄球菌等。本病较常见，多继发于上呼吸道感染，尤其好发于儿童。脓液穿破鼓膜可形成鼓膜穿孔，引起炎症反复发作致慢性化脓性中耳炎。早期积极治疗可有效避免鼓膜穿孔形成。

（一）病因及感染途径

1. 咽鼓管途径　最常见。

（1）急性上呼吸道感染，如急性鼻炎、急性鼻咽炎、急性扁桃体炎等，炎症向咽鼓管蔓延，咽鼓管咽口及管腔黏膜充血、肿胀、纤毛运动障碍，致病菌乘虚侵入中耳。

（2）急性传染病，如猩红热、麻疹、百日咳等可通过咽鼓管途径并发本病。急性化脓性中耳炎亦可为上述传染病的局部表现。此型病变常深达骨质，酿成严重的坏死性病变。

（3）在污水中游泳或跳水、不适当的咽鼓管吹张、擤鼻或鼻腔治疗等，细菌可循咽鼓管侵入中耳。

（4）婴幼儿因其解剖生理特点，更易经此途径引起中耳感染。哺乳位置不当，如平卧吮奶，乳汁可经咽鼓管流入中耳。

2. 外耳道鼓膜途径　鼓膜外伤、不正规的鼓膜穿刺或鼓室置管，致病菌由外耳道直接侵入中耳。

3. 血行感染　极少见。

（二）临床表现

1. 全身症状　轻重不一。可有畏寒、发热、倦怠、食欲不振，小儿全身症状较重，常伴呕吐、腹泻等消化道症状。鼓膜一旦穿孔，体温即逐渐下降，全身症状明显减轻。

2. 耳痛　耳深部痛。逐渐加重，如搏动性跳痛或刺痛，可向同侧头部或牙放射，吞咽及咳嗽时耳痛加重，甚至夜不成眠，烦躁不安。鼓膜穿破流脓后耳痛顿减。

3. 听力减退及耳鸣　始感耳闷，继则听力渐降伴耳鸣。耳痛剧烈者耳聋可被忽略，偶伴眩晕，穿孔后耳聋减轻。

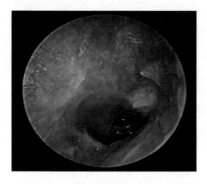

图16-6　急性化脓性中耳炎鼓膜
充血穿孔像

4. 耳漏　鼓膜穿孔后耳内有液体流出，初为血水，以后变为黏脓或纯脓。

5. 检查

（1）耳镜检查　早期鼓膜松弛部充血，锤骨柄及紧张部周边可有放射状扩张的血管，继之鼓膜弥漫性充血、肿胀、向外膨出，正常标志难以辨识，鼓膜穿孔前局部出现小黄点，最初穿孔一般甚小，不易看清，彻底清洁外耳道后方见穿孔处的鼓膜有闪烁搏动的亮点，称为"灯塔征"，或见脓液从该处涌出，坏死型者鼓膜迅速形成大穿孔（图16-6）。

（2）耳部触诊：乳突部可有轻微压痛，鼓窦区较明显。

（三）辅助检查

1. 听力检查　呈传导性聋。

2. 血常规　白细胞总数增多，多形核白细胞增加，穿孔后血常规渐趋正常。

（四）诊断

根据病史及临床表现，结合耳镜及听力检查结果，诊断一般不难。

（五）治疗

治疗原则为控制感染、通畅引流及病因治疗。

1. 全身治疗

（1）及早应用足量抗生素或其他合成抗菌药物控制感染，务求彻底治愈。一般可用青霉素类、头孢菌素类药物。鼓膜穿孔后取脓液作细菌培养及药敏试验，可参照其结果改用适宜的抗生素。症状消失后仍继续治疗3～5日方可停药。

（2）1%麻黄碱滴鼻液滴鼻或喷雾鼻咽部，减轻咽鼓管咽口肿胀，可利引流，但使用不宜超过1周。

（3）对症治疗，耳痛明显者可酌情只用镇痛药物等，高热不退酌情退热治疗。

（4）注意休息，调节饮食，疏通大便。全身症状重者注意支持疗法。

2. 局部治疗

（1）鼓膜穿孔前　①2%苯酚甘油滴耳，可抗炎镇痛，鼓膜穿孔后应立即停药。因该药遇脓液后释放苯酚，可腐蚀鼓室黏膜及鼓膜。②鼓膜切开术，如全身及局部症状较重，鼓膜明显膨出，经一般治疗后无明显减轻，或穿孔太小，引流不畅，或有并发症可疑，但无需立即行乳突手术时，应在无菌操作下行鼓膜切开术，以利通畅引流。

（2）鼓膜穿孔后　①先以3%过氧化氢溶液或硼酸水溶液尽量彻底清洗并拭净外耳道脓液。②局部用药以抗生素水溶液为主，如0.25%～1%氯霉素滴耳液、0.3%氧氟沙星（泰利必妥）滴耳液、复方利福平滴耳液等。③脓液减少、炎症逐渐消退时，可用甘油或乙醇制剂滴耳。如3%硼酸甘油、3%硼酸乙醇、5%氯霉素甘油等。④感染完全控制、炎症完全消退后，穿孔可自行愈合。流脓确已停止而鼓膜穿孔长期不愈合达2个月以上者，可作鼓膜修补术。

3. 病因治疗 积极治疗鼻部及咽部慢性疾病，如腺样体肥大、慢性鼻窦炎、慢性扁桃体炎等。

三、慢性化脓性中耳炎

慢性化脓性中耳炎是中耳黏膜、骨膜或深达骨质的达8周以上的慢性化脓性炎症。常与慢性乳突炎合并存在。本病为常见病，临床上以耳内长期或间歇流脓、鼓膜穿孔及听力下降为特点，可引起严重的颅内、外并发症而危及生命。

（一）病因

多因急性化脓性中耳炎延误治疗或治疗不当而迁延为慢性化脓性中耳炎。鼻、咽部存在慢性病灶亦可为重要原因。常见致病菌多为变形杆菌、金黄色葡萄球菌、铜绿假单胞菌等，其中革兰氏阴性杆菌较多，可见两种以上细菌的混合感染，且菌种常有变化。因抗生素滥用，无芽孢厌氧菌的感染或混合感染亦逐渐受到重视。

（二）临床表现

1. 反复流脓 流脓往往反复发作，感染控制后脓液可消失，机体抵抗力下降等诱因可导致再次流脓，甚至持续流脓，偶可混有血迹，混合厌氧菌感染者脓液可有臭味。

2. 听力下降 轻者听力下降可不明显，发生组织粘连或听小骨破坏时，气骨导差可达40dB以上，甚至出现混合型聋。

3. 耳鸣 部分患者可有低调耳鸣，病史较长并出现高调耳鸣时提示可能存在内耳损伤。

4. 耳镜检查 鼓膜紧张部穿孔，大小不一（图16-7）。通常大穿孔、边缘性穿孔、松弛部穿孔者病变较重，残余鼓膜可有钙化，感染存在可导致残余鼓膜明显增厚、充血，鼓室内黏膜可充血肿胀，有黏脓性分泌物，甚至形成肉芽。

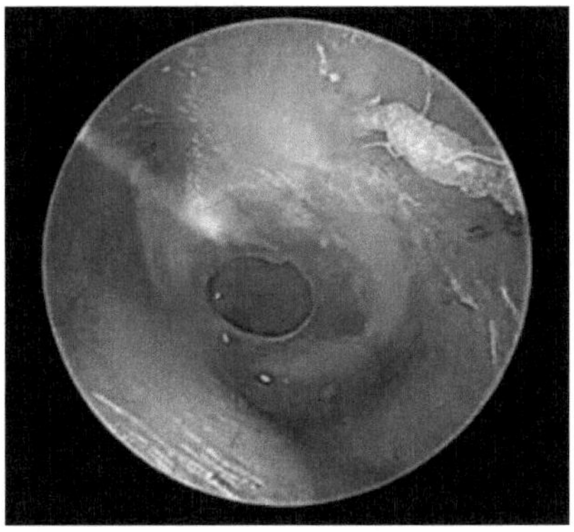

图16-7 慢性化脓性中耳炎鼓膜穿孔像

（三）辅助检查

1. 听力检查 多表现为传导性聋，也可表现为混合性聋，程度不一。

2. 颞骨CT 轻者可无明显异常表现，严重者可见中耳内低密度影、骨质破坏或鼓膜增厚等。

（四）诊断

根据病史及临床表现，结合耳镜及听力检查、颞骨CT结果，诊断一般不难。

（五）治疗

控制感染、清除病灶并恢复听力，通畅引流及病因治疗为本病的治疗原则。

1. 药物治疗 急性发作时应全身及局部应用抗生素治疗。条件允许时应先取分泌物做细菌培养及药敏试验，指导用药。

（1）鼓室黏膜充血肿胀伴分泌物时，应予以抗生素或抗生素与糖皮质激素的混合溶液滴耳，如0.3%氧氟沙星滴耳液等。脓液较少时可使用2%硼酸乙醇等，以促进耳内干燥。用药前可以3%过氧化氢溶液洗耳。避免用耳毒性药物滴耳，中耳腔内忌用酚类、砷类腐蚀剂。目前不主张使用干粉类喷剂，尤其是穿孔小或脓液较多时忌用粉剂，以免堵塞穿孔。

（2）病史短，耳流脓停止，耳内干燥后，鼓膜小的穿孔有自愈可能。

2.手术治疗 对于经久不愈的穿孔可行鼓室成形术，必要时尚需探查听骨链或行乳突开放术。

四、中耳胆脂瘤

中耳胆脂瘤非真性肿瘤，是位于中耳和乳突腔内的囊性结构。囊的内壁为复层扁平上皮，囊内充满脱落上皮、角化物质及胆固醇结晶。囊外则以一层厚薄不一的纤维组织与其邻近骨壁或组织紧密相连，由于囊内含胆固醇结晶，故称胆脂瘤，是引起耳源性颅内外并发症最常见病因。

（一）病因

1.袋装内陷学说 咽鼓管功能不良致鼓室内负压，鼓室黏膜水肿，上鼓室、鼓窦换气不足形成负压，致鼓膜松弛部呈袋状内陷，袋内上皮脱落、堆积形成胆脂瘤。上皮不断堆积，胆脂瘤不断增大，压迫周围骨质脱钙吸收，造成相邻器官损害，引起并发症。胆脂瘤好发部位多位于鼓膜后上方；或因中、上鼓室间隔增厚、粘连，如鼓前峡和鼓后峡及咽鼓管上隐窝闭锁，使上鼓室和乳突腔被封闭呈负压状态，致鼓膜松弛部内陷形成上鼓室胆脂瘤。

2.上皮移行学说 鼓膜上皮经穿孔处移行翻入鼓室形成中耳胆脂瘤。

3.鳞状上皮化生学说 炎症刺激使鼓室内黏膜上皮化生为鳞状上皮后形成胆脂瘤。

4.基底组织增生学说 外耳道深部和鼓膜上皮受炎症刺激增殖形成胆脂瘤。

（二）临床表现

1.耳流脓 为黏液脓性分泌物，常因脱落上皮伴厌氧菌感染致脓液呈特殊臭味，感染重，伴肉芽生长时，可伴有血性分泌物。

2.听力下降 传导性聋常见，程度取决于听骨链受损程度及鼓膜形态。破坏的听骨链被胆脂瘤组织替代，形成假性连接时，听力下降可不明显。炎症累及内耳可导致耳鸣及骨导听阈下降。

3.眩晕 病变破坏迷路或细菌毒素导致迷路炎可引起眩晕。

4.面神经麻痹 胆脂瘤病变压迫面神经、感染累及面神经可导致面神经麻痹。

5.耳镜检查 清除脓性分泌物及痂皮后，可见松弛部袋状内陷或鼓膜紧张部后上内陷，其内可见白色脱落上皮，或鼓膜紧张部大穿孔内有白色葱皮样物堆积。

（三）辅助检查

1.听力检查 多表现为传导性聋，合并迷路炎时也可表现为混合性聋或感音神经性聋。

2.颞骨CT 上鼓室、鼓窦和乳突内常可见低密度影，周围骨质破坏，边缘浓密整齐。病变严重者可见听小骨及面神经管骨质破坏（图16-8）。

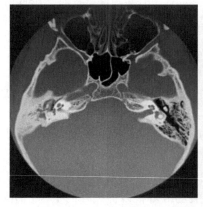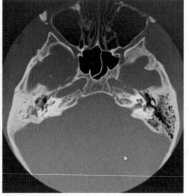

图16-8 中耳胆脂瘤CT表现

（四）诊断

根据病史及临床表现，结合耳镜及听力检查、颞骨CT检查结果诊断不难。

（五）治疗

中耳胆脂瘤一旦发现一般应尽早手术。清除病灶，预防并发症。如患者胆脂瘤已破坏鼓室外侧壁及外耳道后上壁，形成"自然根治"，且听力下降不明显、无提高听力需求，或患者高龄，全身情况不能耐受手术者，可不行手术治疗。

由于中耳胆脂瘤涉及乳突处理，基本手术方法为完壁式鼓室成形术和开放式鼓室成形术两大类，以及由此派生而来的其他方法。

1. 完壁式鼓室成形术 其特征是在保留骨性外耳道后壁状态下去除病变后重建听骨链，修补鼓膜。经面神经隐窝入路开放后鼓室，开放上鼓室并向前开放鼓室隔进入咽鼓管上隐窝。从耳道掀起外耳道皮肤及鼓膜全层，经乳突将胆脂瘤完整剥离到鼓膜内陷口处剪除后残缘翻向外耳道。根据病变情况去除砧骨和锤骨头，鼓膜张肌肌腱应尽量保留。完成听骨链重建后，用乳突皮质骨或软骨片修复内陷口位置的上鼓室外壁缺损，颞肌筋膜内贴或夹层法修补鼓膜。术后乳突腔内留置2根引流管保持1周。本术复发率较高，因此需严格掌握适应证。

2. 开放式鼓室成形术 最大限度地显露中耳结构，有利于去除病变，胆脂瘤复发率低。同样可以获得令人满意的听力改善结果。缺点是留有较大的乳突腔，易发生术后感染，需定期清理术腔，不利于术后佩戴助听器等。适应证：外耳道骨壁破坏严重；天盖低位，乙状窦前位；有颅内外并发症；由于各种原因无法定期随访及二次以上手术者。

3. 开放式乳突腔充填法鼓室成形术 该术式是完成开放式鼓室成形术后，将乳突腔充填使之缩小的一种方法。充填材料有自体材料，如乳突皮质骨块、骨粉、U形肌骨膜瓣、Palva皮瓣、耳郭软骨，还有人工材料如羟基磷灰石等。自体材料因取材方便而被广泛应用。本术式除了具备开放式的优点外，同时还具备如下特点：具有正常外耳道的自净功能；耳道较正常宽大，利于术后的观察和处理；消灭乳突含气腔，防止鼓膜内陷造成的胆脂瘤复发；充填后鼓室深度增加有利于鼓膜振动和防止与鼓岬粘连。禁忌证：有颅内并发症；乳突腔内胆脂瘤去除不彻底；乳突骨质有急性感染等。

五、耳源性颅内、外并发症

急、慢性中耳乳突炎向邻近或远处扩散，引起各种并发症，称为耳源性并发症。根据并发症发生的部位可分为颅内并发症和颅外并发症，颅内并发症常危及患者生命，是耳鼻咽喉头颈外科的危急重症之一。

（一）病因

主要与下列因素有关。

1. 骨质破坏 中耳乳突骨质破坏常见于中耳胆脂瘤，导致相邻结构感染从而出现并发症，其他类型中耳炎也可引起中耳骨质破坏，但较少见。

2. 机体抵抗力差 严重的全身慢性疾病（如糖尿病、结核等）、长期营养不良、年老体弱或儿童抵抗力较差者，中耳局部感染易扩散而导致并发症。

3. 致病菌毒力强 致病菌对常用抗生素不敏感或已产生抗药性，是引起中耳炎并发症的原因之一。致病菌主要为革兰氏阴性杆菌，如变形杆菌、铜绿假单胞菌、大肠埃希菌或副大肠埃希菌、产气杆菌等；也可出现球菌或两种以上致病菌混合感染。

（二）分类

中耳炎症引起的并发症分为颅内并发症和颅外并发症两类，其中颅外并发症包含颞骨内并发症。

1. 颅内并发症 硬脑膜外脓肿、硬脑膜下脓肿、化脓性脑膜炎、脑脓肿和乙状窦血栓性静脉炎等。

2. 颅外并发症 耳后骨膜下脓肿、耳下颈深部脓肿（Bezold脓肿、Mouret脓肿）、岩尖炎、迷路炎、周围性面瘫等。

（三）诊断

由于抗生素的应用，耳源性颅内并发症的症状常常不典型。所以必须根据病史、症状、检查，结合影像学检查综合分析和诊断。颅内并发症的发生有许多特征应加以注意。

1. 中耳炎患者出现精神萎靡，尤其出现表情淡漠等，常常是耳源性颅内并发症的首发症状。

2. 慢性化脓性中耳炎，脓液突然减少或突然增多，同时伴耳痛、持续性头痛及全身不适、发热等。

3. 脑膜刺激症状、颅内压增高表现、脑神经麻痹表现及中枢局灶性定位体征，眼底改变、腰椎穿刺及脑脊液改变。

4. 乳突区红肿压痛、颈部呈硬条索状。

5. CT扫描可见乳突骨质破坏或天盖破坏。CT和MRI增强扫描可以确定并发症的范围和类型，MRI增强扫描有助于诊断血栓性静脉炎或脑脓肿等。

（四）治疗

耳源性并发症的治疗原则：纠正全身情况，保证手术安全的前提下尽早手术。

1. 乳突开放术 仔细检查鼓室盖、鼓窦盖和乙状窦骨板，对于硬膜外脓肿或血栓性静脉炎，应清除坏死的骨板，直到外观正常的硬脑膜为止。

2. 抗生素 根据细菌学培养结果，用足量的能够穿透血脑屏障的抗生素或两种以上抗生素联合用药，以静脉滴注给药为主。

3. 脓肿处理 穿刺、冲洗、引流或脓肿切除等。

4. 支持疗法 根据病情需要给予补液、输血或血浆及复合氨基酸、白蛋白等。

5. 对症治疗 颅内高压者用脱水疗法，如每次20%甘露醇1～2g/kg快速静脉滴注，或50%葡萄糖40～60ml静脉注射。糖皮质激素如地塞米松10～20mg/d静脉滴注。

第3节　听觉及平衡异常

 案例 16-3

患者女，56岁，反复发作性眩晕1周，自诉起床时出现眩晕，约10余秒自行缓解，伴恶心及呕吐，意识清。此后每于起身时发作，否认听力下降及耳鸣，否认畏光及畏声，否认头痛。既往体健，否认高血压、糖尿病、高脂血症病史，否认中耳炎病史，否认手术、外伤史。查体：BP 130/70mmHg，HR 70次/分，神清语利，查体配合，双外耳道通畅，鼓膜完整，标志清。

问题：1. 该患者目前最可能的诊断是什么？为确诊需要进一步做哪些检查？

2. 写出其诊断依据。

3. 写出治疗方案。

听觉障碍是指听觉传导通路发生器质性或功能性病变导致不同程度的听力损失，亦称为耳聋。

平衡障碍是前庭系统、本体感觉系统、视觉系统中任何部位受生理刺激或病理因素影响，导致协调功能障碍引发的症状，主观感觉为眩晕。

一、传导性聋

传导性聋是指因传音结构病变和功能障碍，特别是中耳的病损，不同程度地影响传音及增益功能，声波到达内耳的声能减弱，引起传导性听力减退。

（一）病因

1. 外耳疾病 外耳道狭窄或闭锁、外耳道堵塞（炎症、异物、肿瘤等）。

2. 中耳疾病 中耳急慢性炎症、大疱性鼓膜炎、鼓膜穿孔、颞骨骨折累及中耳、听骨链中断、听骨链畸形、中耳肿瘤等。

（二）诊断

了解病变的原因，大部分疾病可以诊断。

1. 听力学评估

（1）音叉检查 林纳（Rinne）试验阴性，韦伯（Weber）试验偏向患侧，施瓦巴赫（Schwabach）试验延长是传导性聋的重要特征。

（2）纯音测听 骨导听阈基本正常，气骨导差＞10dB。气导听阈不同程度地提高，最高达60 dB。

（3）声导抗测听 帮助判断鼓室气压功能及听骨链的完整性。

2. 影像学检查 可以根据上述检查结果选定，以协助确定病变的部位、范围及程度。

（三）治疗

临床上根据病史、查体、辅助检查结果可以明确导致传导性聋的病因，应针对病因进行治疗。多数患者可以通过药物或外科手术得到治愈或改善。因各种原因不能手术者，可以佩戴助听器改善听力。

二、感音神经性聋

耳蜗、听神经或听觉中枢器质性病变或代谢障碍，阻碍声音的感受与分析，或影响声音信息传递，引起的听力减退或听力丧失称为感音神经性聋。

（一）病因及临床特征

根据导致听力障碍的不同病因，感音神经性聋可以分为三类。

1. 遗传性聋 由于亲代的致聋基因或新发生的突变致聋基因导致听觉感官发育缺陷所致的听力障碍。

2. 非遗传性先天性聋 是由妊娠期母体因素或分娩因素引起的听力障碍，往往为双耳重度聋或极度聋。

3. 非遗传性获得性感音神经性聋 常见的有药物性聋、突发性聋、噪声性聋、老年性聋、病毒或细菌感染性聋、全身疾病相关性聋等。发病率占感音神经性聋的90%以上。

（二）诊断和鉴别诊断

诊断应该在全面系统地收集病史、个人史、家族史的基础上，进行听功能、前庭功能和咽鼓管功能检测，结合必要的影像学和全身检查等，可为确诊感音神经性聋的病因与类型提供科学依据。

1. 听力学评估

（1）音叉检查 Rinne试验AC＞BC阳性，Weber试验偏向健侧，Schwabach试验缩短。

（2）纯音测听 气导听阈和骨导听阈一致性提高，无气骨导差（＜10dB）。

（3）声导抗测听　A型鼓室导抗图提示镫骨肌反射存在。

（4）其他　听性脑干反应、40Hz听性相关电位、耳声发射等检查。

2.影像学检查　可以根据上述检查结果选定，必要的影像学检查是诊断和鉴别诊断的基础。

（三）治疗与干预

治疗原则是恢复或部分恢复已丧失的听力，尽量保存并利用残余听力。

1. 药物治疗　目前没有简单有效且适用于任何情况的药物或疗法。病因治疗的同时，可选扩张内耳血管的药物、降低血液黏稠度和血栓溶解药物、能量制剂、神经营养药物。

2. 助听器　是一种能协助人们更好地聆听环境声响的辅助器具。

3. 人工耳蜗植入　人工耳蜗是一种电子装置，由体外言语处理器将声音转换为一定编码形式的电信号，通过植入体内的电极系统直接兴奋听神经来恢复或重建听力障碍者的听觉功能。

4. 听觉脑干植入　适用于病变位于听神经之后的感音神经性聋患者。

5. 听觉和言语训练。

三、混 合 性 聋

混合性聋为传声系统和感音神经系统两部分均有病损，且不论两者是受同一疾病所累，或由不同疾病所致，导致中耳和内耳功能障碍。混合性聋常见于慢性化脓性中耳炎合并内耳病变、晚期耳硬化、感音神经性聋合并分泌性中耳炎等。治疗混合性聋时，可分别处理中耳、内耳病变。

四、突 发 性 聋

突发性聋指72小时内突然发生的、原因不明的感音神经性听力损失，至少在相邻的两个频率听力下降不少于20dB HL。原因不明是指还未查明原因，一旦查明原因，就不再诊断为突发性聋。

（一）病因和发病机制

病因不明，常见可能的相关病因有血管性疾病、病毒感染、自身免疫性疾病、传染性疾病、肿瘤等。可能发病机制：内耳血管痉挛、血管纹功能障碍、血管栓塞或血管血栓形成、膜迷路积水及毛细胞损伤等。

（二）临床表现

1. 突然发生的听力下降，多为单耳发病，双侧发病率较低。

2. 听觉过敏或重听、耳鸣、耳闷胀感、眩晕或头晕。

3. 耳周感觉异常，部分患者出现精神心理症状、焦虑感、睡眠障碍，影响生活质量。

（三）辅助检查

1. 耳科检查　包括耳周皮肤、淋巴结、外耳道及鼓膜等。注意耳周皮肤有无疱疹、红肿，外耳道有无盯聍、疖肿、疱疹等。

2. 听力检查　音叉检查包括Rinne试验、Weber试验及Schwabach试验，纯音测听包括250Hz、500Hz、1000Hz、2000Hz、3000Hz、4000Hz、8000Hz的骨导和气导听阈，声导抗检查包括鼓室导抗图和同侧及对侧镫骨肌声反射，耳声发射、听性脑干反应、言语测听等。

3. 伴有眩晕时，应进行自发性眼震检查，并根据病史选择性地进行床旁位置性眼震试验（Dix-hallpike试验）和（或）滚转（Roll）试验。

4. 影像学检查　包含内听道的颅脑或内耳MRI，根据病情需要酌情选择颞骨CT检查。

5. 实验室检查　血常规、血生化、凝血功能、C反应蛋白等。

6. 病原学检查　支原体、梅毒、疱疹病毒、水痘病毒、HIV等。

（四）诊断与鉴别诊断

结合病史、辅助检查，突发性聋不难诊断。突发性聋首先需要排查脑卒中、鼻咽癌、听神经瘤等严重疾病，其次需除外常见的局部或全身疾病，如梅尼埃病、各种类型的中耳炎、病毒感染如流行性腮腺炎、耳带状疱疹（Hunt综合征）等。双侧突发性聋需考虑全身因素，如免疫性疾病（自身免疫性内耳病、Cogan综合征等）、内分泌疾病（甲状腺功能低下等）、神经系统疾病（脑膜炎等）、血液系统疾病（红细胞增多症、白血病、镰状细胞贫血等）、外伤、药物中毒、噪声性聋等。

（五）治疗

该病病因不明，目前治疗方法为经验性治疗，听力曲线分型对治疗和预后有重要指导意义。根据分型采用改善内耳微循环药物、糖皮质激素、离子通道阻滞剂、营养神经类药物、降低纤维蛋白原药物。高压氧舱治疗可在疗效不佳时作为补救性措施。根据受损频率听力阈恢复程度进行疗效评判，对于听力无法恢复或部分恢复，影响交流时选用助听器或人工耳蜗等听觉辅助装置。

五、梅尼埃病

梅尼埃病是一种病因不明的，以膜迷路积水为主要病理特征的内耳病，临床表现为发作性眩晕，波动性、渐进性听力下降，耳鸣和（或）耳闷胀感。

（一）病因和发病机制

病因不明，主要发病机制与内淋巴产生和吸收失衡有关。诱因包括劳累、精神紧张及情绪波动、睡眠障碍、不良生活事件、天气或季节变化等。发病机制主要有内淋巴管机械阻塞与内淋巴吸收障碍学说、免疫反应学说、内耳缺血学说等。

（二）临床表现

1. 发作性眩晕，眩晕急性发作一般持续20分钟到12小时。

2. 波动性感音神经性听力下降，早期多以低中频为主，听力损失逐渐加重。

3. 发作期常有耳鸣和（或）耳闷胀感，随着病情发展，耳鸣和（或）耳闷胀感持续存在。

（三）辅助检查

1. 听力学检查 纯音测听（图16-9）、耳蜗电图、耳声发射、听性脑干反应等。

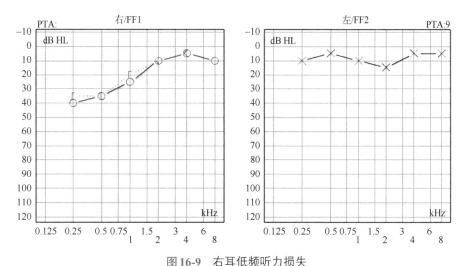

图16-9 右耳低频听力损失

纯音听力图来自首都医科大学附属北京朝阳医院听力中心

2. 甘油试验 通过减少异常增加的内淋巴来检测听觉功能的变化，协助诊断。

3. 前庭功能检查　自发性眼震、凝视眼震、位置试验、冷热试验、前庭诱发肌源性电位等。

4. 影像学检查　内听道 - 桥小脑角的颅脑MRI，钆造影内耳膜迷路MRI成像。

5. 病因学检查　免疫学检查、变应原检查、遗传学检查等。

（四）诊断与鉴别诊断

梅尼埃病的诊断主要依靠翔实的病史、全面的检查和仔细的鉴别诊断，在排除其他可引起眩晕的疾病后，可作出临床诊断。临床诊断要点如下。

1. 2次或2次以上眩晕发作，每次持续20分钟至12小时。

2. 病程中至少一次听力学检查证实患耳有低频到中频的感音神经听力下降。

3. 患耳有波动性听力下降、耳鸣和（或）耳闷胀感。

4. 排除其他疾病引起的眩晕，如前庭性偏头痛、突发性聋、良性阵发性位置性眩晕、颅内占位等。

（五）治疗

由于病因及发病机制不明，治疗目的不同：减少或控制眩晕发作，保存听力，减轻耳鸣及耳闷胀感。

1. 发作期的治疗　治疗原则为控制眩晕、对症治疗。可选用前庭抑制剂、糖皮质激素、对症支持治疗。

2. 间歇期的治疗　治疗原则为减少、控制或预防眩晕发作，同时最大限度地保护患耳现存的内耳功能。向患者介绍相关知识，了解自然病程规律、可能诱发因素、治疗方法及预后，消除患者恐惧心理。调整生活方式，规律休息，避免不良情绪、低脂肪、低盐饮食。避免咖啡因制品、烟草和酒精类制品的摄入。药物治疗选用倍他司汀改善内耳血供，选用利尿剂减轻内淋巴积水，控制眩晕发作。

3. 手术治疗　内淋巴囊手术、三个半规管阻塞术、前庭神经切断术、迷路切除术。

4. 鼓室注射治疗　鼓室注射糖皮质激素、鼓室低压脉冲治疗、鼓室注射庆大霉素等治疗方法。

5. 前庭和听力康复治疗　以物理治疗方法，可缓解头晕，改善平衡功能，提高生活质量。对于病情稳定的患者，可根据听力损失情况酌情考虑佩戴助听器或植入人工耳蜗。

六、良性阵发性位置性眩晕

良性阵发性位置性眩晕（benign paroxysmal positional vertigo，BPPV）俗称耳石症，是最常见的外周性前庭疾病。是一种相对于重力方向的头位变化所诱发的、以反复发作的短暂性眩晕和特征性眼球震颤为表现的外周性前庭疾病。常具有自限性，易复发。按受累半规管分为后半规管BPPV、外半规管BPPV、前半规管BPPV、多半规管BPPV。

（一）病因和发病机制

1. 嵴帽结石症　椭圆囊囊斑上的耳石颗粒脱落后黏附于壶腹嵴嵴帽，使得壶腹嵴在某些特定位置对重力敏感，从而出现相应的症状及体征。

2. 管石症理论　半规管中飘动的耳石碎屑对半规管中内淋巴液的流动产生影响，引起眩晕症状。

（二）临床分类

1. 特发性　病因不明，占50%～97%。

2. 继发性　继发于其他耳科或全身系统性疾病，如梅尼埃病、前庭神经炎、中耳炎、耳部手术等。

（三）临床表现

患者相对于重力方向改变头位（如起床、躺下、床上翻身、低头、抬头）所诱发的、突然出现的短暂性眩晕。伴有恶心、呕吐等自主神经症状，头晕、头重脚轻、漂浮感、平衡不稳及振动幻视等。

（四）诊断与鉴别诊断

1. 相对于重力方向改变头位后出现反复发作的、短暂的眩晕或头晕。

2. 位置试验：包括 Dix-Hallpike 试验（图16-10）及滚转试验（roll test）（图16-11）出现眩晕及特征性位置性眼震。

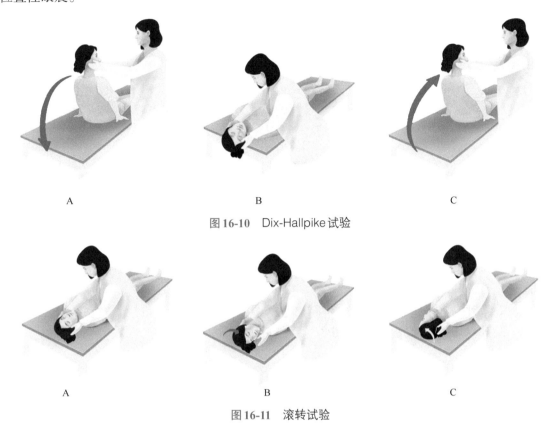

图 16-10 Dix-Hallpike 试验

图 16-11 滚转试验

3. 排除其他疾病，如前庭性偏头痛、梅尼埃病、前庭神经炎等。

（五）治疗

虽然BPPV是一种有自愈倾向的疾病，但其自愈的时间有时可达数月或数年，严重的可导致工作能力丧失，故应尽可能地进行治疗。

1. 首先手法复位治疗，后半规管BPPV建议首选Epley法，外半规管BPPV可采用Barbecue法、Gufoni法等。

2. 耳石复位仪辅助复位适用于手法复位操作困难的患者。

3. 改善内耳微循环的药物等作为辅助治疗，可进行前庭康复治疗训练。

4. 保守治疗无效，影响生活工作者，可行手术疗法如半规管阻塞术。

第17章
鼻部疾病

第1节　鼻部炎症性疾病

案例 17-1

患者，女，26岁，反复鼻塞、喷嚏、鼻涕、鼻痒5年。查体：鼻黏膜苍白水肿，双侧下鼻甲肥大、水肿，总鼻道内水样分泌物。

问题：1. 患者可能的诊断有哪些？

2. 还可以做哪些检查来辅助诊断？

3. 可以选择的治疗方式有哪些？

一、急 性 鼻 炎

急性鼻炎（acute rhinitis）是由病毒感染引起的鼻黏膜的急性炎症，传染性强，俗称"伤风""感冒"，有别于流感，冬秋季及季节交替时多发。

（一）病因

当机体抵抗力降低（如受凉后），病毒（如鼻病毒、腺病毒、流感病毒等）入侵而发病，并常继发细菌感染，如溶血性链球菌、肺炎链球菌、流感嗜血杆菌等。一次感冒后约有1个月的免疫期，故易感者一年中可多次发病。

（二）临床表现

病程7～10天，潜伏期1～3天，起病时鼻腔干燥、鼻痒、打喷嚏、刺激感、异物感或烧灼感，随即出现鼻塞并加重，水样涕，伴疲劳、头痛、畏寒、食欲不振等全身症状。以后变为黏脓涕，闭塞性鼻音。如无并发症，在1～2周内症状逐渐减轻或消失。如合并细菌感染，则出现脓涕，鼻塞加重、头痛等急性鼻窦炎的症状，病情延期。

局部检查：早期鼻黏膜弥漫性充血、干燥，之后黏膜肿胀，总鼻道及鼻底有水样、黏液性、脓性分泌物。

小儿全身症状较成人重，常有发热、倦怠，甚至高热、惊厥，可伴呕吐、腹泻等。

（三）并发症

急性鼻炎可因个体情况不同出现不同程度的感染扩散和蔓延，或者不恰当地擤鼻涕等导致多种并发症，如：①向各个鼻窦扩散引起急性鼻窦炎；②经咽鼓管蔓延至中耳引起中耳炎；③向下蔓延引起鼻咽炎、咽炎、喉炎、气管及支气管炎，老年人或者小儿等体质虚弱者可合并肺炎；④经鼻泪管致泪囊炎、结膜炎，但少见。

（四）诊断及鉴别诊断

依据病史、症状及体征不难诊断，但应注意是否为急性传染病的前驱症状。小儿某些急性传染病如麻疹、百日咳、猩红热及流感等应予鉴别。鉴别主要根据流行病学史、症状、体征及全身情况。

（五）治疗

1.全身治疗

（1）一般治疗　休息，多饮水，清淡饮食，保持大便通畅。

（2）对症治疗　有发热、头痛、全身症状者可服解热镇痛药，如对乙酰氨基酚。

（3）中药治疗　根据患者体质或者辨证类型可选择不同药物，如风热型感冒可选择感冒清热颗粒；还可口服抗病毒中成药如板蓝根。

（4）合并细菌感染时加用抗生素治疗。

（5）抗组胺药物治疗　如依巴斯汀、氯雷他定、西替利嗪等。

2.局部治疗

（1）鼻塞较重时可用鼻用减充血剂，如1%麻黄碱滴鼻液（儿童用0.5%溶液）滴鼻，盐酸羟甲唑啉鼻喷雾剂，每天使用1～3次。注意：鼻用减充血剂连续使用时间一般不超过5～7天。

（2）鼻用糖皮质激素，如布地奈德鼻喷剂，丙酸氟替卡松鼻喷剂等。

（六）预防

感冒流行期减少聚集，增加防护，避免接触患者，避免受凉，加强锻炼，增强体质，合理饮食，保持室内空气流通。

二、慢性鼻炎

慢性鼻炎（chronic rhinitis）为鼻黏膜及黏膜下组织的慢性炎症，分单纯性、肥厚性两种类型，后者多由前者发展和演变而来。二者病因基本相同，组织病理学上没有明显界限。

（一）病因

致病因素主要有局部因素、全身因素和职业及环境因素等方面。

1.局部因素

（1）急性鼻炎反复发作演变为慢性鼻炎。

（2）慢性鼻窦炎分泌物长期刺激促使慢性鼻炎发生。

（3）鼻中隔偏曲、异物、肿瘤妨碍鼻腔通气引流，易反复发生炎症。

（4）长期滴用鼻用减充血剂，导致药物性鼻炎。

2.全身因素

（1）营养不良、饮酒过度、维生素C和维生素B缺乏。

（2）某些全身性疾病如肝、肾、心脏病等，也可导致鼻黏膜充血和淤血。

（3）内分泌失调如甲状腺功能减退、肾上腺皮质功能减退、青春期、妊娠期等。

3.职业及环境因素　粉尘如水泥、玻璃、石灰、面粉、棉花、皮毛、烟草等和有害气体的长期影响等，可损伤鼻黏膜上皮及纤毛功能。

（二）临床表现

1.慢性单纯性鼻炎　主要表现为鼻塞、多涕，鼻塞呈间歇性或交替性，即白天或活动后减轻，夜间或静坐时加重，侧卧时下侧鼻塞，上侧鼻腔通气尚好。检查可见鼻黏膜暗红色充血，鼻甲黏膜肿胀，鼻黏膜表面尚光滑，触之柔软有弹性，探针压之凹陷，移去探针凹陷立即恢复，对减充血剂反应敏感。

2.慢性肥厚性鼻炎　鼻塞较重，多呈持续性，闭塞性鼻音较重，长期鼻通气障碍可出现头晕、记忆力下降、失眠、眉心部胀满感。长时间张口呼吸及分泌物的刺激导致咽干甚至出现慢性咽炎。检查可见鼻黏膜暗红色充血，鼻甲肥大，鼻黏膜表面凹凸不平呈结节状，尤以下鼻甲为甚，触之弹性较差，探针压鼻黏膜不易凹陷，对减充血剂反应较差。

（三）诊断

根据病史、症状及体征，诊断并不难，但应对单纯性或肥厚性两种类型加以鉴别，以选择不同的干预措施，还应注意与其他类型的慢性鼻炎相鉴别。

（四）治疗

慢性单纯性鼻炎与肥厚性鼻炎治疗目的基本一致。主要目标为恢复鼻腔通气功能，改善患者生活质量，策略有保守治疗和手术治疗。

1. 保守治疗

（1）病因治疗　积极查找病因并进行治疗。

（2）中医中药治疗　以宣肺、祛风、通窍为原则用药。

（3）鼻用糖皮质激素　是治疗慢性鼻炎的基础用药，一般治疗时间不少于3个月。

（4）鼻腔冲洗　温生理盐水鼻腔清洗有利于去除鼻黏膜表面过敏原等，改善纤毛功能。

（5）鼻用减充血剂　鼻塞严重影响生活质量时可短期使用。连续用药不超过7天，以免引起药物性鼻炎。

2. 手术治疗　药物治疗无效的慢性单纯性鼻炎或者慢性肥厚性鼻炎可考虑外科手术，主要术式有黏膜下部分下鼻甲骨切除术、下鼻甲骨折外移、低温等离子下鼻甲黏膜下消融术等。存在鼻中隔偏曲等结构性问题者可行手术纠正。

三、药物性鼻炎

药物性鼻炎（drug-induced rhinitis）是因全身或局部应用药物而导致的鼻炎。临床上药物性鼻炎主要指的是局部用药引起的鼻炎。

（一）病因

全身用药引起鼻塞的药物主要有抗高血压药物、抗交感神经药物、抗乙酰胆碱酯酶药物、避孕药物或使用雌激素替代疗法。局部用药主要是长期使用鼻用减充血剂，以萘甲唑林类（滴鼻净）最为常见。

（二）临床表现

长期使用鼻用减充血剂后，药效变差，鼻通畅时间变短，鼻塞逐渐加重。表现为双侧持续性鼻塞，嗅觉减退，鼻腔分泌物增加。检查可见鼻黏膜充血、肿胀，下鼻甲明显肥大，对鼻用减充血剂反应明显降低。婴幼儿使用萘甲唑林可引起面色苍白、血压下降、心动过缓、昏迷不醒甚至呼吸困难等严重中毒现象，应避免使用。

（三）诊断及鉴别诊断

本病的临床表现与肥厚性鼻炎非常相似。要仔细询问全身及局部用药史，以及使用时间，同时检查发现对减充血剂反应差为特点。

（四）治疗

1. 立即停用引起药物性鼻炎的该类血管收缩剂，如萘甲唑林等，可改用生理盐水冲洗鼻腔，如患者鼻塞症状严重，为改善生活质量，可间断短期使用1%麻黄碱滴鼻剂或者羟甲唑林鼻喷雾剂等。

2. 规律使用鼻用糖皮质激素喷鼻是主要的保守治疗策略。

3. 保守治疗效果欠佳时，可考虑下鼻甲手术，但应注意保护下鼻甲黏膜。

（五）预防

对于药物性鼻炎，重点在于预防，强调临床中规范使用鼻用减充血剂，鼻用减充血剂不应作为治疗鼻炎的主要药物，连续用药时间不要超过10天。

四、变应性鼻炎

变应性鼻炎（allergic rhinitis）是机体暴露于变应原后产生的由IgE介导的鼻黏膜慢性炎性。

（一）病因及发病机制

变应性鼻炎是特应性个体再次接触过敏原后诱发的Ⅰ型变态反应。季节性过敏原主要是树木、野草、农作物在花粉播散季节播散到空气中的植物花粉。常年性过敏原主要是尘螨、真菌、动物皮屑等。某些食物过敏原如牛乳、鱼虾、鸡蛋、水果等也可引起本病。

过敏性鼻炎发病有两个阶段。①致敏阶段：过敏原首次进入鼻腔，被抗原递呈细胞捕获，将抗原肽递呈给T细胞，T细胞分化向Th2偏移，后者作用于B细胞使其转换为浆细胞，并产生特应性IgE。IgE借其在肥大细胞或嗜碱性细胞表面上的受体FcεRⅠ和FcεRⅡ而结合在这两种细胞上。②激发：当再次接触过敏原，抗原便与肥大细胞/嗜碱性细胞表面的IgE结合，使得其脱颗粒释放组胺、前列腺素、白三烯等。这些炎症介质作用于鼻黏膜使其血管扩张、通透性增高、组织水肿、血浆渗出、腺体分泌亢进、嗜酸性粒细胞浸润，刺激感觉神经末梢等，导致鼻痒、发作性喷嚏、鼻涕和鼻塞等症状。

（二）临床表现

典型症状为阵发性喷嚏、清水样涕、鼻痒和鼻塞。可伴有眼部症状包括眼痒、流泪、眼红和灼热感等。40%的变应性鼻炎患者合并哮喘，可伴有胸闷、喉痒、咳嗽、哮喘发作。

检查见鼻黏膜苍白水肿，鼻腔水样分泌物，下鼻甲及中鼻甲黏膜水肿。眼部可以有结膜充血水肿。

（三）诊断

过敏性鼻炎的诊断应根据患者的过敏史、临床表现及与其一致的过敏原检查结果而作出正确判断。采用的检查有变应原皮肤试验、血清特异性IgE测定及鼻激发试验。

（四）鉴别诊断

本病应与下列疾病鉴别：血管运动性鼻炎、非变应性鼻炎伴嗜酸性粒细胞增多综合征、感染性鼻炎、激素性鼻炎、药物性鼻炎、阿司匹林不耐受三联征、脑脊液鼻漏。

（五）治疗

1. 避免接触过敏原。

2. 药物治疗

（1）口服抗组胺药 是变应性鼻炎的一线治疗药物，对于改善鼻痒、发作性喷嚏效果较好，常用药物有氯雷他定、西替利嗪、依巴斯汀、咪唑斯汀等。

（2）口服抗白三烯药 常用药物有孟鲁司特钠，用于鼻塞较重或者伴有下气道症状者。

（3）鼻用糖皮质激素 对于改善鼻塞、鼻痒、发作性喷嚏、清涕四大症状均有效，是治疗变应性鼻炎的一线用药。

（4）鼻用抗组胺药 起效快，对于改善鼻痒、发作性喷嚏和清涕效果好。与鼻用激素联合用药，可增强疗效。

（5）鼻用减充血剂 鼻塞严重，鼻腔狭窄严重时使用。注意连续用药不超过7～10天。

（6）鼻腔冲洗 温生理盐水冲洗鼻腔可去除鼻腔分泌物和过敏原，对于一些特殊人群如孕妇，是十分安全有效的治疗方法。

（7）肥大细胞膜稳定剂 常用药物有色甘酸钠，对于预防发作有一定的作用。

（8）中医中药　可选择玉屏风颗粒、鼻渊舒口服液等。

3. 特异性免疫治疗　可选择舌下含服给药或皮下注射给药方法。

4. 外科手术治疗　对于同时伴随有解剖学异常等结构性情况可行手术纠正解剖学异常为目的，针对变应性鼻炎的手术包括翼管神经切断术、高选择性鼻后神经切断术、下鼻甲手术等一般用于重度患者，手术预期效果主要是帮助缓解症状，对于手术适应证的选择要严格把控。

5. 健康宣教　包括对本病的知晓、过敏原避免接触原则、药物治疗的知识和预后等。

五、急性鼻窦炎

急性鼻窦炎（acute nasosinusitis）多继发于急性鼻炎，其病理改变主要是鼻窦黏膜的急性卡他性炎症或化脓性炎症，严重者可累及骨质和周围组织及邻近器官，引起严重并发症。

（一）病因

1. 全身因素　过度疲劳、受寒受湿、营养不良、维生素缺乏等可引起全身抵抗力降低。生活和工作环境不洁是诱发本病的常见原因。此外，特应性体质、全身性疾病如贫血、糖尿病、甲状腺、脑垂体或性腺功能不足、上呼吸道感染和急性传染病（流感、麻疹、猩红热和白喉）等均可诱发本病。

2. 局部因素

（1）鼻腔疾病　如急性或者慢性鼻炎、鼻中隔偏曲、中鼻甲肥大、变应性鼻炎、鼻息肉、鼻腔异物和肿瘤等。上述疾病均可阻塞窦口鼻道复合体，阻碍鼻窦的引流和通气而导致鼻窦炎发生。

（2）邻近器官的感染病灶　扁桃体炎、腺样体炎等可同时伴发鼻咽和鼻腔炎症，进而伴发鼻窦炎。上列第2前磨牙和第1、2磨牙的根尖周感染、拔牙损伤上颌窦黏膜、龋齿残根坠入上颌窦内等可引起牙源性鼻窦炎。

（3）创伤性　鼻窦外伤骨折或异物射入鼻窦，游泳跳水不当或游泳后用力擤鼻导致污水挤入鼻窦等，可将致病菌直接带入鼻窦。

（4）医源性　鼻腔内填塞物滞留时间过久，引起局部刺激、继发感染而致鼻窦炎。此外，填塞物滞留过久亦可因妨碍窦口引流而导致鼻窦炎。

（5）气压损伤　高空飞行迅速下降致窦腔负压，使鼻腔炎性物或污物被吸入鼻窦，引起非阻塞性航空性鼻窦炎。

3. 致病菌　多见化脓性球菌，如肺炎链球菌、溶血性链球菌和葡萄球菌。其次为杆菌，如流感嗜血杆菌、变形杆菌和大肠埃希菌等。此外，厌氧菌感染也较为常见，尤其是牙源性鼻窦炎。临床上常可表现为球菌与杆菌、需氧菌与厌氧菌的混合感染。

（二）临床表现

1. 全身症状　因常继发于上呼吸道感染或急性鼻炎，可出现原有症状加重，出现畏寒、发热、食欲减退、便秘、周身不适、精神萎靡、烦躁不安等。儿童可发生呕吐、腹泻、咳嗽等消化道和下呼吸道症状。

2. 局部症状

（1）鼻塞　多为患侧持续性鼻塞，若两侧同时罹患，则为双侧持续性鼻塞，为鼻黏膜炎性肿胀和分泌物蓄积所致。

（2）脓涕　鼻腔内大量脓性或者黏脓性鼻涕，难以擤尽脓涕中可带有少许血液。厌氧菌或者大肠埃希菌感染者脓涕恶臭（多是牙源性上颌窦炎）。脓涕可后流至咽部和喉部，刺激鼻咽部或者咽部黏膜引起咽痒、恶心、咳嗽和流涕。

（3）头痛或局部疼痛　为本病最常见症状。其发生机制是脓性分泌物、细菌毒素和黏膜肿胀刺激和压迫神经末梢所致。一般而言，前组鼻窦炎引起的头痛多在额窦和颌面部，后组鼻窦炎的头痛则多位于颅底或者枕部。鼻窦炎引起的头痛常常具有以下特点：头痛程度与鼻塞、脓涕和嗅觉减退等症状相伴随；多有时间性和相对固定部位，常为一侧疼痛，即使双侧疼痛，也表现为一侧较重；在休息、局部治疗、引流改善后头痛相应减轻；咳嗽、低头或者用力引起头部静脉压升高时可加重头痛。

各鼻窦炎症时引起的头痛特点如下。①急性上颌窦炎：眶上额部痛，可能伴有同侧额面部疼痛或上额磨牙痛。晨起轻，午后重。②急性筛窦炎：一般头痛较轻，局限于内眦或鼻根部，也可放射至头顶部。前组筛窦炎的头痛有时与急性额窦炎相似，后组筛窦炎则与急性蝶窦炎相似。③急性额窦炎：前额部周期性疼痛。晨起即感头痛，逐渐加重，至午后开始减轻至消失，次日重复出现。周期性头痛的机制可能与鼻额管的解剖位置相关，额窦借鼻额管开口于鼻道，鼻管较长而曲折，易为充血肿胀的黏膜所阻塞。额窦炎患者晨起后，头呈直位，窦内分泌物积聚其下部，受重力和纤毛运动的作用逐渐被排出，在排空过程中额窦腔内产生负压甚至真空，因此发生剧烈的"真空性头痛"。中午以后，窦内分泌物渐渐排空，窦腔通气改善，疼痛逐渐缓解。④急性蝶窦炎：颅底或眼球深处钝痛，可放射至头顶和耳后，亦可引起枕部痛。早晨轻，午后重。

（4）嗅觉改变 因鼻塞和分泌物堵塞气流不能到达嗅区而出现传导性嗅觉减退。

（三）诊断

详细询问和分析病史，如在急性鼻炎缓解过程中出现上述症状，应首先考虑本病，可作下述检查。

1. 鼻窦体表投影区检查 急性上颌窦炎可表现为颊面、下睑红肿和压痛；急性额窦炎则表现为额部红肿及眶内上角（相当于额窦底）压痛和额窦前壁叩痛；急性筛窦炎在鼻根和内眦处偶有红肿和压痛。

2. 鼻腔检查 鼻腔黏膜充血、肿胀，尤以中鼻甲和中鼻道黏膜明显。鼻腔内有大量黏脓涕，前组鼻窦炎可见中鼻道有黏脓性分泌物，后组鼻窦炎患者于嗅裂处可见黏脓性分泌物。目前鼻内镜检查因可清楚地直视中鼻道脓性分泌物并可取分泌物培养，已在临床广泛应用。

3. 影像学检查 首选鼻窦CT，可清楚地显示鼻窦黏膜增厚、脓性分泌物蓄积、累及鼻窦范围等。MRI可较好地显示软组织病变。

（四）治疗

治疗原则：去除病因，纠正鼻腔鼻窦引流和通气障碍，控制感染和预防并发症。

1. 一般治疗 同上呼吸道感染和急性鼻炎，适当注意休息。对邻近感染病变如牙源性上颌窦炎或全身慢性疾病等针对性治疗。

2. 足量抗生素 未明确致病菌时可按照经验选择广谱抗生素，明确厌氧菌感染者或者有牙源性因素时应同时应用替硝唑或甲硝唑，有药敏试验结果时可按照相关结果选择敏感抗生素。

3. 鼻用减充血剂 减轻鼻塞，改善窦口引流，应用时间不超过7～10天。

4. 鼻用糖皮质激素 是最重要的局部抗炎药物。

5. 黏液促排药 稀释黏液、改善纤毛功能。

6. 鼻腔冲洗 有助于清除鼻腔内分泌物及黏附鼻黏膜表面的过敏原颗粒、病毒及细菌等。

7. 引流体位 引流相应鼻窦内的分泌物。

8. 物理治疗 局部热敷、短波透热或红外线照射等，可促进炎症消退和改善症状。

9. 上颌窦穿刺冲洗 用于治疗上颌窦炎，亦可用于诊断，应在全身症状消退和局部炎症基本控制后施行。当前上颌窦穿刺冲洗已不是主要治疗手段，但是这项技术仍然是鼻科医生必须要掌握的临床技能。

10. 额窦环钻引流 急性额窦炎保守治疗无效且病情加重时，为避免额骨骨髓炎和颅内并发症，可行此术。

（五）预防

增强体质，改善生活和工作环境。预防感冒和其他急性传染病。对于伴有全身性疾病患者，如贫血和糖尿病，应积极治疗原发病。及时合理地治疗急性鼻炎及鼻腔、鼻窦、咽部和口腔的各种慢性炎性疾病，保持鼻窦的通气和引流。

六、慢性鼻窦炎

慢性鼻窦炎（chronic sinusitis）是鼻腔和鼻窦黏膜的慢性持续性炎症，分为不伴有鼻息肉和伴有鼻息肉两种类型。本病是一种高度异质性疾病，多与变态反应、感染及鼻腔-鼻窦解剖学异常、环境、遗传有关，也可源于急性鼻窦炎。

（一）病因及发病机制

1. 解剖因素　窦口鼻道复合体解剖发育异常导致通气和引流障碍是促进慢性鼻窦炎发病的原因之一，包括严重的鼻中隔高位偏曲压迫中鼻甲、过度发育的泡状中鼻甲、过度发育的筛气房、钩突肥大等。

2. 纤毛运动障碍　正常的纤毛功能对于维持鼻腔和鼻窦的清洁具有重要作用。纤毛功能异常可能继发于炎症，一般是可逆性改变。原发性纤毛运动障碍是一种常染色体遗传病。

3. 变态反应　变态反应的存在是慢性鼻窦炎发生的易感因素，也是加重黏膜炎症的作用之一。

4. 微生物　鼻腔细菌菌群失调可能与慢性鼻窦炎发病有关，细菌感染可能是原因之一。鼻病毒在慢性鼻窦炎患者的鼻黏膜中分离率高于健康对照。真菌在慢性鼻窦炎的发病中目前尚不能明确其具体作用，当前的研究不能证实抗真菌药物治疗对于慢性鼻窦炎有效。金黄色葡萄球菌超抗原能够激活一系列免疫反应。

5. 囊性纤维化　该病是一种常染色体隐性遗传病，患者几乎均合并有慢性鼻窦炎，且绝大部分是慢性鼻窦炎伴鼻息肉类型，患者鼻腔分泌物黏稠度是正常人的30～60倍，黏液纤毛清除系统异常可引起鼻腔鼻窦反复严重感染。

6. 免疫缺陷　可能是慢性鼻窦炎的易感因素。

7. 阿司匹林耐受不良　若同时合并鼻息肉和哮喘，称为阿司匹林三联征，该类患者的鼻息肉范围广，易复发。

8. 胃食管反流　胃食管反流患者比普通人群更易患慢性鼻窦炎，胃酸直接刺激引起炎症反应和纤毛功能障碍，自主神经系统功能紊乱导致迷走神经功能增强，鼻窦黏膜肿胀堵塞窦口，幽门螺杆菌感染也可能具有直接作用。

9. 牙源性疾病　上颌磨牙根尖慢性炎症可导致慢性上颌窦炎，炎症可扩散至周围鼻窦，致病菌多为厌氧菌。

10. 遗传学因素　慢性鼻窦炎具有家族聚集倾向，多个基因的多态性与慢性鼻窦炎相关。

（二）临床表现

1. 全身症状　轻重不等，时有时无。较常见的为精神不振、易倦、头痛头昏、记忆力减退、注意力不集中等。

2. 局部症状

（1）鼻塞　由于鼻黏膜肿胀、鼻甲黏膜息肉样变、息肉形成、鼻内分泌物较多或稠厚所致，鼻塞可为间歇性、交替性或者持续性。

（2）流涕　为间断性或者持续存在，表现为流涕或者因鼻后滴漏而清嗓和咳痰，为黏液性或者黏脓性，牙源性上颌窦炎的鼻涕常有腐臭味。

（3）头面部闷胀感　多因鼻窦内分泌物积聚、窦内压力增高引起，常表现为精神不振等，除非合并急性感染时，一般较少出现明确的鼻源性头痛。

（4）嗅觉减退　多因嗅区黏膜炎症、水肿和息肉样变、鼻腔阻塞，气流不能到达嗅区引起传导性嗅觉障碍，还可因为嗅区黏膜炎症导致嗅觉神经末梢变应性出现感受性嗅觉障碍。

3. 检查

（1）鼻内镜检查　鼻黏膜慢性充血、肿胀或肥厚，中鼻甲肥大或息肉样变，中鼻道变窄、黏膜水肿或有息肉。前组鼻窦炎者脓液位于中鼻道，后组鼻窦炎者脓液位于嗅裂，或下流蓄积于鼻腔后段或流入鼻咽部（图17-1）。

（2）影像学检查　鼻窦CT扫描可显示鼻窦气化情况及窦内影像等，评价窦口鼻道复合体是否有阻塞情况。鉴别占位性疾病时可行MRI检查。

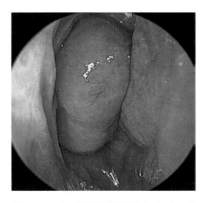

图17-1　慢性鼻窦炎伴鼻息肉（左）

（3）实验室检查　外周血、鼻腔分泌物和病理组织中嗜酸性细胞的计数。组织中嗜酸性细胞计算大于10%考虑为嗜酸性炎症。外周血嗜酸性细胞百分比大于5.6%作为诊断嗜酸性炎症的截断值。

（三）诊断及鉴别诊断

根据病史、症状和鼻内镜检查和影像学检查结果多可进行诊断，实验室检查有助于对炎症类型进行内在型分类。鼻窦CT不应作为诊断慢性鼻窦炎的唯一证据，尤其在儿童患者中，首先以临床症状和鼻内镜检查为主，需严格掌握鼻窦CT检查的指征。

慢性鼻窦炎需要注意与真菌性鼻窦炎、后鼻孔息肉、鼻腔鼻窦内翻性乳头状瘤、鼻咽纤维血管瘤和鼻腔鼻窦恶性肿瘤、脑膜脑膨出等疾病进行鉴别。

（四）病情评估

除了对疾病进行诊断之外，还需要对患者主观评分、对生活质量的影响、炎症情况的客观评估，帮助判断慢性鼻窦炎的表型、范围、严重程度，并以此为依据选择恰当的治疗方法，对治疗效果和预后进行评价。

1. 主观评估　一般采用视觉模拟量表进行评估。

2. 客观评估

（1）鼻腔鼻窦解剖学异常评估　包括先天性解剖变异，外伤性或者前期手术导致的解剖结构变化等。

（2）鼻窦CT病变范围的评估　推荐使用Lund-Mackay评分法（图17-2）。

（3）鼻内镜评估　采用Lund-Kennedy评分法。

（五）治疗

治疗原则以改善并恢复鼻腔鼻窦通气引流、减轻炎症反应、延缓疾病进展、改善患者症状、提高生活质量等为目的，包括药物治疗和手术治疗、健康教育等方面。慢性鼻窦炎不伴鼻息肉者首选药物治疗，无改善者可考虑手术治疗；伴有鼻息肉或鼻腔解剖结构异常者选择药物联合手术治疗。

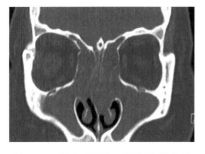

图17-2　鼻窦CT示双侧全组鼻窦炎

1. 药物治疗

（1）鼻用糖皮质激素　被推荐为治疗慢性鼻窦炎的一线首选治疗药物，疗程不少于12周。鼻用激素的安全性和耐受性均较好，术后患者可使用3～6个月。

（2）全身糖皮质激素　一般短疗程使用，多用于围手术期用药、嗅觉障碍者短期使用、过敏或感染导致症状加重期的短期冲击治疗。嗅觉障碍者可短期使用改善症状。

（3）大环内酯类药物　其主要作用包括抗炎、抗细菌生物膜和免疫调节作用，一般应用于常规药物治疗效果不佳，非嗜酸性炎症，血清总IgE不高，变应原阴性的慢性鼻窦炎不伴鼻息肉的患者。注意其心脏方面的毒性，QT间期延长和心律失常者应避免使用。

（4）抗菌药物　慢性鼻窦炎稳定期不推荐使用，急性发作可酌情使用。

（5）抗组胺药　伴有变应性鼻炎的患者可使用二代口服抗组胺药和鼻用抗组胺药。

（6）抗白三烯药　伴有哮喘、阿司匹林耐受不良和嗜酸性细胞增多的患者，可使用抗白三烯药物。

（7）黏液促排药　改善纤毛功能，促进黏液稀释和排出，减轻炎症。

（8）鼻用减充血剂　短期、间断和按需给药，连续用药不超过7～10天。慎用于高血压、心血管疾病、甲状腺功能亢进、糖尿病和闭角型青光眼等患者。2岁以内婴幼儿、孕妇等禁用。

（9）中药　慢性鼻窦炎在中医属于鼻渊的范畴，常用中成药有鼻渊舒口服液和鼻渊通窍颗粒。

2. 鼻腔冲洗　可作为单一疗法，也可作为辅助疗法，在成人、儿童和孕妇中均可安全使用，可以作为难治性鼻窦炎、鼻内镜术后的长期治疗，还可用于孕期的维持治疗。常用方法有盥洗法和喷雾法，低龄儿童不宜使用盥洗法，以免发生呛水和耳痛等。冲洗所用液体可使用等渗盐水，也可使用高渗盐水，冲洗液浓度超过2.7%时可引起鼻腔局部疼痛和不适感。

3. 上颌窦穿刺冲洗　必要者可经穿刺针导入硅胶管置于窦内，以便每日用抗生素冲洗。

4. 鼻窦负压置换法　用负压吸引法使药液进入鼻窦，在儿童中使用较多。

5. 手术治疗　规范药物治疗无效时，内镜鼻窦手术是首选的外科治疗手段，手术的主要目的是切除鼻腔鼻窦不可逆病变，重建鼻腔鼻窦通气引流，促进黏膜炎症消退，促进黏膜腺体和纤毛清除功能的恢复。

七、真菌性鼻窦炎

真菌性鼻窦炎（fungal sinusitis）是一种常见的鼻窦感染类型。由于致病真菌种类的不同，真菌性鼻窦炎的临床类型、诊断、治疗及疗效等方面差异较大。最常见的致病真菌为曲霉菌，最常见的临床类型是真菌球，鼻脑型毛霉菌病虽较少见，但病情凶险、发展迅速、死亡率高。

（一）病因

常见的致病真菌是曲霉菌，此外，尚有念珠菌、鼻孢子菌、毛霉菌。在机体抵抗力下降或某一部位（如鼻窦）抵御侵袭能力下降时致病，为条件致病菌。曲霉菌感染与职业有一定关系，较多见于鸟、鸽类的饲养员、粮仓管理员、农民、酿造业工人。

（二）临床表现

1. 真菌球　多见于老人，女性多于男性。患者通常免疫功能正常。单窦发病，上颌窦发病率最高，其次为蝶窦、筛窦，额窦较少见。临床表现类似慢性鼻窦炎，如单侧鼻塞、流脓涕、涕血或有鼻腔内异味等。亦可不表现任何症状，仅在鼻窦影像学检查时发现。真菌球发展较大者，可有面部隆起和疼痛（压迫眶下神经），少有周围结构如眼眶受累症状，一般无全身症状。鼻窦显示单窦不均匀密度增高，70%可见高密度钙化斑，可有窦壁膨隆或压迫吸收，骨质破坏为吸收性，非虫蚀性（图17-3）。鼻窦CT检查是术前重要的诊断参考，最终诊断需依据病理。

2. 变应性真菌性鼻窦炎　多发生在有免疫能力的成人和青少年，多有特应性体质，表现为长期反复发作的慢性鼻窦炎伴鼻息肉或合并哮喘，多有经历一次或多次鼻窦炎和鼻息肉手术史。发病隐袭，进展缓慢，多累及一侧多窦。临床表现与慢性鼻窦炎伴鼻息肉相似。少数患者也可以鼻窦"肿物"形式起病，多发生在上颌窦、筛窦和

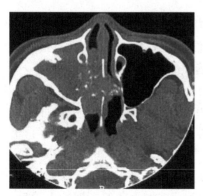

图17-3　鼻窦CT示右侧上颌窦真菌性鼻窦炎

额窦。病变在鼻窦内扩展性发展，致鼻窦扩张性增大和鼻窦骨壁压迫性吸收。

临床表现为眶侧或颌面部缓慢进展的隆起，隆起无痛、固定、质硬和呈不规则形，酷似鼻窦黏液囊肿、黏液脓囊肿和恶性肿瘤。隆起不断增大压迫眼眶则引起眼球突出、移位，进而眼球活动受限、复视、上睑下垂等。个别严重者可出现眶周软组织肿胀、疼痛，累及眶内和视神经可致视力减退或失明。

鼻窦CT显示病变中央高密度的变应性黏蛋白影（较均匀的毛玻璃状或极不规则的线状，有星状分布的钙化点），骨窗表现更明显。鼻窦MRI显示病变中央低信号、周边强信号。

诊断依据主要有：①常有特应性体质或哮喘病史，伴多发性息肉或手术史，多见于青年人；②变应原检查发现真菌过敏；③典型鼻窦CT或MRI征象；④典型组织病理学；⑤Gomori染色（六胺银染色）可见病变组织中有真菌菌丝，但鼻窦黏膜和骨质中无真菌侵犯，真菌培养结果阳性。

3. 急性侵袭性真菌性鼻窦炎 多发生于免疫功能低下或缺陷者，常见于糖尿病、器官移植、长期应用糖皮质激素、免疫抑制剂、抗肿瘤药物、广谱抗生素、放疗及HIV患者。致病真菌主要为曲霉菌和毛霉菌。

本型起病急骤，病变进展迅速，病情凶险，死亡率甚高。临床表现为发热、鼻腔和鼻窦结构破坏、坏死、大量脓性结痂、眶周及面颊部肿胀、疼痛（侵犯眶下神经），或眼球突出、结膜充血、眼肌麻痹、视力减退及球后疼痛等，或腭部缺损，或剧烈头痛，颅内高压、癫痫、意识模糊或偏瘫等，或眶尖综合征、海绵窦血栓性静脉炎等。若不及时诊治，可在数日内死亡。免疫功能低下或缺陷的病史、上述侵袭性临床表现，结合鼻窦CT显示累及鼻腔及多个鼻窦，广化的骨壁破坏，侵犯面部、眼眶、颅底或翼腭窝等临床特征，不难做出诊断。病变组织和鼻窦黏膜或骨质病理学证实真菌侵犯是诊断的重要依据。

4. 慢性侵袭性真菌性鼻窦炎 本型多发生在长期全身应用糖皮质激素、患糖尿病或白血病的个体。常见致病菌为曲霉菌、毛霉菌和念珠菌属等。临床特点为缓慢、进行性的组织侵犯。早期病变限于鼻窦时，临床表现与非侵袭性真菌性鼻窦炎相似。后期侵犯不同部位时，可引起相应的症状，临床表现与急性侵袭性真菌性鼻窦炎相似，但进展缓慢。因此，进展缓慢、病程较长是鉴别急性侵袭性真菌性鼻窦炎与慢性侵袭性真菌性鼻窦炎的要点。

早期诊断和合理治疗多数可获得治愈。后期者治疗较困难，易复发，预后较差。由于早期在病程、临床症状和鼻窦CT特征上与非侵袭性真菌性鼻-鼻窦炎相似，易被误诊。因此，若有血性涕或较严重的头痛，鼻窦CT表现为多窦受累或骨质破坏和术中观察窦内病变为泥石样物并伴多量稠脓，窦黏膜表现为高度肿胀、暗红色、质脆易出血和表面颗粒样改变或黏膜呈黑色、坏死样改变者，应高度怀疑早期慢性侵袭性真菌性鼻窦炎。后期出现周围结构和组织侵犯，临床表现虽与急性侵袭性真菌性鼻窦炎相似，但病程较长可区别于急性侵袭性真菌性鼻窦炎。最终诊断仍然是依据病理学证实真菌侵犯鼻窦黏膜和骨质。是否合并糖尿病和白血病，或是否长期全身应用糖皮质激素可作为参考因素。

（三）治疗

治疗原则：首选手术治疗，侵袭性真菌性鼻-鼻窦炎者需配合抗真菌药物治疗。

1. 手术治疗 非侵袭性真菌性鼻窦炎可行窦内病变清理术，建立鼻窦宽敞的通气和引流，保留鼻窦黏膜和骨壁。侵袭性真菌性鼻窦炎则应行鼻窦清创术，除彻底清除鼻腔和鼻窦内病变组织外，还需广泛切除受累的鼻窦黏膜和骨壁。手术方式可根据病变范围选择传统入路手术或经鼻内镜手术。目前临床较多采取经鼻内镜手术。

2. 药物治疗 真菌球术后不需配合抗真菌药物治疗。变应性真菌性鼻窦炎术后需用鼻用糖皮质激素，严重时也可用短疗程全身激素。侵袭性真菌性鼻窦炎术后须用抗真菌药物。

3. 其他治疗 一些学者建议对后期慢性侵袭性真菌性鼻窦炎和急性侵袭性真菌性鼻窦炎给予间断吸氧，在治疗期间应停用抗生素和免疫抑制剂，并注意改善全身状况。

第2节 鼻中隔偏曲

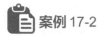

案例 17-2

患者，男，35岁，间断鼻塞10年，加重1年，右侧为著，伴白色黏涕，偶有右侧涕中带血。

查体：鼻中隔C形右偏，鼻黏膜略充血，左侧下鼻甲肥大，双侧鼻腔狭窄。

问题：1. 患者目前的诊断是什么？为确诊需要进一步做哪些检查？

2. 写出其诊断依据。需要与哪些疾病鉴别？

3. 如何进行治疗？

鼻中隔偏曲是指鼻中隔向一侧或两侧偏曲，或局部有突起，并引起鼻腔功能障碍、产生症状，如鼻塞、头痛和鼻出血等。鼻中隔偏曲的临床类型有C形、S形、棘突（呈尖锥样突起）、或嵴突（由前向后的条形山嵴样突起），也可为复杂的偏曲类型。其他还有按部位分类：软骨部偏曲、骨部偏曲、高位偏曲、低位偏曲。

鼻中隔偏曲的主要病因有发育和外伤两个主要因素。组成鼻中隔的各部分骨发育不均衡，儿童的硬腭高拱，使鼻顶到鼻底的距离缩短，故使鼻中隔发育被挤压弯曲，从而形成不同的张力曲线，导致骨间不同形态的异常连接。鼻外伤可致鼻中隔骨折、错位，导致继发性鼻中隔偏曲；此外，鼻腔占位性病变时，病变逐渐增大压迫鼻中隔，亦可导致鼻中隔偏曲。

（一）临床表现

1. 鼻塞 是鼻中隔偏曲最常见的症状，可为单侧或双侧鼻塞，严重者表现为偏曲侧持续性鼻塞。鼻塞的程度、性质与偏曲的类型及下鼻甲是否有代偿性肥大相关。如一侧偏曲为单侧鼻塞，S形偏曲则为双侧鼻塞。

2. 鼻出血 常发生在偏曲侧的凸面、骨棘或骨嵴的顶尖部。此处黏膜薄，受吸入气流刺激易发生黏膜糜烂而出血。

3. 反射性头痛 当偏曲的凸出部分与下鼻甲或中鼻甲接触甚至相抵、压迫同侧鼻甲时，可引起同侧反射性头痛。

4. 邻近结构受累症状 如偏曲部位在中鼻甲及中鼻道相对应处，压迫中鼻甲外移，黏膜肥厚，中鼻道狭窄会导致鼻窦引流障碍，可继发鼻窦炎；因偏曲致鼻腔通气不畅而长期张口呼吸，易诱发上呼吸道感染。

上述症状的轻重与鼻中隔偏曲的类型和程度密切相关。

（二）诊断

大部分人有鼻中隔偏曲，但并无明显临床症状，称为生理性鼻中隔偏曲，一般不需处理。有临床症状的鼻中隔偏曲，可诊断为鼻中隔偏曲，即病理性鼻中隔偏曲。有症状的患者根据前鼻镜、鼻内镜、鼻窦CT检查结果可做出诊断（图17-4、图17-5）。

（三）鉴别诊断

注意鉴别鼻中隔结节，鼻中隔结节发生于鼻中隔高位近中鼻甲处，是鼻中隔黏膜局限性肥厚形成的突起，以探针触及质地柔软。

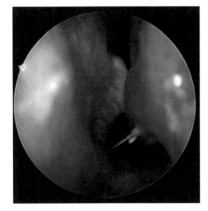

图17-4 鼻中隔偏曲

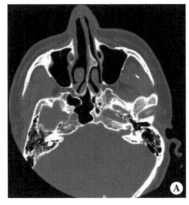
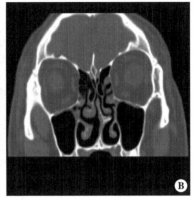

图17-5 鼻中隔偏曲CT表现

（四）治疗

鼻中隔轻度偏曲不引起临床症状者不需治疗。有临床症状的鼻中隔偏曲需行手术矫正。外伤引起的偏曲在伤后早期可试行手法复位。常见手术方法有鼻中隔黏软骨膜下矫正术和鼻中隔黏软骨膜下切除术。因前者手术中仅切除少量偏曲的软骨和骨质，更符合鼻腔生理功能。鼻中隔偏曲矫正后，仍有鼻腔通气障碍者，可同时行下鼻甲外移术或下鼻甲部分切除术。

第3节 鼻腔及鼻窦肿瘤

（一）良性肿瘤

发生于鼻腔及鼻窦的良性肿瘤有40余种。由于鼻、鼻窦位于颅面部中央，与周围结构紧密邻接，故原发于鼻、鼻窦的良性肿瘤在其发展过程中常侵犯多个解剖部位，为判断其原发部位、诊断及治疗造成诸多困难。如难以一次性彻底手术切除，有的会反复复发后发生恶变。这类肿瘤的临床表现大多相似，通常病理检查才能确诊。鼻腔及鼻窦的良性肿瘤虽然种类繁多，但临床上并不多见，常见的主要有血管瘤、内翻性乳头状瘤和骨瘤。

1. 血管瘤 是先天性良性肿瘤或血管畸形，为脉管组织良性肿瘤之一。在鼻腔良性肿瘤中，血管瘤最为常见。本病可发生于任何年龄，但多见于青壮年，近年儿童发病率有增高趋势。鼻部血管瘤一般分为毛细血管瘤和海绵状血管瘤，以前者为多见，多发于鼻中隔，后者好发于下鼻甲和上颌窦内。

（1）病因 血管瘤的病因至今不清，可能与外伤、感染和内分泌功能紊乱有关。也有认为本病为胚性组织残余所致。

（2）病理 鼻腔毛细血管瘤由分化良好的毛细血管组成。毛细血管瘤瘤体通常较小，有细蒂或广基，色鲜红或暗红，质软、有弹性，易出血。海绵状血管瘤瘤体常较大、广基，质软可压缩。镜下瘤体多无完整的包膜，由大小不一的血窦组成。

（3）临床表现

1）鼻部症状：主要症状常表现为鼻塞、反复鼻出血。

2）压迫症状：肿瘤发展可压迫窦壁，破坏骨质侵及邻近器官；肿瘤向外扩展引起面部畸形，眼球移位、复视，头痛。

3）全身症状：长期反复的小量出血可引起贫血。严重大出血可致失血性休克。

4）鼻腔检查可见颜色鲜红或暗红、质软、有弹性的肿瘤，多见于鼻中隔或下鼻甲前端。原发于上颌窦内的海绵状血管瘤，有时可呈出血性息肉状物突出于中鼻道，若误作息肉摘除，可引起严重出血。

（4）诊断 根据临床表现、体征、影像学检查、病理检查可确诊。在诊断时应注意鉴别坏死性出血性上颌窦炎、出血性息肉、上颌窦恶性肿瘤，有时须行上颌窦探查方能确诊。

（5）治疗　血管瘤的治疗以手术切除为主。鼻腔血管瘤切除应包括瘤体及连同根部的黏膜，同时对创面作电凝固，以期止血和防止复发。

2. 鼻腔鼻窦内翻性乳头状瘤（NIP）　为临床常见病，占鼻肿瘤的0.4%～4.7%。本病多见于40岁以上人群，男女比例为3：1。该病虽然属于良性肿瘤，但其组织形态学介于正常上皮组织与癌组织之间，属交界性肿瘤。

（1）病因　本病病因及发病机制尚不清晰。近年来流行病学调查发现，吸烟及长期暴露于污染空气者发病率较高，人乳头状瘤病毒（HPV）在头颈肿瘤的发病机制中发挥着重要作用，是呼吸道、消化道黏膜肿瘤的诱发和促进因素。

（2）病理　光镜下可见增生的上皮呈指状、舌状和乳头状等，上皮细胞以移行上皮为多，尽管基底膜完好，但乳头状增生的肿瘤上皮向肿瘤的基质内呈现内翻性生长，由于这种病理特征，故将其命名为内翻性乳头状瘤，与通常的外生性乳头状瘤不同。

（3）临床表现

1）鼻部症状：单侧进行性鼻塞，伴黏脓涕，有时可有血性鼻涕，偶伴嗅觉下降。

2）随着肿瘤进展到不同的解剖部位出现相应的症状与体征：可有面部麻木感、上颌牙痛、牙松动脱落；侵入眼眶，则出现溢泪、复视、眼球突出，视力下降；侵入翼腭窝引起颜面部麻木或疼痛、面颊部隆起；侵入颅内压迫神经，引起头痛、眼球运动障碍、三叉神经痛等脑神经麻痹症状。

3）鼻腔检查可见患侧鼻腔内孤立、带蒂的息肉样或桑葚样乳头状物，灰白色、粉红色或紫红色，质地较硬，触诊易出血。小的NIP可查见其原发部位，多发于鼻腔外侧壁，体积大者则难以查明原发部位。应与鼻息肉鉴别。

（4）诊断　根据临床表现、体征、影像学检查、病理检查可确诊。术前多采用CT、MRI等影像学检查，以判断肿瘤的范围、体积及其和周围解剖结构的相互关系等。NIP鼻窦CT表现为：单侧鼻腔、鼻窦的软组织肿块影，多数呈现不规则的乳头状或分叶状，邻近骨质则会呈现膨胀性的受压、变薄、破坏，而在肿物的根部，多有骨质增生现象。通常认为，此位置是肿瘤的起源部位；比较典型的MRI特征：肿瘤会呈现栅栏状或者卷曲的脑回状，脑回征通常被认为是NIP的典型表现。

（5）治疗　NIP对放疗及化疗均不敏感，外科手术彻底切除为主要的治疗手段。由于肿瘤特点是破坏性生长方式，局部具有较强侵袭性，所以术后有28%～74%的高复发率；多次复发后易恶变，一般为6%～27%。因此虽属良性肿瘤范畴，但在临床中常以恶性肿瘤对待，采取广泛切除。术后应长期随访，定期随访是降低复发率及癌变率的关键。

3. 骨瘤　是鼻窦的常见良性肿瘤，骨瘤多见于青年，男性较多。常发生于额窦（70%），其次为筛窦（25%），上颌窦和蝶窦均少见。

（1）病因　不明，通常有以下几种学说。

1）胚胎性软骨残余学说：认为骨瘤尤易发生于不同胚胎来源组织的交接处，如筛骨（软骨成骨）和额骨（膜成骨）的交界处。但为何蝶骨（软骨成骨）和上颌骨（膜成骨）交界处却极少发生骨瘤，尚无满意解释。

2）外伤、炎症学说：外伤、炎症引起鼻窦壁的骨膜增生造成。约50%骨瘤有额部外伤史。

3）进化学说：Sunaric（1964）根据胎儿颅骨的解剖研究和临床表现，推论骨瘤是过度发育的筛窦气房扩展入其他鼻窦内，形成骨黏膜泡（如额筛泡、蝶筛泡、上颌筛泡），经慢性炎症引起分泌物凝滞、结缔组织增生和骨化而成。

（2）病理　通常分为三种类型。①密质型（硬性或象牙型）：质硬、较小、多有蒂，生长缓慢，多发生于额窦；②松质型（软性或海绵型）：质松软，由骨化的纤维组织形成，广基、体积较大，生长快，有时中心可液化成囊肿，表面为较硬的骨囊，常见于筛窦；③混合型：外硬内松，常见于额窦。

（3）临床表现　骨瘤生长缓慢，小者多无症状。常于鼻窦或头颅X线摄片时偶然发现。大的额窦骨瘤可引起额部疼痛，感觉异常。亦可伴有额窦黏液囊肿，致额窦前壁逐渐隆起。

（4）诊断　根据临床表现、体征、影像学检查。CT或X线鼻窦摄片可见圆形高密度影。注意与外生性骨疣相鉴别。后者多见于上颌窦，由骨质过度增生而成，可引起面颊部隆起变形。

（5）治疗　骨瘤较小且无临床症状者，无须急于手术，可随诊观察。如肿瘤较大，症状明显，颅面有畸形或已向颅内扩展、发生颅内并发症者，宜早日手术。近30年来经鼻内镜行鼻窦骨瘤切除术已逐渐成为主流术式。然而如果遇到复杂的额窦骨瘤或骨瘤已累及颅底，则需要考虑开放入路，如经额入路等。

（二）恶性肿瘤

耳鼻咽喉的恶性肿瘤在头颈部恶性肿瘤中占多数。其中涉及鼻腔、鼻窦常见的有上颌窦癌、鼻咽癌等，占头颈部恶性肿瘤的11.9%。鼻窦的恶性肿瘤较原发于鼻腔者为多见，尤以上颌窦恶性肿瘤最为多见，甚至可高达60%～80%。筛窦肿瘤次之，约占3.8%。原发于额窦者仅占2.5%，蝶窦恶性肿瘤则属罕见。

鼻腔及鼻窦恶性肿瘤，以鳞状细胞癌最为多见，占70%～80%，好发于上颌窦。腺癌次之，多见于筛窦。此外尚有淋巴上皮癌、移行细胞癌、基底细胞癌、黏液表皮样癌和鼻腔黑色素瘤等。

肉瘤占鼻及鼻窦恶性肿瘤的10%～20%，好发于鼻腔及上颌窦，其他窦少见。以淋巴瘤为最多，超过60%；此外尚有网状细胞肉瘤、软骨肉瘤、横纹肌肉瘤、黏液肉瘤、恶性血管内皮瘤及成骨肉瘤等。

1. 上颌窦癌　是一类原发于上颌窦黏膜的恶性肿瘤，在鼻旁窦癌中较为常见。多见于40～60岁人群，男性人群发病率明显高于女性。

（1）病因　上颌窦癌病因尚不明确，目前认为是多因素共同作用导致的，如烟酒、致癌物质、精神神经因素、内分泌、免疫状态等内在因素长期作用所致。

（2）病理　上皮来源的恶性肿瘤，从病理上可分为鳞状细胞癌、腺源性癌、未分化癌等。

（3）临床表现　早期因肿瘤局限于上颌窦内，病变隐蔽，常无明显症状，不易早发现。当发展到一定程度才会出现明显症状，如进行性加重的鼻塞、鼻腔有特殊臭味的血性分泌物、张口困难、牙齿松动或脱落、面部麻木感、颊沟肿胀、张口困难、顽固性神经痛、眼球移位、复视等。晚期上颌窦癌常有剧烈疼痛，出现全身转移则有严重贫血，极度消瘦。鼻腔检查可见红色、质脆的新生物，界限不清，表面可有污秽假膜附着，触之易出血，有时中鼻道有血涕可能为其早期征象。当肿瘤进展，破坏上颌窦前壁可见面颊部隆起，皮下可触及界限不清、固定的肿块，晚期可溃烂，破坏下壁硬腭时可见牙槽骨肿大、牙齿脱落，形成腭瘘，破坏上壁侵入眶内，可使眼球移位、眼球运动障碍、复视，破坏后壁侵入翼腭窝或颞下窝，累及咬肌或翼内、外肌，出现张口受限。当肿瘤发生淋巴结转移时，常常颈部可扪及质地坚硬、活动度差、边界不清的肿大淋巴结。

（4）诊断　对40岁以上，有进行性鼻塞、伴特殊臭味的血涕、一侧面部麻木或疼痛者应提高警惕，进行鼻内镜检查，必要时活检，辅助鼻窦CT或MRI扫描。CT能清楚显示病变部位、大小、侵犯范围及和周围组织间的关系，上颌窦癌主要表现为窦腔内软组织肿块，常伴有周围骨质虫蚀样破坏，是诊断本病的首选检查方法。MRI相较于CT对软组织与血管显影能力较好，目前主要用于分辨肿瘤与周围重要神经、血管的关系，是否侵入颅内及鉴别诊断。上颌窦癌早期无明显症状，常需与上颌窦炎、牙周病、三叉神经痛等疾病进行鉴别，病理检查是确诊上颌窦癌的金标准。

（5）治疗　本病目前主要采用以外科手术切除为主，辅以术前和（或）术后放疗、化疗的综合治疗方案。首次治疗是治疗成败的关键。根据肿瘤累及部位、有无淋巴结转移，考虑根治性切除范围及淋巴结清扫术，以防局部复发，提高治愈率。单纯放疗只能作为无法手术切除和不能耐受手术的年老、体弱或有手术禁忌证患者的姑息性治疗手段。化疗药物治疗一般作为一种辅助疗法和姑息疗法，单独应用疗效差。上颌窦癌综合治疗的5年生存率一般为50%～60%。

2. 鼻咽癌（nasopharyngeal carcinoma）　为我国多见的恶性肿瘤之一。我国人群发病率为0.9/10万，明显高于世界平均水平，尤以我国广东、广西等地高发，男女之比为（2～10）：1，发病年龄大多在

40～60岁。

（1）病因　目前病因尚不清楚，可能与下述因素有关：家族遗传，EB病毒（人类疱疹病毒）感染，环境因素如多环烃类、亚硝胺类等化学物质摄入、不良的饮食习惯。EB病毒是导致鼻咽癌的重要因素之一。

（2）病理　最常发生于鼻咽顶后壁的顶部、侧壁的咽隐窝，以鳞癌多见，组织学分为高分化癌、低分化癌、未分化癌，其中低分化鳞癌最常见。根据2005版WHO分型，鼻咽癌病理类型分为三型：Ⅰ型为角化型鳞状细胞癌；Ⅱ型为非角化型鳞状细胞癌，包括未分化型（ⅡA）和分化型（ⅡB）；Ⅲ型为基底细胞样鳞状细胞癌。

（3）临床表现

1）鼻部症状：①涕血和鼻出血：由于病灶位于鼻咽顶后壁，回吸性血涕可能是最早的症状，轻者可引起涕中带血，重者可致鼻出血。②鼻塞：肿瘤进行性生长浸润至后鼻孔区，以及脓血涕潴留，可导致机械性鼻堵塞。

2）耳部症状：肿瘤压迫咽鼓管咽口，可出现耳鸣、听力减退、鼓室积液等类似分泌性中耳炎的症状，可反复发作。

3）头部症状：偏头痛是鼻咽癌的常见症状，肿瘤破坏颅底，累及三叉神经引起头痛，部位多在颞、顶部，早期为间歇性，部位不固定；晚期为持续性，部位固定。

4）颈部淋巴结肿大：早期可出现颈部肿块，淋巴结肿大为大多数鼻咽癌患者出现的首发症状或唯一的症状而就诊。早期为单侧，肿大的淋巴结质硬，无压痛，早期可活动，晚期常逐渐发展为双侧，迅速增大并固定。

5）颅内转移：鼻咽癌常经破裂孔侵入颅内，继而侵袭Ⅱ、Ⅲ、Ⅳ、Ⅴ、Ⅵ颅神经，出现复视、视力减退、眼球运动障碍、头痛、面部麻木，颈部淋巴结转移时，可侵犯Ⅸ～Ⅻ脑神经，发生饮食呛咳、吞咽困难、声音嘶哑、患侧舌肌萎缩，累及翼肌可致张口受限、咀嚼功能障碍。晚期可远处转移至肺、肝、骨骼等处而出现相应症状。

（4）诊断　有以下症状者，应考虑本病。①回吸涕中带血；②不明原因的反复发作分泌性中耳炎；③不明原因的顽固性偏头痛；④颈侧上部、胸锁乳突肌深处发现进行性肿大的无痛性肿块。凡有上述症状久治不愈者，必须检查鼻咽部，肿瘤呈结节状，红色、表面不光滑，质脆，易出血，可有坏死或污秽假膜覆盖（图17-6）。可在鼻内镜或纤维鼻咽镜辅助下，进行组织病理学检查，若一次活检阴性，应反复多处取组织进行病理活检。颅底CT及MRI扫描有助于明确诊断。CT还能显示颅底骨质的破坏情况（图17-7），对指导临床分期及治疗方案的制订有重要意义。MRI对软组织的观察与分辨优于CT，可用于确定肿瘤的部位、范围及对邻近结构的侵犯情况。EB病毒VCA-IgA抗体测定，可作为辅助诊断指标、普查筛选及治疗后随访观察的重要指标。还需与鼻咽淋巴瘤、脊索瘤、鼻咽结核等相似疾病进行鉴别。

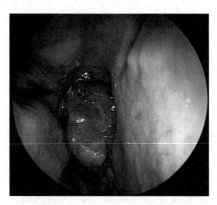
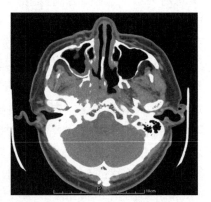

图17-6　鼻咽癌鼻内镜下表现　　　　　图17-7　鼻咽癌CT表现

（5）治疗 鼻咽癌大多属于低分化或未分化鳞癌，对放疗较敏感，因而放疗常作为首选治疗方案，其次为化疗，少数情况下还可以进行手术治疗、靶向治疗、免疫治疗及中医中药疗法。

第4节 鼻及颌面外伤

案例 17-3

患者，男，24岁，1小时前被人拳击头面部，有头晕、恶心，无呕吐，有双侧鼻腔出血，有视物模糊。步入诊室，神志清，查体合作，鼻部皮肤完整，鼻部左侧可见4cm×3cm皮肤肿胀，鼻梁右偏，左侧眼眶部3cm×3cm皮肤肿胀，眼球向上、向外活动受限，双侧鼻腔可见血凝块，鼻中隔左偏，无血肿。

问题：1.患者目前最可能的诊断是什么？为确诊需要进一步做哪些检查？

2.写出其诊断依据。

3.如何进行治疗？

鼻及颌面部外伤包括鼻骨骨折、面部软组织损伤、牙折断、牙脱臼、牙槽骨骨折、上下颌骨骨折、颧骨颧弓骨折等。外鼻突出于面部中央，容易遭受各种外伤。轻者导致鼻面部软组织外伤，重者可伴随鼻骨骨折、鼻窦骨折、上颌骨骨折、眼眶骨折等，外伤性脑脊液鼻漏是鼻及颌面外伤中需要重点关注的伴发疾病。

一、临床表现

常见症状为局部疼痛、肿胀、出血等，如合并鼻骨骨折，伤后立即出现鼻梁歪斜、塌陷，数小时后外鼻肿胀，鼻部畸形被掩盖，待局部肿胀消退后，鼻畸形又复显。合并鼻黏膜外伤时可有鼻出血，量多少不等。合并鼻中隔骨折、软骨脱位、鼻中隔血肿时可出现鼻塞症状。

如合并有脑脊液鼻漏，则会表现为鼻腔间断或持续性流出清亮、水样液体，早期因脑脊液与血液混合，液体可为淡红色。单侧多见。在低头、用力、咳嗽或压迫双侧颈内静脉时鼻漏量增加，多在伤后即出现，迟发者伤后数天至数周发生，极少数在伤后数年发生，伴发的颅底骨折症状有嗅觉丧失、眼球运动障碍或视力障碍等，也有少数患者因反复发生细菌性脑膜炎而就诊。鼻漏量的多少与损伤的部位和程度有关。

二、诊 断

根据外伤病史及上述典型的临床表现，诊断一般不难，如可疑鼻面部骨折，需结合X线或者CT扫描。如疑有脑脊液鼻漏，进行鼻漏液葡萄糖定量试验做出定性诊断并不困难，而明确脑脊液鼻漏瘘口位置进行定位诊断是相对困难的，而定位诊断的准确性直接关系到修补手术是否成功。

三、治 疗

（一）处理原则

处理原则是鼻颌面外伤患者的紧急处理既要争分夺秒积极抢救致命损伤，又要尽可能考虑颌面部器官功能的恢复及美容效果，防止并发症发生，减少后遗颌面畸形。具体措施：镇痛、止血、清创缝合，骨折整复及预防感染等。

（二）鼻骨骨折的处理

对于无移位的单纯性鼻骨骨折不需特殊处理，有外鼻畸形的鼻骨骨折，应待局部肿胀消退后手术复位。复位的时机最好在伤后的10天以内进行，超过2周时骨痂形成可给复位带来困难。复位方法分为闭合式和开放式两种。

（三）外伤合并脑脊液鼻漏的处理

外伤合并脑脊液鼻漏的治疗分为保守治疗和手术治疗两种。

1. 保守治疗　创伤比较轻微，生命体征稳定的患者可采取保守治疗，原则包括：降低颅内压、预防感染、促进伤口愈合。具体如下：取半坐位（30°～40°），限制食盐和水的摄入量；勿用力擤鼻；保持大便通畅；全身预防性应用抗生素；鼻腔勿作填塞、勿滴药。一般治疗2～4周可治愈。多数外伤性脑脊液鼻漏可通过保守治疗治愈。

2. 手术治疗　若保守治疗无效，可考虑行修补手术。修补的适应证有：①由颅底骨折引起，保守治疗4周无效者；②外伤性迟发性脑脊液鼻漏；③手术过程中引起的脑脊液鼻漏；④颅脑损伤严重，伴有颅内出血、进行性颅底积气、颅内异物者；⑤有化脓性脑膜炎病史者。

第5节　鼻腔鼻窦异物

案例 17-4

患者，男，55岁，间断性左侧鼻腔堵塞伴流脓涕20年，鼻腔有臭味，无头痛，无鼻出血。查体：鼻内镜下可见双侧鼻腔黏膜充血水肿，左侧总鼻道可见较多黄脓涕，给予清除脓涕后见总鼻道黄褐色泥沙样物，质硬。

问题：1. 患者目前初步诊断是什么？为确诊需要进一步做哪些检查？
2. 写出其诊断依据。需与哪些疾病鉴别？
3. 如何进行治疗？

鼻腔鼻窦异物是指由于各种原因使外来物进入鼻腔、鼻窦或内生物滞留于鼻腔、鼻窦的疾病。

一、异物种类

（一）外生性异物

1. 非生物类异物　如塑料珠、玻璃球、橡皮头、金属弹片、碎石丸、小饰物和纽扣等。

2. 动物类异物　如水蛭、昆虫、蛆、蛔虫及毛滴虫等。

3. 植物类异物　如花瓣、花蕊、果仁、果壳及豆粒类等。

（二）内生性异物

内生性异物如鼻石、鼻腔及鼻窦牙、死骨、凝血块及痂皮等。

二、病因及发病机制

外生性异物可通过前、后鼻孔或外伤而进入鼻腔、鼻窦；内生性异物可为先天性异常或外伤所致。异物入鼻的途径包括自塞入鼻、爬行入鼻、饮吸入鼻、弹射入鼻、呕逆入鼻、误遗于鼻、内生于鼻等。

三、临床表现

因异物的性质、大小、形状、存留部位及存留时间的不同而症状各异。若异物光滑，刺激性小，早期可无症状。儿童鼻腔异物多有单侧鼻塞、流涕或涕中带血含脓，或伴有前鼻孔下方潮红等。鼻内有水蛭、昆虫或蠕虫者常有虫爬感。鼻腔异物并发鼻窦炎或鼻窦异物并发感染者，可有流脓涕、头晕、头痛等症状。病程较长者可有贫血症状。

四、诊　　断

儿童自诉单侧鼻塞或流脓血涕且伴有恶臭者，应首先考虑鼻腔鼻窦异物。如异物存留过久，感染较重，鼻腔分泌物较多，甚至有肉芽组织形成者，有时需吸除分泌物后，以探针探查方可发现异物。对透光性差的异物可行X线或CT摄片检查。

五、治　　疗

鼻腔鼻窦异物的治疗原则是在明确诊断后首先取出异物，必要时可在全身麻醉下实施手术治疗。取出过程中要谨防异物进入下呼吸道而造成严重并发症。

异物取出后，应根据鼻腔或鼻窦是否受损或感染等情况，采用相应的治疗，如减充血剂或抗感染等药物治疗。

第6节　鼻　出　血

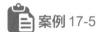 **案例** 17-5

患者，男，53岁，反复右侧鼻腔出血2天。经过门诊两次前鼻孔填塞后仍有少量渗血，平素有鼻塞，双侧均有鼻塞，间断出现，偶有打喷嚏。查体：右侧嗅裂内可见息肉样肿物，质软，触之易出血。

问题：1. 患者可能的诊断是什么？

2. 还可以做哪些检查来辅助诊断？

3. 可以选择的治疗方式有哪些？

鼻出血（epistaxis，nose blood）又称鼻衄，是常见临床症状，也是鼻科常见疾病及急症。多因鼻腔和鼻窦局部病变引起，也可由全身疾病所引起，前者多见。鼻出血多单侧发生，也可双侧发生，单侧发生多见。可间歇反复出血，亦可持续出血。出血量多少不一，轻者仅鼻涕中带血，快速大量出血可引起失血性休克，反复多次出血则可导致贫血，严重鼻出血可危及生命，除了强调鼻腔止血治疗外，还要重视全身情况及相应的治疗。

一、病　　因

病因包括局部原因和全身原因两部分。

（一）局部原因

1. 鼻与鼻窦外伤或医源性损伤　鼻骨、鼻中隔或鼻窦骨折及鼻窦压力骤变，挖鼻、用力擤鼻、剧烈喷嚏，鼻腔异物，鼻或鼻窦手术，经鼻插管等损伤血管或黏膜时，均可引起鼻出血。严重鼻与鼻窦外伤常合并颅底骨折、眼眶外伤等，筛前动脉损伤时出血量较大，颈内动脉损伤时出血剧烈，危及生命。

2. 鼻腔与鼻窦炎症　鼻腔与鼻窦各种特异性或非特异性炎症均可损伤鼻黏膜而导致出血。

3. 鼻中隔病变　鼻中隔偏曲、糜烂、溃疡、穿孔等均可引起不同程度的鼻出血。

4. 鼻部及鼻咽部肿瘤　鼻、鼻窦、鼻咽部恶性肿瘤早期可少量反复出血，多表现为涕中带血或者回吸时有血涕，晚期可因肿瘤组织侵犯大血管而引起大出血；鼻腔内血管性良性肿瘤，如鼻腔血管瘤、鼻咽纤维血管瘤等一般出血较明显。

（二）全身原因

凡可引起血压增高、凝血功能障碍、血管张力改变的全身性疾病均可能发生鼻出血。

1. 急性发热性传染病　流感、出血热、麻疹、疟疾、鼻白喉、伤寒与传染性肝炎等均可引起鼻出血。多因高热、鼻黏膜剧烈充血、肿胀、干燥，导致毛细血管破裂出血，出血部位多位于鼻腔前部，可表现为反复形成血痂或者较为明显的出血。

2. 心血管疾病　高血压、血管硬化与充血性心力衰竭等。出血多因动脉压升高所致，因此出血前常有头晕、头痛、血液往上涌等不适感。常为单侧、动脉性出血，出血较为剧烈而量多。

3. 血液病　凝血机制异常的疾病，如血友病、多发性骨髓瘤等；血小板数量或质量异常的疾病，如血小板减少性紫癜、白血病、再生障碍性贫血等。常伴身体其他部位的出血，常为双侧鼻腔持续渗血，反复发生。

4. 营养障碍或维生素缺乏　维生素C、维生素K、维生素P或者钙缺乏等。

5. 其他　如肝、肾等慢性疾病与风湿热；磷、汞、砷、苯等中毒；长期使用水杨酸类药物；女性内分泌失调；遗传性出血性毛细血管扩张症等。

二、临床表现

根据不同的病因、年龄、鼻出血部位、出血量多少及出血次数不同，鼻出血症状及体征变化较大。

（一）症状

1. 儿童及青少年多在鼻腔前部易出血区，即鼻中隔前下方的利特尔动脉丛或克氏静脉丛，出血较为缓和，多数可自行停止。中老年出血部位多在鼻腔中后段，常见于鼻中隔中后部动脉、下鼻道后穹隆处的动脉、筛前动脉分支、鼻-鼻咽静脉丛等，多数合并高血压，出血量较多且较凶猛，不易止血，可反复多次出血，严重时出现贫血或失血性休克等危及生命的情况。

2. 出血量多少不一，可为涕中带血、滴血、流血或血流如注。患者在短时间内失血量达500ml时，可出现头晕、口渴、乏力、面色苍白；失血量在500～1000ml时，可出现冷汗、血压下降、脉速无力等休克前期或者休克表现。

3. 出血可间歇反复发生，亦可呈持续性，长期反复出血患者可出现贫血貌。

（二）体征

1. 鼻腔检查　可采用前鼻镜或者鼻内镜检查鼻腔，为最直接的检查方法。可确定是双侧还是单侧出血，具体的出血部位、出血速度，还可判断鼻黏膜状态、鼻腔内有无肿瘤等。根据鼻腔内血管分布特点，重点观察鼻中隔、下鼻道和下鼻甲、中鼻甲和中鼻道、嗅裂区、后鼻孔区等，可有黏膜糜烂渗血、血痂形成、小黏膜突起等表现，还要注意观察鼻中隔棘突后方、下方等隐蔽区域，必要时可用2mm细吸引管轻轻搔刮观察出血情况来判断责任出血点。

2. 鼻咽部检查　可以判断鼻咽部有无新生物、有无明确出血点。多采用鼻内镜检查或者纤维鼻咽镜检查。

3. 全身情况　观察意识状态、生命体征等情况，重点是血压和心率，判断是否合并有贫血、休克前期、心脑血管并发症等严重情况。

（三）辅助检查

1. 实验室检查　包括血常规、凝血功能检查，判读有无贫血和凝血功能异常，鼻出血情况较严重时还需完善生化、血型、感染四项、尿常规等检查，了解患者全身情况，以备手术止血或者输血等。

2. 影像学及功能检查　鼻窦或者鼻咽CT或者MRI检查可以明确有无肿瘤或者炎症等，血管造影对于假性动脉瘤、血管畸形、鼻咽纤维血管瘤等具有临床意义。对于可疑出现心脑血管并发症时要及时完善心电图和头颅CT等检查，以免遗漏对于严重情况的处理。

三、治 疗

治疗原则：对于慢性反复长期少量出血要积极寻找病因；短期内大量出血或者反复多次大量出血应首先立即止血，之后再进一步查找病因；预估出血量大导致急性重度贫血或者出血性休克等全身情况时要同时紧急处理。

1. 一般治疗 患者取坐位或者半卧位，告知患者尽量勿将血液咽下，防止刺激胃肠道引起呕吐等。

2. 局部治疗

（1）出血量较少、出血部位明确者可进行简易止血法，用手指紧捏患者两侧鼻翼10～15分钟，冷敷前额与后颈；或用1%麻黄碱棉片塞入鼻腔暂时止血。

（2）反复少量出血且能找到出血点者，可用化学药物烧灼法或电烧灼法破坏出血点组织，使血管封闭或凝固而达到止血目的。临床上常用的化学药物有30%～50%硝酸银或30%三氯乙酸，烧灼时要注意范围越小越好，避免灼烧过深，避免灼烧时间过长，避免同时烧灼鼻中隔两侧对称部位，以免损伤正常组织或引起鼻中隔穿孔。

（3）对于出血较多、渗血面较大或出血部位不明者应迅速给予鼻腔前鼻孔或前后鼻孔填塞止血术（图17-8）。有以下几种方式。

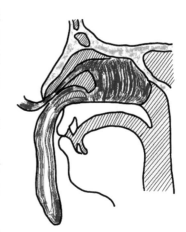

图17-8 前鼻孔填塞止血法

1）鼻腔可吸收性材料填塞：适用于渗血面积较大的鼻出血。填塞时仍须加以压力，必要时可辅以小块凡士林油纱条以加大压力。此法的优点是填塞物可被组织吸收，可避免因取出填塞物时造成鼻黏膜损伤而再出血。

2）鼻腔纱条填塞：为临床较常用的有效止血方法。常用材料为凡士林油纱条、抗生素油膏纱条、碘仿纱条。填塞后如仍有血液流出，则需改为后鼻孔填塞法。凡士林油纱条填塞时间一般为1～2天，抗生素油纱条与碘仿纱条填塞可适当增长留置时间。

3）后鼻孔填塞法：鼻腔纱条填塞未能奏效者，可采用此法。

4）大部分患者可行鼻内镜下止血术。

5）极少数患者若鼻腔填塞无效，可根据出血部位行相应的血管栓塞术或颈外动脉结扎术。

3. 全身治疗 严重鼻出血患者可全身使用止血剂、抗生素、维生素等药物，酌情补液，维持生命体征平稳；短期内急性失血致血红蛋白下降至7g/L以下时需尽早输血以纠正严重贫血，避免出现循环不足、严重贫血导致的心脑血管合并症。全身性疾病引起的鼻出血应积极治疗原发病，如合理控制血压，治疗血液病等。

第7节 鼻内镜手术概述

由于鼻-鼻窦部位深在、术野狭窄、缺少照明等原因，手术的精细程度和疗效都受到很大影响。20世纪70年代初期，鼻内镜及各种先进设备的出现使得传统鼻外科手术方式发生了巨大变革。现行鼻内镜系统配有冷光源、摄像机和显示器，可清晰显示鼻腔内的病理性改变，包括鼻出血定位诊断、脑脊液鼻漏的初步定位等。其亮度相当于无影灯的20倍，3.5mm的小孔可将病变组织放大500倍，保证了检查过程中视野的清晰。依赖于鼻内镜的良好显示，鼻内镜手术目前已经成为鼻外科治疗的主流技术。

一、鼻内镜手术的优势

鼻内镜手术的优势主要体现在以下几个方面。

1. 在良好照明和电视监视下手术精细程度大大增加，避免了许多盲目操作带来的副损伤。

2. 用微创性手术取代了破坏性手术，强调结构与功能重建。

3. 利用解剖学优势，向周边区域延伸，诞生了经鼻内镜鼻眶外科和鼻颅底外科等分支，经鼻内镜可以治疗眶尖、眶周、眶内、颅底、颅内及咽旁的诸多疾病，而这些疾病往往是眼科与神经外科传统手术难以接近和到达的部位，为此成为当代最具代表性的鼻-鼻窦-颅面微创技术。

二、鼻内镜手术的延展

由于鼻内镜成像水平的改善、内镜下鼻及颅底解剖认识的深入、等离子及动力系统等器械与设备的进步，鼻内镜鼻窦外科的实质与内涵发生了极大的变化。现代内镜只是作为一种解决外科问题的手术成像手段，提供一种微创、精准治疗的进入方式，而治疗疾病的内涵早已经突破了既往的范畴。现在，鼻内镜手术已经成熟地应用于鼻眼相关的外科和颅底相关的外科如鼻内镜下泪囊鼻腔造口治疗泪囊炎，眶减压术，视神经减压。另外在脑脊液漏修补方面，因观察准确，损伤小，避免了开颅，简化了手术径路和操作，成为脑脊液鼻漏的主要治疗手段。在蝶鞍肿瘤手术如垂体瘤手术方面，经鼻内镜下从蝶窦进入蝶鞍，不仅快捷，而且缩短了手术时间，减轻了副损伤。

此外，内镜手术的内涵仍在进一步延伸，向内镜经鼻-鼻咽咽旁相关区域及内镜经鼻-颈椎相关领域拓展。目前，鼻腔鼻窦及鼻颅底区域恶性肿瘤的内镜手术治疗也在加速开展，如鼻咽癌放疗复发病例的内镜手术切除，嗅神经母细胞瘤的内镜手术，腺样囊腺癌的内镜手术等都取得了良好效果。过去的20年中发展起来的影像导航（IGS）系统就显示出价值，现有的导航系统精度都能达到毫米级，为内镜微创精准的治疗提供有力保障，为鼻内镜外科技术在应用领域不断延伸提供了支撑。

本质上，鼻内镜已经成为手术照明与显示的方式，应用鼻内镜的手术方式会越来越多。内镜的清晰度、分辨率、亮度、成像的角度与水平都会随着信息技术的提高而产生改变，三维内镜的推广可能会伴随有远程内镜手术的实施等。未来内镜外科的发展无限可期。

三、鼻内镜手术的原则与目标

1. 改善或调整鼻腔鼻窦的结构，改善鼻通气功能（鼻通气功能重建）。

2. 精准地识别解剖结构与处理责任血管与神经（电凝止血或翼管神经切断），治疗鼻出血与过敏性鼻炎等。

3. 恢复或改善受干扰的鼻窦通气引流（功能性内镜鼻窦手术）。

4. 去除相关疾病的病灶（如息肉、不可逆的病变黏膜、骨性骨小梁、黏液堆积及肿瘤等），保留正常或仅有轻微改变的黏膜（内镜鼻窦手术）。

5. 获取鼻窦鼻腔组织病理，服务疾病诊断（取活检）。

6. 修补结构损伤，恢复鼻颅底结构支撑（脑脊液漏修补）。

7. 恢复受损的解剖结构与解剖关系（鼻骨闭合或开放复位、眶骨折复位、眼肌嵌顿松解等）。

8. 内镜鼻外围病变的经鼻内镜治疗（视神经减压、眶减压、鼻-鼻窦周围囊肿揭盖等）。

四、鼻内镜手术的并发症

鼻内镜手术是一门危险而难度较高的手术，术者需要长期的内镜使用到达手眼协调，同时还要求非常熟悉解剖学知识，不然会造成严重并发症甚至患者死亡。虽然鼻内镜手术技术具有诸多优势，但由于手术部位更接近颅底、眼眶及其毗邻的血管和神经，故也增加了手术的风险。

（一）并发症的种类

鼻内镜手术并发症种类见表17-1。

分类	并发症
	表17-1 鼻内镜手术并发症种类
鼻内并发症	鼻出血、鼻腔粘连、鼻中隔穿孔
眶内并发症	眶周淤血、眶周气肿、眶内血肿、眶内感染、眶内炎性假瘤、内直肌损伤、鼻泪管损伤、失明
颅内并发症	脑脊液鼻漏、脑膜炎、脑脓肿、颅内出血、颈内动脉或海绵窦损伤大出血

（二）并发症发生的原因

1. 病变复杂，范围广：有前期手术史的鼻窦炎/鼻息肉，病变破坏颅底或眼眶骨壁（如后筛蝶窦的巨大囊肿），出血性病变（如血管瘤和恶性肿瘤等）。

2. 镜下解剖知识不熟悉，手术技巧差，特别是未掌握术中止血技术，在血泊中盲目手术。

3. 手术基本设备不全或设备陈旧落后。

4. 术后术腔清理换药不及时、不合理。

（三）并发症发生的预防

减少并发症的关键在于手术者对鼻及鼻窦、颅脑解剖知识的掌握，内镜下手术操作的掌握，此外手术者术前对患者病变程度及范围的了解、术中对可能出现的并发症的判断与处理、术后合理用药和定期随访等，均对预防并发症的发生有积极的意义。

第18章

咽喉部疾病

第1节　咽喉部炎症性疾病

 案例 18-1

5岁男性患儿，家长诉患儿夜晚张口呼吸，伴打鼾1年。家长诉患儿1年前反复感冒后，出现鼻塞、流黄黏鼻涕、夜晚张口呼吸伴打鼾，易反复清嗓和间断咳嗽，无耳闷堵感及听力下降，给予鼻腔冲洗和口服感冒类药物后症状无明显好转。近1年患儿白天注意力不集中，脾气急躁、体重无明显增加。查体：纤维鼻咽喉镜下检查，双侧鼻道内较多鼻涕，鼻咽部可见橘瓣样软组织阻塞后鼻孔约4/5并挤压双侧咽鼓管咽口。双侧扁桃体Iº大，表面光滑。纯音测听：双耳听力正常，声导抗：双耳A型鼓室导抗图。

问题：1. 患者目前的诊断是什么？

2. 患者下一步的治疗方式是什么？

一、腺样体肥大

腺样体又称咽扁桃体、增殖体，位于鼻咽顶壁与后壁交界处，两侧咽隐窝之间，表面不平，形似橘瓣样，是组成咽淋巴环的一部分，一般6～7岁发育至最大，10岁以后逐渐萎缩，成人仅有少量残体。若腺样体增生肥大并引起相应症状者，称腺样体肥大（adenoid hypertrophy）。

（一）病因

鼻咽部的反复炎症和毗邻部位如鼻腔、鼻窦、扁桃体的炎症刺激均可导致腺样体发生病理性增生。

（二）临床表现

1. 局部症状

（1）耳部症状　腺样体肥大阻塞咽鼓管咽口，导致分泌性中耳炎的发生，并伴随耳鸣、耳闷堵感、听力下降等。

（2）鼻部症状　腺样体阻塞后鼻孔，分泌物不易擤出，易合并鼻炎、鼻窦炎出现鼻塞、流涕、张口呼吸等症状，是儿童阻塞性睡眠呼吸暂停低通气综合征的常见病因之一。

（3）咽、喉及下呼吸道症状　分泌物下流刺激呼吸道，出现反复清嗓、阵咳、支气管炎和低热等。

（4）长期张口呼吸，会引起面骨发育障碍，出现"腺样体面容"。

> **链接**
>
> **腺样体面容**
> 上颌骨变长、腭骨高拱、牙列不齐、上切牙突出、唇厚、上唇上翘、表情呆滞。

2. 全身症状　主要为慢性中毒及反射性神经症状。如全身营养不良和发育迟缓、反应迟钝、注意力不集中等症状。

（三）诊断

本病多见于儿童，视诊可见部分患者呈腺样体面容，常伴有腭扁桃体肥大。纤维（电子）鼻咽喉镜、硬管鼻内镜可直接观察腺样体大小，对于不能耐受内镜检查的患者，可行鼻咽侧位X线片、鼻咽CT、MRI检查以判断腺样体大小，还应注意与鼻咽部肿瘤鉴别。

（四）治疗

对于保守治疗症状不能缓解者，应手术干预，以确保患儿正常发育。随着微创技术的不断发展，内镜下低温等离子腺样体消融术因其术中出血少、术后反应轻等优点逐步替代了传统的腺样体刮除术。

二、咽 炎

（一）急性咽炎

急性咽炎（acute pharyngitis）为咽黏膜、黏膜下组织及咽部淋巴组织的急性炎症，多伴发上呼吸道感染，也可单独发生或继发于急性鼻炎、急性扁桃体炎等，多在春、冬季发病。

1. 病因 以病毒感染和细菌感染为常见病因，病毒感染以柯萨奇病毒、腺病毒常见，流感病毒、副流感病毒及鼻病毒等次之。细菌感染以溶血性链球菌常见，肺炎链球菌、葡萄球菌等次之。此外受凉、疲劳、烟酒过度、全身抵抗力下降、高温及刺激性气体等均可为本病的发病诱因。

2. 病理 咽黏膜及黏膜下组织充血、肿胀、黏液腺分泌亢进，黏膜下淋巴滤泡肿大，可突出黏膜表面，严重时化脓表面可出现黄白色点状渗出物，颈部淋巴结常有肿大。

3. 临床表现 起病较急，表现为咽干、灼热感、咳嗽及咽痛，空咽时咽痛加剧，咽侧索受累时可出现耳部放射痛。严重者还可出现全身症状如寒战、高热、头痛、食欲下降、恶心、乏力等症状。

4. 检查 口咽部黏膜呈弥漫性充血肿胀，咽后壁淋巴滤泡及咽侧索红肿隆起，严重时表面可见黄白色脓点，下颌角淋巴结可肿大，腭垂及软腭可出现水肿，双侧扁桃体亦可出现红肿。

5. 诊断 结合病史、症状和检查即可进行诊断。成人应与急性坏死性咽炎相鉴别，儿童应注意是否为某些急性传染病的前驱症状等。

6. 并发症 可引起急性鼻炎及鼻窦炎、急性中耳炎、急性喉炎、急性支气管炎和肺炎等上下呼吸道的急性炎症。严重者还可引起急性肾炎、风湿热、败血症及心肌炎等全身并发症。

7. 治疗

（1）一般治疗 卧床休息、多饮水、清淡或半流质饮食。

（2）药物治疗 对于全身症状较轻的患者，局部可应用复方硼砂溶液漱口或者清咽利喉的喷雾剂喷于咽部局部治疗，同时可口服清热解毒类中成药，如蓝芩口服液等。对于全身症状较重的患者，可根据患者病情给予抗病毒药物和抗生素治疗。

（二）慢性咽炎

慢性咽炎（chronic pharyngitis）为咽黏膜、黏膜下组织及咽部淋巴组织的慢性炎症。本病多见于成年人，易反复发作。

1. 病因 本病病因较多，主要原因与急性咽炎的反复发作有关。上呼吸道的慢性炎症刺激，如慢性鼻窦炎、鼻中隔偏曲、鼻后滴漏综合征及慢性扁桃体炎等亦可引发本病。烟酒过度、粉尘、有害气体刺激、喜食辛辣刺激性食物和过度用嗓也可诱发本病。全身性因素如自身免疫性疾病、胃食管反流、贫血等也可继发慢性咽炎。

2. 病理 可分为3类。

（1）慢性单纯性咽炎　咽部黏膜慢性充血、黏膜下组织结缔组织增生，黏液腺分泌增多。

（2）慢性肥厚性咽炎　咽部黏膜充血增厚、黏膜及黏膜下组织结缔组织增生，咽后壁淋巴滤泡可见散在隆起或融合成片，双侧咽侧索呈条索增生。

（3）萎缩性咽炎　常与萎缩性鼻炎同时发病，但较少见。黏液腺分泌减少，黏膜及黏膜下组织萎缩变薄，咽后壁上常有干痂附着，或有臭味。

3. 临床表现

（1）症状　咽部不适症状反复出现，如咽干、咽痒、咽部异物感、灼热感及微痛感。咽部分泌物较多时，易反复清嗓，晨起还易出现咳嗽、干呕症状。讲话过多或进食辛辣刺激性食物时，会出现剧烈咽痒、频繁咳嗽甚至呕吐。

（2）检查　各类型慢性咽炎的患者咽部检查均敏感，易干呕，检查配合度差。

1）慢性单纯性咽炎：咽部黏膜充血呈暗红色，表浅小静脉曲张，咽后壁有少许分泌物附着。

2）慢性肥厚性咽炎：咽部黏膜肥厚褶皱，咽后壁有散在的或融合成片的暗红色淋巴滤泡增生。

3）萎缩性咽炎：咽部黏膜干燥、萎缩变薄，色苍白，如电光纸般发亮，咽后壁常有黄绿色干痂附着。

4. 诊断　结合患者反复发作的病史、症状和局部检查即可做出诊断。应与神经官能症导致的咽异感症和下咽癌、食管肿瘤、咽部特殊感染及全身隐匿性病变等相鉴别。

5. 治疗　治疗原则：去除病因，戒烟戒酒，避免接触粉尘及刺激性有害气体，积极治疗上呼吸道慢性炎症病变。

（1）建议患者加强锻炼，清淡饮食，提高机体免疫力，尽量避免急性咽炎的反复发作和急性上呼吸道感染的发生。

（2）药物治疗　可用含漱液、雾化、清热解毒类中成药口服或金喉健喷雾剂局部治疗，一般不使用抗生素治疗。

（3）手术治疗　对于慢性肥厚性咽炎，可使用微波或激光烧灼咽后壁增生的淋巴滤泡。

三、扁桃体炎

（一）急性扁桃体炎

急性扁桃体炎（acute tonsillitis）为腭扁桃体的急性非特异性炎症，常伴有程度不等的急性咽炎，是一种很常见的咽部疾病。多发生于儿童和青年，在春秋两季气温变化时更易发病。

1. 病因　主要致病菌为乙型溶血性链球菌，其次非溶血性链球菌、葡萄球菌、肺炎链球菌、流感嗜血杆菌等。

2. 病理　可分为3类。

（1）急性卡他性扁桃体炎　多为病毒引起，病变较轻，扁桃体急性充血，炎症限于黏膜表面，无明显渗出物。

（2）急性滤泡性扁桃体炎　腺体里的淋巴滤泡充血、肿胀和化脓，在隐窝口的黏膜下可见黄白色的斑点。

（3）急性隐窝性扁桃体炎　扁桃体充血肿胀，隐窝内充满由脱落上皮细胞、纤维蛋白、脓细胞、细菌等组成的渗出物，渗出物溢出隐窝口，相互形成一片，形似假膜，易于拭去。

3. 临床表现　3类扁桃体炎症状相似，但急性卡他性扁桃体炎的全身症状和局部症状均较轻。

（1）全身症状　多见于急性化脓性扁桃体炎（滤泡性或隐窝性），起病急，可有高热、畏寒、头痛、食欲下降、四肢酸痛、乏力等不适。幼儿可因高热出现惊厥、抽搐、呕吐、腹泻等症状。

（2）局部症状　剧烈咽痛，严重者吞咽时有刀割样疼痛感，并伴有耳部放射痛和吞咽困难、颌下淋巴结肿痛等，讲话含糊不清，但无声音嘶哑，幼儿还可出现呼吸困难、拒吃奶等。

（3）检查　患者呈急性病容，高热，不愿说话与做吞咽动作。咽部黏膜呈弥漫性充血，以扁桃体和两侧腭弓最严重，腭扁桃体肿大，表面可见黄白色脓点，或在隐窝口处可见片状的黄白色或灰白色假膜，易拭去，不易出血。下颌角淋巴结常肿大，伴颈痛。血液检查白细胞数值偏高。

4. 诊断　结合病史、症状和体征即可进行诊断。但应注意与咽白喉、樊尚咽峡炎及某些血液病引发的咽峡炎相鉴别。

5. 并发症

（1）全身并发症　一般认为与各个靶器官对链球菌所产生的Ⅲ型变态反应有关，常见的有急性风湿热、关节炎、心肌炎、急性肾炎、亚急性心内膜炎、心包炎等。

（2）局部并发症　炎症向邻近组织蔓延所致，常见的有扁桃体周围脓肿，此外还有急性咽炎、咽后脓肿、咽旁脓肿、急性鼻炎及鼻窦炎、急性淋巴结炎和急性喉炎等。

6. 治疗

（1）一般治疗　有传染性，患者适当隔离或佩戴口罩。卧床休息，进流质饮食，多饮水，加强营养及疏通大便。

（2）药物治疗　首选青霉素类药物，疗程一般7～10天，可根据病情严重程度选择给药途径。必要时可酌情使用糖皮质激素。对于高热患者，可给予解热镇痛类药物，局部可应用复方氯己定或者复方硼砂溶液漱口。亦可口服清热解毒类中成药。

（3）手术治疗　多次反复发病或引发全身并发症者，可在急性期炎症消退后行扁桃体切除术。

（二）慢性扁桃体炎

慢性扁桃体炎（chronic tonsillitis）是急性扁桃体炎反复发作或因扁桃体隐窝引流不畅，窝内细菌、病毒滋生感染而演变所致。

1. 病因　链球菌、葡萄球菌是本病常见致病菌，也可继发于流感、猩红热、麻疹等急性传染病，当受凉、疲劳引发身体抵抗力下降或烟酒过度、辛辣刺激饮食后也易诱发本病。

2. 临床表现　反复咽痛发生、咽部异物感、刺激性干咳、咽部刺痛感和口臭等，如隐窝脓栓较多被咽下会刺激胃肠道引起消化障碍，儿童扁桃体肥大，会导致睡眠打鼾、吞咽不畅、言语障碍等。有时会出现全身乏力、低热、头痛等全身症状。

3. 检查　扁桃体和舌腭弓呈慢性充血，隐窝口有时可见黄白色分泌物，用压舌板挤压舌腭弓，隐窝口内会有分泌物溢出。扁桃体表面凹凸不平，可见瘢痕化，常与周围组织粘连。有时会有下颌角淋巴结肿大。

临床上为了便于描述，把扁桃体大小分为三度：Ⅰ度，扁桃体不超过腭弓；Ⅱ度，扁桃体超过腭舌弓（图18-1）；Ⅲ度，扁桃体接近正中线或超过正中线（图18-2）。

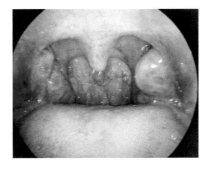
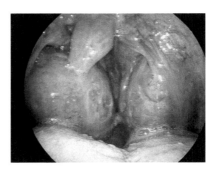

图18-1　扁桃体Ⅱ度　　　　　　　图18-2　扁桃体Ⅲ度

4. 诊断 结合患者反复发作的病史和局部检查即可做出诊断。扁桃体的大小并不能单纯代表腺体病变的严重程度，不能根据腺体大小做出诊断。

5. 并发症 长期的慢性炎症刺激，会导致局部邻近器官的病变，如慢性咽炎等。当扁桃体形成病灶后，又容易引起风湿性关节炎、肾炎、风湿热、心脏病等全身并发症。

6. 治疗 治疗原则：清除病灶，避免诱因，预防并发症。

建议患者加强锻炼，清淡饮食，提高机体免疫力，可用含漱液、雾化、清热解毒类中成药口服对症治疗，必要时也可加用抗生素治疗。伴发并发症者可行扁桃体切除术。目前扁桃体切除术包括冷器械切除和低温等离子消融术等。

四、急性会厌炎

急性会厌炎（acute epiglottitis）为会厌和杓会厌襞的急性水肿伴蜂窝织炎症，感染严重时可引发喉阻塞导致窒息死亡。成人和儿童均可患病，全年均可发生，但冬、春季节较多见。

1. 病因 感染为本病最主要的原因，致病菌有乙型流感嗜血杆菌、葡萄球菌、链球菌、肺炎链球菌等，也可合并病毒混合感染。变态反应、异物外伤、刺激性饮料或食物、放射线损伤、邻近器官的急性炎症蔓延、会厌囊肿或新生物继发感染都会导致本病发生，且伴有糖尿病等抵抗力弱的患者病情往往更加严重。

2. 临床表现

（1）全身症状 起病急，有乏力、畏寒、烦躁、发热、食欲减退和全身酸痛。老人或儿童症状发展更快更重。

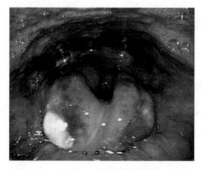

（2）局部症状 剧烈咽喉痛，吞咽时加重，进食困难，因声带受累少见，声音多无嘶哑症状，会厌高度肿胀时多有流涎、饮水呛咳、讲话含糊不清、吸气性呼吸困难甚至窒息死亡。

（3）检查 患者呈急性病容，严重者可有吸气性呼吸困难和三凹征。口咽部检查基本正常，间接喉镜下检查可见会厌舌面黏膜充血肿胀，严重者呈球形。若会厌脓肿形成，局部隆起处可见黄白色脓点。颈部淋巴结常有肿大并伴有压痛（图18-3）。

3. 诊断 结合患者病史、症状和检查可明确诊断。对于明显咽喉痛，吞咽疼痛，口咽部检查无异常的患者，一定要进行间接喉镜

图18-3 急性会厌炎喉镜图

检查，对于有颈椎病变或不能耐受间接喉镜检查的患者，要及时行纤维喉镜检查，以免漏诊。

4. 治疗 积极足量抗生素和糖皮质激素静脉输液治疗。症状较重者，应给予吸氧并监测生命体征，如出现憋气症状并逐渐加重，应尽早行气管切开术。

五、急性喉炎

急性喉炎（acute laryngitis）是喉黏膜和声带的急性炎症，好发于冬、春季节，是常见的急性呼吸道感染性疾病，各年龄组均可发病。

1. 病因 常发生于感冒后，常见致病病毒为流感病毒、副流感病毒、鼻病毒、腺病毒等，常见的致病菌为溶血性链球菌、肺炎链球菌、流感嗜血杆菌等。如大声喊叫、讲话过多等用嗓过度也可导致急性喉炎，烟酒刺激、受凉、疲劳、吸入有害气体或喉部创伤也易诱发本病。

2. 临床表现 声音嘶哑是常见症状，严重者可出现发音困难，甚至失声，同时伴有咳嗽、咽喉痛、咽部异物感或憋气等不适。全身可出现畏寒、乏力、发热等。因急性喉炎可为急性鼻炎和急性咽炎的下行感染，故可出现鼻部或咽部的炎性症状。

3. 检查 间接喉镜、纤维（电子）鼻咽喉镜可见喉部黏膜和声带黏膜急性充血、肿胀，双侧声带运动对称，部分伴有闭合不全。早期病变仅出现在声带，逐渐发展导致室带、声门下黏膜充血肿胀，以声带和杓会厌襞更为显著。

4. 诊断 结合病史、症状和喉镜检查即可确诊。

5. 治疗

（1）一般治疗 噤声，休息，清淡饮食，多饮水，戒烟酒。

（2）雾化吸入 对声音嘶哑严重者，可用类固醇类药物雾化吸入治疗。

（3）药物治疗 抗生素治疗，必要时可加用糖皮质激素治疗，给药途径根据病情严重程度决定。痰多咳嗽者可给予化痰镇咳类对症药物。

六、咽部间隙感染

咽部间隙主要包括咽旁间隙和咽后间隙，受咽部炎症感染后，可形成咽旁脓肿（parapharyngeal abscess）和咽后脓肿（retropharyngeal abscess），尤其是伴有糖尿病、体质较差的患者，炎症扩散，会导致颈部多间隙感染和下行性坏死性纵隔炎，甚至危及生命。

1. 病因 咽后间隙感染多见于3岁以下的婴幼儿。咽旁感染多由邻近组织或器官的炎症如急性扁桃体炎、扁周脓肿蔓延所致。致病菌多为溶血性链球菌，其次为金黄色葡萄球菌、肺炎链球菌等。

2. 临床表现 急性起病，咽后间隙感染的患儿多出现畏寒、高热、拒食、讲话含糊不清和呼吸困难等症状。咽旁间隙感染可出现咽痛、颈痛、颈部僵直、吞咽障碍和放射性耳痛，如茎突前间隙感染累及翼内肌时，还可出现张口困难。

3. 检查 咽后间隙感染者，一般咽后壁一侧隆起，黏膜充血，较大的脓肿可见患侧咽腭弓和软腭向前推移。咽旁间隙感染者，患侧扁桃体和咽侧壁突向咽中线，患侧下颌下区及颈部肿胀，严重者上达腮腺，下沿胸锁乳突肌延伸，前达颈前中线，后至项部。血常规检查白细胞数值和中性粒细胞数增高。

4. 诊断 根据症状和体征，一般可确诊。但脓肿位置较深时，可行颈部B超和CT检查，穿刺抽脓明确诊断。

5. 治疗 感染初期，脓肿未形成前，可给予足量的抗生素和适量的糖皮质激素等药物治疗。脓肿形成后，要尽早切开引流，保证气道安全。

第2节 阻塞性睡眠呼吸暂停低通气综合征

阻塞性睡眠呼吸暂停低通气综合征（obstructive sleep apnea hypopnea syndrome，OSAHS）是最常见的睡眠相关呼吸障碍，其特征是在睡眠过程中因上气道反复发生狭窄和阻塞，引起阻塞性呼吸暂停、低通气和（或）呼吸努力相关觉醒（respiratory effort-related arousal，RERA）。

一、危险因素

1. 年龄较大 OSAHS可发生于各年龄段，但有随着年龄增大患病率逐渐增加的趋势。

2. 男性 男性OSAHS患病率是女性的2～3倍，体重改变对男性的影响比女性更显著。

3. 肥胖 发生OSAHS风险与体重指数（BMI）密切相关，超重是OSAHS的主要诱发因素，约60%中重度的OSAHS是由肥胖所致。颈围越大预示呼吸暂停低通气指数（AHI）越高，颈围是独立于BMI的预测因素。

4. 颅面结构和上气道异常 颅面结构及颈部骨骼和软组织结构异常或上气道异常会增加发生OSAHS的可能性。

5. 吸烟 吸烟可能增加OSAHS风险或加重OSAHS。

6. OSAHS家族史 家族聚集性分析显示OSAHS是一种遗传相关的疾病，OSAHS患者一级亲属患病率是其他人的2倍。

7. 疾病因素 许多疾病可诱发和加重OSAHS，包括充血性心力衰竭、心房颤动、肺动脉高压等。

8. 其他因素 许多物质和药物可能加重OSAHS，如乙醇、苯二氮䓬类镇静催眠药物、麻醉剂、加巴喷丁类药物等。

二、病理生理

OSAHS患者睡眠时造成上气道狭窄和阻塞的病理生理因素是多方面的。通常是由于上气道周围的软组织包括舌体、软腭及咽侧壁容积过大及松弛和（或）颅面解剖结构异常，导致上气道管腔的横截面减小，吸气时，上气道管腔内为负压，促使其闭合（图18-4）。

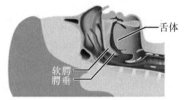
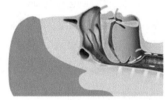
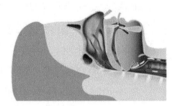

正常呼吸上气道通畅　　　　打鼾气道部分阻塞　　　　OSAHS气道完全阻塞

图18-4　睡眠中上气道发生狭窄和阻塞导致打鼾和睡眠呼吸暂停

睡眠状态下，咽部开大肌活动性下降，当不足以维持气道开放时，就会发生上气道狭窄和（或）关闭，这是导致上气道阻塞的主要因素

三、临床表现

（一）症状

1. 日间嗜睡　嗜睡是指无法在睡眠 - 觉醒周期的觉醒部分保持完全觉醒或警觉状态，是OSAHS的常见症状，OSAHS严重程度与白天嗜睡相关。表现为非恢复性睡眠（即醒来时感觉不到精神恢复）和夜间辗转反侧。日间嗜睡起病隐匿且呈慢性过程，容易被低估。

2. 睡眠中打鼾和反复呼吸中断。

3. 异态睡眠。

4. 晨起头痛　有10%～30%未经治疗的OSAHS患者诉晨起头痛，通常每日出现或经常出现双额部的挤压样疼痛，早晨醒后可持续数小时，可能与高碳酸血症、血管扩张、颅内压增高和睡眠质量受损有关。

5. 相关疾病　部分患者可能有相关疾病和并发症的症状，包括神经精神症状、胃食管反流或夜间心血管事件，如心绞痛引起的胸痛、心房颤动引起的心悸。

（二）体征

1. 肥胖　虽然肥胖是OSAHS患者最常见的临床表现之一，但有些患者只是超重，甚至体重正常。相较全身性肥胖，OSAHS与颈围或腰围增粗的相关性更强。

2. 鼻腔、口咽通气道狭窄　颅面结构问题可造成上气道狭窄，促发OSAHS，包括下颌后缩、小颌畸形、扁桃体组织肥大、巨舌、软腭肥厚、腭垂过长、硬腭呈高拱状、鼻中隔偏曲及鼻息肉。改良Mallampati分级（或称"马氏分级"）常用于量化气道狭窄（图18-5），3级和4级视为气道狭窄阳性（表18-1）。Mallampati分级和Friedman舌位高度分级均与OSAHS严重程度相关。

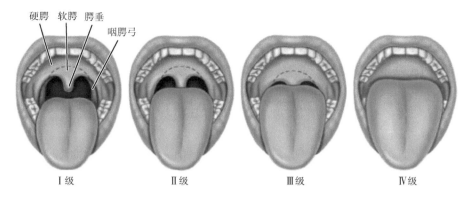

图 18-5 改良 Mallampati 分级示意图

表18-1 改良的Mallampati 分级	
分级	观察到的结构
Ⅰ级	可见软腭、咽腔、腭垂、咽腭弓
Ⅱ级	可见软腭、咽腔、腭垂
Ⅲ级	可见软腭、腭垂基底部
Ⅳ级	看不见软腭

四、实验室检查

1. 睡眠监测

（1）多导睡眠图监测（PSG） 值守整夜PSG是确诊OSAHS及其严重程度分级的金标准，睡眠分期及睡眠相关事件的判读推荐采用AASM判读手册。判读PSG结果时需充分考虑患者的个体差异，结合年龄、睡眠习惯及基础疾病等情况进行个体化诊断和分析。若患者病情较重和（或）未能进行整夜PSG，则可通过分夜监测的PSG结果诊断OSAHS。分夜监测诊断要求PSG睡眠时间≥2小时，且AHI≥40次/小时；如果PSG睡眠时间＜2小时，但呼吸事件次数达到2小时睡眠的要求（80次），也可诊断OSAHS。

（2）睡眠中心外睡眠监测（OCST） 也称家庭睡眠监测，适用于以下情况。①因行动不便或出于安全考虑不适合进行PSG监测；②无实施PSG监测的条件，临床情况紧急；③高度怀疑OSAHS，无复杂共患疾病；④不采用PSG，不影响并存睡眠障碍的诊断。OCST通常不用于具有严重心肺疾病、神经肌肉疾病、使用阿片类药物或怀疑并存其他严重睡眠障碍者。

2. 气道评估 对OSAHS患者进行气道评估有利于排除气道占位性病变，并已作为外科治疗的常规术前评估项目。

（1）鼻咽内镜检查及Müller试验有助于初步评价上气道解剖异常程度及上气道易塌陷部位。

（2）头颅定位测量分析有助于评价是否存在颅颌面骨骼结构的异常。

（3）对于考虑OSAHS外科治疗及可疑上气道占位患者，推荐治疗前完善上气道三维CT重建或上气道磁共振检查。

（4）食管压测量及药物诱导睡眠纤维喉镜检查有助于精准判断患者睡眠期气道塌陷部位，建议用于上气道手术的术前评估，有利于提高手术有效率。

3. 其他相关评估 常用主观量表有艾普沃斯（Epworth）嗜睡量表、鼾声量表、柏林问卷（BQ）、STOP-Bang量表。

五、诊　断

目前认为，由专业人员值守的实验室夜间PSG监测是诊断OSAHS的金标准。PSG数据可生成2个指数，以量化每小时睡眠中的睡眠相关阻塞性事件。

1. AHI=（呼吸暂停+低通气）/总睡眠小时数

2. 睡眠呼吸紊乱指数（RDI）=（呼吸暂停+低通气+RERA）/总睡眠小时数

对于符合OSAHS诊断标准的患者，根据AHI和血氧饱和度分为轻度、中度或重度（表18-2）。

轻度：AHI为5～14次呼吸事件/小时睡眠。这类患者可能相对症状较轻或仅有日间困倦症状，但通常不影响日常生活。仅在因减体重、戒酒或接受OSAHS治疗后症状得到改善后才意识到之前存在日间嗜睡。轻度OSAHS也与高血压风险增加有关，

中度：AHI为15～30次呼吸事件/小时睡眠。患者通常能意识到存在日间嗜睡，可能合并有高血压。PSG有睡眠片段化现象。

重度：AHI>30次呼吸事件/小时睡眠。更常出现影响日常活动的日间嗜睡，存在因嗜睡而发生意外损伤的风险。重度OSAHS患者的全因死亡率和多种心血管合并症风险增加，包括高血压、冠状动脉疾病和心律失常。

表18-2　成人睡眠呼吸暂停严重程度分度			
AHI（次呼吸事件/小时睡眠）	程度	SaO$_2$（%）	程度
5～14	轻度	86～90	轻度
15～30	中度	80～85	中度
>30	重度	<80	重度

六、治　疗

治疗原则：对OSAHS患者应进行全面评估，根据患者病情特点，实施多学科个体化长期综合治疗。

治疗目标：缓解症状和体征，改善睡眠质量，并使睡眠呼吸暂停低通气指数和血氧饱和度恢复正常，降低心血管并发症发生率、死亡率和减少相关医疗费用。

1. 患者教育　对OSAHS患者的治疗始于确诊。临床医生应就OSAHS的危险因素、自然病程和后果对患者进行教育。对于超重或肥胖的OSAHS患者，应推荐减重。体位性OSAHS患者应相应改变睡眠体位。应告知患者，乙醇、阿片类及镇静催眠药可能加重OSAHS。

2. 无创气道正压通气治疗　成人OSAHS患者主要采用无创气道正压通气（CPAP）治疗。CPAP的机制是维持上气道开放，特别是保持咽跨壁压为正压，使咽腔内压力大于周围组织压力。CPAP还通过增加呼气末肺容积稳定上气道，从而消除上气道塌陷导致的呼吸事件（如呼吸暂停、低通气）（图18-6）。

无创气道正压通气作为一线治疗手段，有助于消除睡眠期低氧，纠正睡眠结构紊乱，提高睡眠质量和生活质量，降低相关并发症发生率和病死率。

3. 口腔矫治器治疗　口腔矫治器对上气道的扩张不只局限于某一区段，而是对阻塞好发处从腭咽到舌咽都有明显扩张作用，特别是下颌前移类型的矫治器适宜多位点阻塞的OSAHS患者。口腔矫治器治疗可降低呼吸事件、觉醒及血氧饱和度下降的频率。

4. 外科治疗　如果患者拒绝无创气道正压通气或口腔矫正器治疗或者这些治疗无效时（尝试性治疗至少3

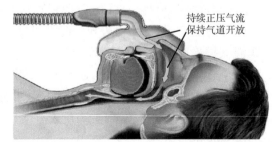

图18-6　无创气道正压通气原理

个月后），可考虑手术治疗。

（1）鼻腔手术 因鼻腔解剖结构异常和鼻腔炎性疾病引起的通气障碍，可依据病变部位行不同鼻腔手术治疗，包括鼻中隔偏曲矫正、鼻息肉切除、鼻腔扩容术等。

（2）扁桃体及腺样体切除术 对于扁桃体Ⅱ度及以上肥大的成人OSAHS患者，单纯扁桃体切除术可显著改善患者的客观及主观指标，短期（1～6个月）手术有效率可达85%，短期手术治愈率可达57%。

（3）腭垂腭咽成形术（uvulopalatopharyngoplasty，UPPP） 是目前应用最广泛的治疗成人OSAHS的术式，适合于阻塞平面在口咽部，黏膜组织肥厚致咽腔狭小，腭垂肥大或过长，软腭过低过长，扁桃体肥大或腭部狭窄为主者。

（4）软腭植入术 可能对轻中度OSAHS患者有效，可用于治疗BMI＜32kg/m^{2}且没有任何其他解剖部位狭窄及OSAHS手术治疗史的轻中度患者。

（5）气管切开术 是首先被用于治疗OSAHS的术式，手术成功率几乎是100%，可单独作为重度OSAHS的治疗方式，但由于可导致生活质量下降，推荐在无其他治疗选择或临床紧急情况下考虑此操作。目前仍被作为某些重度患者的最后治疗手段。

第3节　咽喉部肿瘤

一、口咽良性肿瘤

（一）乳头状瘤

乳头状瘤是口咽部最常见的良性肿瘤。发病原因尚不确定，可能与病毒感染、炎性刺激、内分泌障碍等因素有关。

1. 临床表现 多好发于腭垂、软腭、腭舌弓、腭咽弓和扁桃体表面。可为单发或多发，形状如桑葚，白色或淡粉色，质软，表面一般无破溃或出血。临床多无明显症状，偶有咽干痒或异物感。

2. 治疗 治疗以手术彻底切除为主，如果生长于扁桃体表面，可将同侧扁桃体及肿物一并切除。创面可使用激光气化或冷冻治疗，少数患者可能会复发。

（二）血管瘤

血管瘤是先天性良性肿瘤或血管畸形。

1. 分类 按其临床特点和组织结构，可分为毛细血管瘤、海绵状血管瘤及蔓状血管瘤，前两种较多见。

2. 诊断 咽部血管瘤多发生于口咽和舌根部，以毛细血管瘤多见。患者常感咽部不适或异物感，可有出血表现，部分患者无明显临床症状。专科检查发现，咽后壁或侧壁上可见血管瘤瘤体呈暗红色，柔如海绵，不带蒂而分布于黏膜下，表面高低不平，呈青紫色，又称葡萄状血管瘤。

3. 治疗 血管瘤的治疗可采取硬化剂注射，一般使用的硬化剂为平阳霉素。需要注意的是一般多次注射，逐步减小血管瘤体积。此外可以选择冷冻、激光或放射治疗，部分患者可以考虑手术切除，无症状者可暂不治疗，密切随诊观察。

二、口咽恶性肿瘤

口咽癌是口咽部最常见的恶性肿瘤。除此以外，淋巴瘤也较为多见。

1. 病因 口咽癌的发生与吸烟、饮酒及HPV感染有关。

2. 病理　主要发生部位在扁桃体，占全部口咽癌数量的一半以上。鳞状细胞癌最为常见。

3. 临床表现　早期无明显不适，一般症状为咽部异物感、咽痛和吞咽疼痛，疼痛可向耳部放射；部分患者会出现痰中带血或咯血。肿瘤进展较快时可出现一侧扁桃体迅速增大，会引发呼吸困难和吞咽困难。当肿瘤转移时会出现颈部淋巴结肿大。

4. 检查　可见一侧扁桃体增大，表面可呈菜花样或溃疡，表面污秽，碰触病变部位组织质脆，容易出血。

5. 诊断　患者有进行性咽痛、吞咽疼痛，抗感染治疗无效；检查发现单侧扁桃体肿大或溃疡或菜花样改变，结合患者有吸烟饮酒史，应考虑诊断为口咽癌。

6. 治疗　采取以手术为主的综合治疗。

三、喉良性肿瘤

喉良性肿瘤多起源于喉上皮或结缔组织，由高度分化的成熟细胞组成，不向周围组织浸润或转移到其他部位。其病理类型以乳头状瘤最为常见，其他还包括神经鞘瘤、血管瘤、软骨瘤等。

（一）喉乳头状瘤

喉乳头状瘤是喉部最常见的良性肿瘤。任何年龄均可发病，儿童以10岁以下较为多见。儿童乳头状瘤较成人生长迅速，极易复发，且随着年龄增加有自限趋势；成人的喉乳头状瘤容易发生恶变。

1. 病因　目前较公认的病因是病毒感染学说，其主要致病病毒为HPV。

2. 病理　喉乳头状瘤是来自上皮组织的肿瘤，成人的喉乳头状瘤一般为单发，儿童的乳头状瘤可为多发。

3. 临床表现　成人喉乳头状瘤发展较为缓慢，常见的症状是声音嘶哑。随着肿瘤逐渐增大，可引发呼吸困难。儿童喉乳头状瘤多数在10岁以内发病，初期主要症状为声音嘶哑，后期可出现呼吸困难。因为儿童喉部发育原因，更容易出现喉梗阻。

喉镜检查发现喉部外生型肿物，呈桑葚样或粗糙不平如绒毛状病变，表面可呈苍白、暗红或紫红色，可见血管纹。部分喉乳头状瘤带蒂，可随着呼吸气流上下活动。

4. 诊断　儿童或成人出现持续性声音嘶哑，渐进性加重，喉镜检查发现典型病变，进行病理活检即可明确诊断。对于儿童多次手术患者，以及长期吸烟的成人患者，需要注意有恶变可能。

5. 治疗　手术切除是治疗喉乳头状瘤最常用的治疗方法。目前一般采用支撑喉镜下二氧化碳激光手术予以切除，儿童喉乳头状瘤除进行手术切除外，还应该积极进行免疫治疗，干扰素是最常用的免疫治疗药物之一。

（二）喉血管瘤

喉血管瘤较为少见，其主要临床表现为声音嘶哑、咳嗽及咯血，婴幼儿喉血管瘤可阻塞气道引发呼吸困难。喉镜检查可见声带、室带等位置突出于黏膜表面的肿物，呈紫色，肉芽或结节样。

如果没有明显临床症状可以暂不作处理。治疗以手术切除为主，可以使用激光或等离子进行肿瘤切除；对于病变范围较广的患者，可以考虑使用平阳霉素等血管硬化剂进行局部注射治疗；对于呼吸困难较为明显者，需要进行气管切开手术。

四、喉恶性肿瘤

喉癌是全世界范围内咽喉部位常见的恶性肿瘤之一，其发病率占全身癌肿的1%～2%。我国北方地区患病率高于南方地区，男性较女性多见，性别比约为8∶1，以50～70岁年龄段高发。近些年来喉癌发病率逐年增加，出现了年轻化趋势。

（一）病因

喉癌的发病与多种因素共同作用有关，其中吸烟是最重要的致癌因素。此外还包括饮酒、空气污染、职业因素、癌前病变等。

（二）病理

喉癌的主要病理类型是鳞状细胞癌，占喉癌总数的90%～95%。根据肿瘤发生部位，可以将喉癌分为声门型、声门上型和声门下型。喉癌根据形态可以分为溃疡浸润型、菜花型、结节型或包块型、混合型4种类型。

（三）临床表现

1. 声门型喉癌 主要症状为声音嘶哑。早期声音嘶哑较轻，无其他不适，容易被患者忽视；后期随着肿瘤逐渐生长，声音嘶哑症状逐渐加重。当肿瘤瘤体增大到一定程度，堵塞声门裂；或者肿瘤向外侧生长，侵犯声门旁间隙导致声带运动受限或固定，会引发呼吸困难和喉梗阻。晚期声门型喉癌会向声门上和声门下区侵犯，出现耳痛、咯血等症状。

声门型喉癌一般分化程度较高，发展缓慢，由于声带周围淋巴组织较少，早期不易发生颈部淋巴结转移。但如果肿瘤向声门上和声门下区侵犯，则很容易出现淋巴结转移。

2. 声门上型喉癌 好发于会厌喉面，早期症状不特异，一般是咽部异物感、吞咽不适或咳嗽。当肿瘤向深处浸润时可出现疼痛，伴随向耳部放射，可伴随出现声音嘶哑、呼吸困难和咯血。声门上型喉癌肿瘤分化程度相对较差，发展快，且声门上区淋巴组织丰富，极易早期出现颈部淋巴结转移的表现。有些患者会以颈部淋巴结肿大为首要表现来就诊。

3. 声门下型喉癌 发生在声带平面以下，环状软骨下缘以上部位，最少见。早期症状不明显，后期可出现咳嗽、咯血、声音嘶哑和憋气。

（四）扩散与转移

喉癌的三种转移方式，包括直接扩散、颈部淋巴结转移和血行转移。

（五）诊断

年龄超过40岁，原因不明的声音嘶哑者或咽喉不适的患者，经2周以上治疗无好转，有长期吸烟和（或）饮酒者，都应进行纤维喉镜检查，发现可疑病变取活检明确诊断。

纤维喉镜检查最重要的是观察病变部位、肿瘤的总体表现和生长模式，影像学检查包括超声检查、CT、MRI和PET检查等。

（六）治疗

喉癌的治疗采取以外科手术为主的综合治疗方案。

1. 放疗 对于早期的喉癌患者（T1和T2期），可以考虑单纯放疗。

2. 手术治疗 对于早期声门型喉癌患者，可以选择支撑喉镜下二氧化碳激光或低温等离子喉肿瘤切除手术。此外还包括喉裂开声带切除手术、部分喉切除手术和全喉切除手术。手术方式的选择要在完全切除肿瘤的前提下尽可能保留喉功能。

3. 化疗 对于局部晚期或者出现远处转移的患者，可以考虑先行药物治疗。最常用的化疗药物包括顺铂、紫杉醇等。

4. 靶向治疗和免疫治疗 对于晚期喉癌患者，可以使用靶向药物，主要是表皮生长因子（EGFR）类药物，包括西妥昔单抗和尼妥珠单抗。免疫治疗的主要药物是PD-1。

第4节 喉及颈部外伤

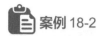

案例18-2

患者，男，45岁，在家中爬梯子时不慎踩空致右侧颈部撞击梯子横栏后出现颈痛6小时就诊，吞咽时疼痛加重，伴声音嘶哑、咳嗽及痰中带血，无呼吸困难。查体：生命体征平稳，无吸气喘鸣及三凹征，颈部无伤口，颈前略偏右稍肿胀，可见皮下淤血，触诊颈部有触痛。纤维喉镜下见右侧声带及声门下淤血，右侧杓状黏膜明显肿胀，遮挡右侧梨状窝，双侧声带活动度可。

问题：1.患者的诊断是什么？写出诊断依据。

2.是否需要进一步检查协助诊治？

3.该患者如何治疗？

喉及颈部外伤指喉及颈部遭受暴力引起喉及颈部组织损伤，是耳鼻咽喉头颈外科的急症之一。喉部位于颈前，由于颈部的屈曲反射性弯曲，加上由前方的弓形下颌骨和胸骨、后方的颈椎形成的骨性保护，且喉可以上下左右移动，因此受外伤的机会较少。

尽管如此，由于喉具有呼吸、气道保护、发声及吞咽功能，邻近重要的血管和神经，一旦受到外伤，轻则影响发声及进食，重则引起呼吸困难、窒息、大出血、休克，甚至死亡，及时、准确的诊治至关重要。根据受伤的机制，喉外伤可分为闭合性喉外伤和开放性喉外伤。

一、闭合性喉外伤

闭合性喉外伤多由钝性外力所致，颈部皮肤及软组织无伤口，包括挫伤、挤压伤及扼伤等。

（一）病因

喉及颈部遭受钝性外力所致，如交通事故、运动伤、钝器撞击、扼伤或自缢等。轻者仅有颈部或喉部软组织损伤，重者可发生喉黏软骨膜损伤、喉软骨脱位、骨折等。喉部损伤程度因外力大小和作用方向可有很大差别。来自侧方的外力，因喉体可向对侧移动，故伤情较轻，常无骨折；来自前方的外力多损伤较重，因此时颈部处于相对固定的状态，外力将喉部向后推挤撞击颈椎，常造成甲状软骨骨折。30岁后成人的喉软骨出现不同程度的钙化，钙化的软骨会增加外伤后喉软骨骨折的风险，并且会产生较高的应力，从而出现粉碎性骨折。

（二）临床表现

1.疼痛 以颈部及喉部的局部疼痛为主，发声、吞咽及咳嗽时疼痛加重，疼痛严重者可出现吞咽困难。

2.嗓音改变 常伴有轻微的嗓音改变、声嘶甚至失声。

3.当喉黏膜损伤时，可引起刺激性咳嗽，出现痰中带血及咯血。

4.皮下气肿 发生喉软骨骨折、黏软骨膜破裂的严重喉挫伤，咳嗽时空气易进入喉周软组织，可出现颈、胸部及头面部皮下气肿，甚至纵隔气肿。

5.呼吸困难 当喉黏膜肿胀、软骨骨折导致喉腔狭窄及双侧喉返神经损伤时，可出现吸气性呼吸困难，重者可出现窒息及心跳呼吸暂停。

喉外伤的症状多样化，需要注意的是，症状的严重程度不一定和损伤的严重程度呈正相关，严重损伤的患者亦可仅有轻微症状甚至无症状。

（三）诊断

闭合性喉外伤的诊断并不困难，根据外伤史及上述症状即可诊断。困难的是评估喉部损伤的程度，这是决定治疗原则的依据。间接喉镜或纤维、电子喉镜检查可对喉黏膜有无水肿、出血、血肿及撕裂，喉腔形态，声带活动度，有无关节脱位等情况进行判断。CT和MRI可进一步提供喉软骨、关节、喉内软组织及周围软组织损伤的信息和诊断依据。但上述检查均需在患者气道稳定的情况下才能进行。

（四）治疗

损伤程度决定治疗原则，对此类患者，应首先评估呼吸情况，如有明显的呼吸困难或呼吸困难进行性加重，宜先行气管切开术，极危急情况下可行环甲膜切开术。

对于呼吸平稳，仅有软组织损伤（喉内水肿、血肿、黏膜撕裂等）及无移位的喉软骨骨折的患者，因组织水肿会持续至24～48小时达峰，应留院观察至少24小时，严密观察呼吸的变化，且在做好气管切开准备的情况下，予以保守治疗。包括让患者保持安静、喉部休息（少说话、进食流食、禁食或鼻饲），气道湿化，抬高患者头位；剧烈疼痛的患者可对症镇痛；预防性应用质子泵抑制剂或H_2受体拮抗剂，可减轻喉咽反流对喉内损伤愈合的影响及其造成的进一步损伤；尽早应用糖皮质激素减轻水肿及应用抗生素预防感染。

对于软骨骨折并发生移位及多发粉碎性骨折的患者，应先行气管切开术，为预防喉狭窄应尽早在内镜下或喉裂开术后，进行软骨复位及固定，并对损伤较严重的黏膜予以仔细缝合及修复，如喉软骨难以固定可喉腔内放置喉模，术后4～8周经口取出喉模。定期密切随访，如出现喉狭窄，需行喉扩张术。

二、开放性喉外伤

开放性喉外伤多是由锐器或穿透性物质所致的喉损伤，颈部皮肤及软组织有伤口，包括切伤、刺伤、炸伤及子弹伤等。

（一）病因

锐器损伤包括各种刀具、金属及玻璃制品等导致的损伤，易累及颈部大血管，发生大出血；穿透性物质损伤包括枪炮等火器伤及爆炸伤等，易形成贯通伤，可累及食管及颈椎。

（二）临床表现

因颈部血管丰富，患者常以大出血、失血性休克及呼吸困难等危重情况就诊，严重者因来不及救治而立即死亡。此外，同闭合性喉外伤，患者也会出现声音嘶哑、疼痛、皮下气肿、纵隔气肿及气胸等症状。

（三）诊断及检查

根据病史及临床表现很容易做出开放性喉外伤的诊断。对危重患者的抢救和检查必须迅速而慎重，首先要观察患者的生命体征，如意识、呼吸、脉搏及血压等。检查前应准备好良好的照明及抢救措施，之后仔细检查伤口的情况，包括伤口的部位、大小、形态、深浅及数目，判断伤口是否与咽喉相同。如无充分准备，不能贸然取出伤口内的凝血块或异物，以免引起大出血。

（四）治疗

对危重患者，应立即抢救，首先保持呼吸道通畅，止血、抗休克。

1. 呼吸困难的处理 保持呼吸道通畅极为重要，清理气道分泌物及血块后，尽早建立安全、有效的呼吸通道，随时准备实施气管切开术。紧急情况下可行环甲膜切开术，极危急时可将气管插管由伤口插入，待生命体征平稳后改行常规气管切开术。

2. 控制出血 直接压迫出血区域是临时快速控制出血的方法。在开放静脉，予以扩容、抗休克治疗的基础上，行颈部血管探查术。对于出血的血管，如是小的动、静脉或颈内静脉可行结扎止血；对于颈总动脉及颈内动脉应争取行缝合或血管吻合，万不得已时方可结扎，因其可引起严重的中枢神经系统并发症。

3. 伤口的处理 待病情稳定后尽早处理伤口，清理异物。如颈部伤口未与咽喉相通，则属颈部浅表伤口，其治疗同常规外伤的处理原则。对于穿通伤，应妥善修复咽喉部损伤，清创后行喉软骨复位术，尽可能保留喉软骨及黏膜，保持喉软骨支架，并按解剖层次分层、对位缝合，尽量不留创面，以免术后肉芽生长，喉腔放置喉模加以支撑固定，防止喉狭窄。

第5节　咽喉部异物

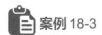 **案例 18-3**

患儿，男，5 岁，因误吞塑料异物 1 小时急诊就诊。1 小时前患儿在玩耍时将塑料青蛙玩具的一条腿（最长径约 1.1cm，呈一直角形）放入口中，跑跳中不慎跌倒后将玩具误咽，后出现刺激性咳嗽、疼痛及轻微呼吸困难。查体：生命体征平稳，无明显吸气性喉喘鸣及三凹征。喉镜下见喉前庭内一直角形塑料异物。

问题：1. 患儿的诊断是什么？写出诊断依据。
　　　2. 该患儿如何治疗？

咽喉部异物是耳鼻喉科最常见的急症之一，其之所以常见，是由于咽喉呈管腔形结构，一旦异物进入，容易停留，不易自行排出。由于咽异物和喉异物有各自的特点，因此将分别讲解阐述。

一、咽　异　物

咽异物在耳鼻咽喉科各类异物中最为多见，患者一般在急诊或门诊进行诊治。

（一）病因

1. 成年人多因匆忙进食或进食时注意力不集中，将鱼刺、肉骨、果核等咽下。

2. 儿童性好奇，嬉戏时将小玩具含入口中，不慎坠入喉咽。此外，小儿磨牙未发育完全，不能细嚼食物，易将鱼刺等异物误咽。

3. 精神、神志不正常者，容易发生误咽（如将脱落的义齿咽下）。

4. 中枢神经系统疾病患者及老年人，因口内感觉欠灵敏容易出现误咽，或者佩戴的义齿松脱坠入喉咽。

5. 因自残或企图自杀的人，有意吞入异物。

（二）临床表现

咽部有异物感或疼痛，其部位大多比较固定，吞咽时症状明显加重，当继发感染时疼痛较重。

1. 血性唾液 如异物刺破咽部黏膜可少量出血，出现血性唾液或假膜形成。

2. 吞咽及呼吸困难 较大异物存留在喉咽时可引起吞咽及呼吸困难。

3. 气肿 较大或尖利异物刺破咽部黏膜，可引起咽部间隙气肿甚至纵隔气肿，极少数情况下异物（如鱼刺）可游走至颈部。

4. 异物存留的部位 咽部异物大多存留在扁桃体、舌根、会厌谷及梨状窝等处。鼻咽部异物少见，但有时呕吐或呛咳可将食物、药片等挤入鼻咽部，鼻咽异物可导致鼻塞，存留过久常有臭味。

（三）诊断及检查

对于有明确异物史，通过咽部查体发现存留于咽部的异物，可明确诊断。用压舌板进行口咽部检查，可发现位于扁桃体的异物；间接喉镜，尤其是纤维喉镜检查是发现喉咽异物的重要检查手段，可发现位于舌根、会厌谷及梨状窝等处的异物。对于细小的竹签、鱼刺及钢丝类异物，如视诊发现困难，可用手触诊协助寻找。需要注意的是，如果查体发现咽部有假膜存在，可能为异物损伤，亦可能有异物存在，需要细心探寻，防止漏掉。对于咽反射特别敏感的患者，可在应用1%丁卡因表面麻醉后仔细探查。少数鱼刺、钢针、金属丝类异物，可能进入咽后间隙、咽旁间隙甚至颈部，可行CT协助诊断。

（四）治疗

口咽部异物如鱼刺、竹签、瓜子壳等，可用镊子夹出。对于不配合的儿童，在夹取前一定固定好头部，防止儿童扭动取出困难或异物脱落。位于舌根、会厌谷及梨状窝等处的异物，用1%丁卡因表面麻醉后可经间接喉镜或纤维喉镜取出。其中，纤维喉镜适用于咽反射极度敏感及配合不佳的患者的喉咽异物的取出。对于穿入咽壁发生咽后、咽旁或颈部脓肿的患者，需经口或颈侧切开排脓，同时取出异物，之后应用抗生素抗感染治疗。

二、喉 异 物

喉异物是一种非常危险的急症，儿童多见，多发生于5岁以下的幼儿，尤以男孩多见。声门裂为呼吸道狭窄处，一旦误吸入异物，极易导致喉梗阻，抢救不当或异物较大者，可因窒息而立即死亡。

（一）病因

1. 喉异物种类多样，其中花生、瓜子等各种坚果和豆类约占一半以上；鱼骨、肉骨、果冻及果核也较常见。这类异物多因幼儿在进食时突然大笑、哭闹或惊吓等而误吸入喉部。此外，不合适的喂养方式也是导致幼儿喉异物的常见原因，如喂予幼儿不恰当的食物（花生、豆类、果冻等），或在幼儿玩耍跑跳时喂食等。

2. 硬币、曲别针、螺丝钉等金属异物和笔帽、小玩具等塑料异物也不少见。这类异物多因幼儿将其放置口中时，突然跌倒、嬉笑及哭喊，而将其误吸入喉部。

3. 成人不良的工作习惯，如口内含小钉、别针等作业，尤其是仰头作业时，偶有不慎、突然说话或不慎跌倒时，将异物误吸入喉部。

4. 不合适的挽救，如用手指伸入口内或咽部企图取出异物也可导致异物误吸入喉部。

5. 医源性异物，如鼻腔异物取出时操作不当，异物脱落可误吸入喉部。

（二）临床表现

异物多嵌顿在声门裂、喉前庭或声门下，尖锐异物可刺入会厌或杓区。当异物进入喉内时，因反射性喉痉挛可引起吸气性呼吸困难及刺激性剧烈咳嗽。若较大异物嵌顿于喉腔，可因喉梗阻立即出现呼吸困难、发绀，甚至窒息，严重者可于数分钟内窒息死亡。如较小异物可引起剧烈呛咳、声音嘶哑、疼痛、喉喘鸣及呼吸困难等。如喉黏膜被尖锐异物刺伤，可出现疼痛、吞咽困难或呼吸困难等症状。

（三）诊断及检查

依据异物吸入史、上述症状，如行喉镜检查发现异物即可做出诊断。喉镜检查容易发现声门上异物，声门下异物有时被声带遮盖而不易发现，听诊可闻及吸气时喉部哮鸣音。

（四）治疗

喉异物是危及生命的急症，应及时诊断，尽早取出，以保证呼吸道通畅，防止窒息及其他并发症的发生。在取喉异物时，应同时准备好气管镜、气管异物钳及吸引器等工具，以便于术中异物落入气管时使用。

1. 直接喉镜下取出术 成人、儿童均可采用。对异物较大、气道梗阻严重导致明显呼吸困难的患者，如估计一时难以迅速在直接喉镜下取出时，应先行紧急气管切开术。待呼吸困难缓解后，实施全身麻醉，再在直接喉镜下取出，或从气管切开口逆行向上将异物取出。如出现严重呼吸困难甚至窒息者，可行环甲膜切开。

2. 间接喉镜或纤维喉镜下取出术 适用于异物位于喉前庭以上，且能配合的患者。喉黏膜表面麻醉后，间接喉镜下取出异物，小的异物亦可在纤维喉镜下取出。

3. 异物取出后，可给予抗生素、糖皮质激素雾化吸入防止喉水肿、气管炎等的发生。

（五）预防

有效的预防可极大程度地降低喉异物的发生率。教育幼儿进食时不要玩耍、打闹，改正口内含物的不良习惯；不要给3岁以下儿童吃各种坚果、豆类及果冻等不合适的食物；加强对老年人的护理，避免喂食大块及质硬的食物。

第6节 喉 阻 塞

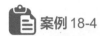 案例 18-4

患者，男，61岁。主诉：声音嘶哑6个月，憋气2周，加重1天。患者6个月前无明显诱因出现声音嘶哑，自服"消炎药"后无缓解，且逐渐加重，2周前着凉后开始出现憋气，活动后明显，1天前憋气加重，夜间无法平卧，遂来我院急诊就诊。既往吸烟史40年，1～2包/日。体温36.2℃，脉搏110次/分，呼吸25次/分，血压150/95mmHg，坐位，吸气时可见胸骨上窝凹陷，闻及响亮的吸气期喉鸣音，患者大汗，口唇发绀，烦躁。急诊用电子喉镜检查发现左侧声带菜花样肿物，声带运动障碍。

问题：1. 患者目前最可能的诊断是什么？
2. 写出其诊断依据。需要与哪些疾病鉴别？
3. 如何进行治疗？

喉阻塞亦称喉梗阻，是喉部或其邻近器官的病变引起喉腔通气道狭窄并导致以吸气性呼吸困难为主要症状的症候群。喉是上呼吸道最为狭窄的部分，一旦发生阻塞必然造成急性喉梗阻，是耳鼻咽喉科的急症之一，必须迅速处理，否则可因窒息而导致死亡。

一、病 因

1. 炎症 是引起急性喉阻塞的最常见原因之一。常见咽喉部的急性炎症，如急性喉炎，尤其是小儿急性喉炎、急性会厌炎、会厌脓肿、口底蜂窝织炎等都可以引发喉梗阻。小儿喉腔狭小，黏膜下组织疏松，喉部软骨柔软，一旦发生炎症更易导致阻塞，同时小儿咳嗽功能差，分泌物不易咳出，则更加重呼吸道阻塞，导致呼吸困难。

2. 异物 常见于小儿进食花生、核桃、豆类等食物或玩耍时将小玩具含入口中，因咀嚼功能不全，同时嬉笑打闹，将异物吸入卡于声门。也见于脑血管病患者因咽喉神经功能不健全，进食时食物卡于喉腔。

3. 外伤 喉部的闭合性损伤及开放性损伤都可以导致喉梗阻，前者包括挫伤、扼伤、气体灼伤等，后者主要有切割伤等，甲状腺手术造成的双侧喉返神经损伤也可导致喉梗阻。

4. 肿瘤 咽喉部的良恶性肿瘤体积不断增大占据喉腔的通道时必然会导致喉梗阻，常见的如喉乳头状瘤、喉癌。

二、临床表现

1. 主要症状 吸气性呼吸困难，胸内负压增高，表现为吸气运动加强，时间延长，吸气深而慢，但通气量并不增加，同时伴有吸气期喉鸣、声音嘶哑等表现。当吸气性呼吸困难造成的缺氧严重时，可以表现为烦躁不安、面色苍白、大汗等症状。

2. 检查 由于有吸气性呼吸困难，可引起吸气时胸骨上窝、锁骨上窝、肋间隙及上腹部的凹陷，就是所谓的"四凹征"。晚期喉梗阻因缺氧严重可以导致唇、指发绀，脉搏加快、血氧饱和度下降等体征。利用间接喉镜或者软管、硬管喉镜可以检查到咽喉部的炎症、肿瘤、声带麻痹等病变。

三、诊　断

喉阻塞有特征性的症状和体征，诊断并不困难，但由于是急症，如何尽早明确喉阻塞的原因，并对其进行分度（表18-3），根据不同程度的吸气性呼吸困难采取相应的治疗方案，解除喉阻塞而避免危及生命。

表18-3　吸气性呼吸困难的分度

分度	临床表现
Ⅰ度	安静时无明显呼吸困难，活动时有轻微呼吸困难，无缺氧征，饮食、睡眠正常
Ⅱ度	安静时有轻度呼吸困难，可见"四凹征"，哭闹或活动后加重，但饮食、睡眠正常，无明显缺氧征，脉搏正常
Ⅲ度	安静时有明显的吸气性呼吸困难及"四凹征"，可闻及明显的吸气期喉鸣，因缺氧而烦躁不安，脉搏快，不能正常饮食睡眠
Ⅳ度	极度的吸气性呼吸困难，因严重缺氧而坐卧不安，苍白、发绀、冷汗、脉弱、血压下降、昏迷、大小便失禁等

四、治　疗

喉阻塞的治疗原则是迅速解除喉阻塞，保证呼吸道通畅，其次再进行原发病及合并症的治疗。

1. 首先要明确诊断，并查明病因 如为异物吸入引起的要立即取出；如为炎症或过敏反应所致，要积极抗炎治疗，抗生素和激素必不可少，对于Ⅰ度或Ⅱ度吸气性呼吸困难者，药物保守治疗多数可以缓解，对于Ⅲ度吸气性呼吸困难者，需要严密观察，并做好气管切开的准备，用药后症状不缓解，或者对缺氧耐受差的患者，要根据病情行气管切开术。对于肿瘤患者，如果有Ⅱ度吸气性呼吸困难，即可考虑行气管切开术。对于Ⅳ度呼吸困难患者，应该立即行紧急气管切开术或环甲膜切开术。

2. 气管切开术 将颈段气管切开置入气管套管的手术，是一种解除喉阻塞的急救手术。

手术方法：仰卧垂头位，保持颏部与胸骨上窝在一条直线上，局部浸润麻醉。确定甲状软骨、环状软骨位置，在环状软骨下缘至胸骨上窝之间切开皮肤及皮下，沿颈白线切开颈深筋膜浅层，自颈部正中分离颈前带状肌并拉向两侧，如遇甲状腺峡部可向上方牵开，暴露气管前筋膜，用手可以触及气管环，在第2～4气管环处切开气管软骨，造口后置入带管芯的气切套管，拔出管芯，吸除气管内分泌物，将气管套管固定于颈部。

第19章
颈部肿块

📋 **案例 19-1**

　　患者，男，30岁，因无意中发现颈前正中线上肿物2周就诊。无呼吸吞咽困难，无饮水呛咳。查体：颈前舌骨与甲状软骨切迹之间可触及表面光滑新生物，直径约2cm，边界清楚，与周围组织无粘连，无触痛，随吞咽上下活动。

　　问题：1. 患者可能的诊断有哪些？

　　　　　2. 应做何检查来明确诊断？

　　　　　3. 该患者的治疗方式是什么？

　　颈部肿块是耳鼻咽喉头颈外科的常见病、多发病，最常见的临床表现为颈部无痛性肿块，患者多以无意中发现颈部肿块而就诊。由于颈部上连头部，下接胸部与上肢，解剖层次多，胚胎发育多元，因此肿块既可以是先天性囊肿、炎症，也可以是良、恶性肿瘤；既可以是颈部原发病灶，也可能是身体其他部位的转移灶。此类患者就诊时常常涉及耳鼻咽喉头颈外科，口腔颌面外科，内、外、儿科等诸多学科，因此颈部肿块诊断中容易出现误诊、漏诊，临床医师应该高度重视。

　　在颈部肿块患者的接诊中应特别注意病史的长短，Skandalakis提出的3个"7"的规律对颈部肿块的初步鉴别有一定的参考价值：即发病在7天的多为炎症，发病在7个月的多为肿瘤，发病在7年的多为先天性畸形。

一、颈部的分区

　　颈部上界为下颌骨下缘、乳突、上项线及枕外隆突的连线，下界为胸骨颈静脉切迹、胸锁关节、锁骨、肩峰和第7颈椎的连线。整个颈部以斜方肌前缘、胸锁乳突肌前缘、肩胛舌骨肌、二腹肌可分为三部分，即颈前区（包括颏下区、颌下区和颈前正中区）、颈侧区（包括颈动脉三角区、胸锁乳突肌区、枕三角区和锁骨上三角区）、颈后区。

二、颈部各分区肿块常见疾病

（一）颌下、颏下区肿块常见疾病

1. 慢性淋巴结炎　临床上表现为颌下区无痛性肿块，反复肿大发作病史，无腺体导管阻塞症状。查体可见肿块位置表浅，可有多个，可呈串珠状，活动度好，无压痛。

2. 慢性下颌下腺炎及涎石病　涎石病是在腺体或导管内发生钙化团块而引起的一系列病变。85%左右发生在下颌下腺，其次是腮腺。涎石常使唾液排出受阻，并继发感染。主要临床表现为疼痛剧烈，呈针刺样，称为涎绞痛。停止进食后不久，腺体自行复原，疼痛亦随之消失。查体可见腺体肿大，质硬，可有压痛，颌下腺导管口常有红肿，溢脓。口底扪诊可触及呈条索状的导管，或可扪及导管内的结石。X线咬合片可显影，阴性结石在碘油造影时可见导管充盈缺损或造影剂不连续。

3. 颌下腺囊肿和舌下腺囊肿　颌下腺囊肿较舌下腺囊肿少见，而一些舌下腺囊肿的肿胀却可以表现在口外颌下区，因此发生在颌下区的囊肿不应简单视为颌下腺囊肿。仔细观察口底有无肿胀，用手指轻压颌下区肿块，如口底出现有波动感的囊肿，即可确定为舌下腺囊肿。如无法在术前确定囊肿来源，可于手术中观察囊肿与腺体的关系，最后确诊。

4. 颌下腺肿瘤 发病年龄在50岁左右，恶性者年龄更大一些。症状多为无痛性、进行性增大的肿块。病程自数月至20年以上不等，但恶性者很少有超过2年的，低度恶性的黏液表皮样癌或恶性混合瘤病程可稍长一些。良性肿瘤中95%为多形性腺瘤，恶性肿瘤中35%为腺样囊性癌，其次为恶性混合瘤，黏液表皮样癌各占20%左右，其余25%为表皮样癌、腺癌、未分化癌和腺泡细胞癌等。颌下腺恶性肿瘤除病程较短，晚期可有疼痛外，其临床表现与良性肿瘤相似，临床上诊断有一定困难，以细针穿刺细胞学活检鉴别肿瘤良恶性的准确率仅达70%左右，确诊多靠手术冰冻切片。

（二）颈前正中区肿块常见疾病

1. 甲状舌管囊肿 本病属先天性疾病，为胚胎期甲状舌管未退化消失或退化不完全导致，故多见于1～10岁儿童。可以发生于自颏下至胸骨上切迹之间颈中线的任何部位，最多的是位于舌骨和甲状腺之间。一般无自觉症状。肿块质软，界清，和表面皮肤无粘连，但可随吞咽活动，伸舌试验阳性。穿刺液为黄色，透明微浑浊或黏稠。易继发感染，感染后内容物即为脓性液体。

2. 皮样、表皮样囊肿 多见于儿童或青年，好发于头颈部、头皮、腮腺附近，尤以颏下区多见。肿块生长缓慢，无自觉症状。肿块质地中等，界清，和表面皮肤无粘连，触诊呈典型的坚韧而有弹性的所谓面团样感觉。穿刺可抽得乳白色豆渣样物质。二者临床上难以鉴别，最后确诊依靠病理切片；囊腔内有皮脂腺、汗腺等皮肤附件者，为皮样囊肿；囊腔中如只有上皮细胞而无皮肤附件者，则为表皮样囊肿。

3. 异位甲状腺 是一种胚胎发育畸形，甲状腺不在颈部正常位置而出现在甲状腺下降途中的其他部位。一般位于舌根部，与周围组织无粘连，少数位于喉前正中者易误诊为甲状舌骨囊肿。异位甲状腺质地较韧，可随吞咽上下移动，但不随伸舌而移动。超声的诊断价值较大，可表现为正常甲状腺区域无甲状腺组织，必要时可行甲状腺核素扫描。

4. 甲状腺功能亢进（甲亢） 甲状腺对称性、弥漫性肿大，腺体上有极明显震颤，听诊有杂音。多数甲亢患者还会有突眼、眼睑水肿、视力减退等症状。由于基础代谢率增加所引起的症状，如易于出汗、食欲增加、体重下降、易于疲劳、心率加快、脉压增大等。T_3、T_4明显升高，具有确诊意义。

5. 甲状腺腺瘤 患者多为无意中发现颈前中、下部无痛性肿块，生长缓慢。肿块边界清，与周围组织无粘连，可随吞咽上、下移动。同位素扫描示肿块区为典型的热结节，具有诊断意义。

6. 甲状腺恶性肿瘤 在无意中或普查时发现，增长速度较快，有的患者出现声音嘶哑或呼吸和吞咽困难，亦有甲状腺肿物不明显而首先发现颈淋巴结肿大者。触诊肿块边界欠清，表面高低不平，质硬，活动度小或完全固定，颈部常可扪及肿大淋巴结。B超有助于诊断，放射性核素扫描大多数甲状腺癌表现为冷结节。

（三）颈动脉三角区肿块常见疾病

1. 神经鞘膜瘤 是由周围神经的Schwann鞘（即神经鞘）所形成的肿瘤，亦有人称之为神经瘤，为良性肿瘤。好发于青壮年，表现为生长缓慢的无痛性肿物。可伴有神经功能症状：源自交感神经者可有霍纳（Horner）综合征，源自迷走神经者可出现声音嘶哑，源自感觉神经（颈丛或臂丛）可有疼痛麻木，甚至患侧上肢可有放射性电击样疼痛。

临床表现为颈部单个圆形或卵圆形肿块，有完整包膜，质地坚韧，界清，可呈分叶状，如过大者由于瘤体内发生液化可呈囊性，也可穿刺抽出红褐色液体。肿物活动度与神经方向有关，一般肿物可沿神经干左右活动而不能沿神经干长轴方向移动。

2. 颈动脉体瘤 一种较为少见的化学感受器肿瘤，为副神经节瘤的一种，发生于颈总动脉分叉部位的颈动脉体。任何年龄均可发病，多见于中青年。表现为颈动脉三角区的无痛单个肿物，生长缓慢，常有数年病史。肿瘤较小时可无症状，较大时可有神经压迫症状。在肿块上可触及传导性搏动，听诊时可闻及杂音，压迫颈总动脉肿块不缩小，部分病例肿块可向咽部突出。

超声、CT检查在确诊时具有重要意义，尤其是CT检查，可清楚显示肿瘤与颈动脉的位置关系。颈动脉造影可见"高脚杯"样改变（颈内、外动脉分叉部角度增大，角的顶端由锐角变为钝角等）。

3. 颈动脉瘤 极为罕见。可见于颈总动脉分叉处或颈内、颈外动脉干。肿块不能被拉动，有明显搏动感及杂音，压迫其近心端动脉，肿块可缩小。颈动脉造影可见患部呈囊性扩大。B超显示与颈动脉相连的囊性影像，CT检查更有助于确诊。

（四）胸锁乳突肌区肿块常见疾病

1. 转移癌 颈部转移癌在颈部肿块中的发病率仅次于慢性淋巴结炎和甲状腺疾病。颈部出现质硬、活动度差的肿块，尤其40岁以上患者，有长期烟酒史时应高度怀疑转移癌的可能。根据颈部转移癌80%规律，首先在锁骨以上区域寻找原发灶，还可以按淋巴引流的区域寻找原发灶。采用穿刺抽吸或手术活检，根据病理、肿瘤细胞类型，结合转移灶部位，寻找原发灶。在原发灶隐匿的颈部转移癌，应进行系统有重点的全身检查，B超、CT、磁共振都可有选择地应用。

2. 淋巴瘤 是一组起源于淋巴造血系统的恶性肿瘤的总称。浅表淋巴结的无痛性、进行性肿大常是淋巴瘤的首发表现，全身各组织器官均可受累，尤以颈部淋巴结为多见（60%～80%）。20%～25%的结外淋巴瘤发生于头颈部；锁骨上淋巴结肿大提示病灶已有播散。确诊主要依靠组织活检。

3. 鳃裂囊肿 属于鳃裂畸形，是先天性疾病，由各对鳃裂未完全退化的组织发育而成。鳃裂囊肿通常以下颌角和舌骨为标志分类：发生于下颌角以上及腮腺区者，多源于第一鳃裂；位于下颌角与舌骨之间颈上部者为第二鳃裂来源；而位于颈中下部或锁骨附近者，则为第三、第四鳃裂来源。

鳃裂囊肿可发生于任何年龄，表现为偶然发现颈部无痛性肿块，逐渐增大或时大时小，或为颈侧胸锁乳突肌前缘可见细小瘘口，挤压时可有少许白色分泌物，也可触及条索状物向深部走行。

4. 淋巴结结核 多见于青年，患者可有低热、盗汗等结核毒性症状。初期为孤立结节，较光滑，可活动，后期结节融合成块，不规则，活动度差。常发生在颈部血管周围，大小不等，可互相粘连或与周围组织粘连，如内部发生干酪样坏死，则可触到波动，穿刺可抽出稀薄脓液，可夹杂干酪样坏死物；晚期破溃后形成瘘管，愈合后可形成瘢痕。对病程较短的颈部肿块怀疑结核者，可行结核杆菌特殊培养、胸片、红细胞沉降率检查、结核菌素（PPD）试验及聚合酶链反应（PCR）等检查。

（五）肩胛舌骨肌斜方肌区（枕三角区）肿块常见疾病

1. 囊状淋巴管瘤 为源于淋巴组织的先天性疾病。胚胎时期，颈囊发育成淋巴系统的过程中，部分淋巴组织发生迷走，并形成囊状水瘤。多发生于颈部，其次是腋窝、胸壁和腹股沟处。临床上以儿童多见，表现为颈后三角区无痛性肿块，生长缓慢，无自觉症状。触诊呈分叶状，有波动感，透光试验阳性，穿刺抽出草黄色透明不易凝固的液体，不含胆固醇结晶，镜检可见淋巴细胞，较易临床确诊。

2. 海绵状血管瘤 位置表浅时表面皮肤呈蓝色或紫色，如位置深则皮肤颜色可正常。触诊肿块边缘不清，按压时柔软，且可压缩，放手后又恢复。体位移动试验阳性（瘤体低于心脏平面时瘤内血液回流受阻，瘤体增大；瘤体高于心脏平面时血液回流通畅，瘤体缩小）。

3. 淋巴结炎和淋巴结结核 诊断要点同前。

（六）锁骨上三角区肿块常见疾病

1. 转移癌 诊断要点同前。左锁骨上三角淋巴结是胃肠道肿瘤，特别是胃癌容易转移的区域。

2. 淋巴结结核 诊断要点同前。

（七）颈后区域肿块常见疾病

1. 脂肪瘤 临床上多表现为无痛性、生长缓慢的圆形肿块。触诊表现呈分叶状，质软、基底大、活动度小、界限不清、有假波动感。穿刺偶尔可吸得淡黄色油脂样物质。

2. 纤维瘤 亦为无痛性、生长缓慢的圆形肿块。触诊表面光滑、质地较硬、活动度大、界限清楚、和周围组织无粘连。

三、检 查 方 法

1. 专科检查 视诊主要观察肿块的部位、形态、大小、表面皮肤色泽、有无搏动等现象。触诊是颈部肿块的重要检查方法，可初步探知肿块的位置及其与周围组织的关系，并且还可探查肿块的大小、硬度、光滑度、活动度、有无波动感、是否随吞咽上下活动，以及肿块的形态、有无压痛、搏动、震颤等情况。听诊一般不属常规检查，但对一些特殊肿瘤如蔓状血管瘤、颈动脉体瘤和颈动脉瘤及甲亢等有一定帮助。

2. 内镜检查 采用喉镜及鼻咽镜（纤维或电子鼻咽镜、喉镜）可对鼻咽、口咽、喉咽、喉等区域进行全面细致的检查，寻找原发病灶。

3. 细针穿刺细胞学活检（FNAC） 是目前颈部肿块的常规诊断手段。是指用细针（外径为0.6～0.9mm）对高度怀疑恶性肿瘤导致的颈部肿块反复抽吸细胞、制片，由具备较丰富经验的临床细胞学诊断病理医师在显微镜下观察诊断，确诊率可高达95%以上，病变分型确诊率可达80%以上。目前通过B超定位引导下穿刺，不仅使得取材位置更加精准，还可以避开颈部重要血管，使得操作更加安全。

4. 切取或切除活检 一般首先在肉眼所见或CT、MRI提示的可疑原发灶部位进行切取活检，禁忌盲目行颈部肿块活检及探查手术。若怀疑为恶性但FNAC为阴性结果，可行颈部肿块切除活检，但仅适用反复寻找原发灶未果后才采用。

5. 超声检查 鉴别囊性、实性，肿块数目，有无被膜，与颈部大血管位置关系。

6. 影像学检查 CT及MRI对于判断肿块周围是否存在组织破坏和浸润以及淋巴结的转移情况具有优越性。

第20章
气管及食管异物

第1节　气管、支气管异物

 案例20-1

　　患儿，男，3岁，误吸塑料笔帽后呼吸困难2小时。患儿玩耍时口含塑料笔帽突然摔倒误吸，当时出现剧烈咳嗽、呼吸困难，家长用力捶背后无好转，口唇发绀。由当地县医院救护车吸氧送入医院，入院查体：神志清楚，惊恐状，T 36.0℃，P 110次/分，R 34次/分，BP 90/60mmHg，呈吸气性呼吸困难，可闻及喉鸣音，听诊双肺呼吸音清晰、对称，吸氧状态下SaO_2 95%，心脏未闻及器质性杂音，腹软，肝脾未触及肿大。

　　问题：1.患者可能的诊断有哪些？根据目前查体请初步判断异物位置。

　　　　　2.还可以做哪些检查来辅助诊断？

　　　　　3.患儿进一步的治疗方式有哪些？

　　气管支气管异物是临床常见急症。异物可存留在喉咽腔、喉腔、气管和支气管内，引起声音嘶哑、呼吸困难等，右支气管较粗短长，故异物易落入右主支气管。75%发生于2岁以下的儿童。

一、病　　因

　　异物误入气道所引致。根据异物来源，有内源性异物和外源性异物两类。前者为呼吸道内的假膜、干痂、干酪样坏死物等阻塞，而平时所指气管支气管异物均属外源性，系经口内误吸入的一切物品。异物进入气管和支气管与下列情形有关。

　　1.幼儿喜欢抓吃食物，在哭闹或嬉笑时吸入气管。

　　2.小儿牙齿发育不完善，咀嚼功能差，不能嚼碎较硬食品，加之喉的防御反射功能差，保护作用不健全。

　　3.说笑或工作时口内含有食品或物品，在不经意时或嬉笑时误吸入气管。

　　4.全麻或昏迷患者，行气管插管时亦可能将松动牙齿或义齿碰掉而未发现；另外呕吐物清除不及时，均可吸入气管内。

　　5.上呼吸道手术中，器械装置不稳，或切除的组织突然滑落气道。

　　6.精神病患者或企图自杀者。

二、病　　理

　　1.异物的来源与性质　按来源分为外源性、内源性。按性质分植物性（多见）、动物性、矿物性、化学性等。

　　2.异物停留部位　异物停留部位主要取决于异物的大小、形状及性质，并与解剖学因素有关。

3. 异物存留时间 一般来说，异物存留越久，危害越大，尤其是刺激性比较强，表面不平的异物长时间停留，可引起反复肺炎、支气管扩张、肺脓肿等病变。

4. 异物阻塞程度 异物引起的病理改变分为以下4型。

（1）双向通气 异物较小或管状异物，气道黏膜反应轻微时，吸气与呼气气流均可通过，远端不发生阻塞性改变。

（2）呼气性活瓣梗阻 吸气时气道增宽，气体可通过，呼气时气道变细，异物将气道完全阻塞，气流不能呼出，逐渐发生阻塞性肺气肿。

（3）吸气性活瓣梗阻 吸气时，气流使异物向下移动，阻塞气道，气体不能进入远端气道。呼气时异物上移，气体可呼出，逐渐发生阻塞性肺不张。

（4）完全梗阻 异物将气道完全阻塞，引起肺不张。上述改变不仅取决于异物大小及所在位置，而且与气道黏膜的炎症反应有关。异物吸入12～48小时可发生较重的炎性改变。

三、临床分期与表现

（一）临床分期

1. 异物进入期 异物经过声门进入气管、支气管时立即引起剧烈咳嗽及憋气，甚至窒息，随异物深入症状可缓解。

2. 安静期 异物停留在气管或支气管内，一段时间可无症状或仅有轻微咳嗽及喘鸣，特别是异物较小，停留在小支气管内时，可无任何症状。

3. 刺激与炎症期 异物刺激局部黏膜产生炎症反应并可合并细菌感染引起咳嗽、咳痰、肺不张和肺气肿等症状。

4. 并发症期 随着炎症发展可出现肺炎、肺脓肿或脓胸等，表现为发热、咳嗽、咳脓痰、呼吸困难等。异物阻塞气道影响通气时，由于缺氧，使肺循环的阻力增加，心脏负担加重而并发心力衰竭，表现为呼吸困难加重、烦躁不安、面色苍白或发绀、心率加快、肝大等。此外，可引起肺不张、肺气肿等，阻塞性肺气肿明显或剧烈咳嗽时，可使细支气管或肺浅表组织破裂，发生气胸、纵隔或皮下气肿。此期的长短与轻重程度，可因异物大小、性质、患者的体质及治疗情况而异。

（二）临床表现

根据异物的所在部位不同及存留时间不同，可有不同的临床表现。

1. 喉异物 异物进入喉内时，出现反射性喉痉挛而引起吸气性呼吸困难和剧烈的刺激性咳嗽。如异物停留于喉入口，则有吞咽痛或咽下困难。如异物位于声门裂，大者出现窒息，小者出现呛咳及声音嘶哑、呼吸困难、喉鸣音等。如异物为小膜片状贴于声门下，则可只有声音嘶哑而无其他症状。尖锐异物刺伤喉部可发生咯血及皮下气肿。

2. 气管异物 异物进入气道立即发生剧烈呛咳，并有憋气、呼吸不畅等症状。随着异物贴附于气管壁，症状可暂时缓解；若异物轻而光滑并随呼吸气流在声门裂和支气管之间上下活动，可出现刺激性咳嗽，闻及拍击音；气管异物可闻及哮鸣音，两肺呼吸音相仿。如异物较大，阻塞气管，可致窒息。此种情况危险性较大，异物随时可能上至声门引起呼吸困难或窒息。

3. 支气管异物 早期症状和气管异物相似，咳嗽症状较轻。植物性异物，支气管炎症多较明显。呼吸困难程度与异物部位及阻塞程度有关。大支气管完全阻塞时，听诊患侧呼吸音消失；不完全阻塞时，可出现呼吸音降低。

四、诊断与鉴别诊断

1. 病史 多有异物吸入史及典型异物吸入症状。发热、咳嗽、咳痰等急性支气管或肺炎症状。

2. 体格检查   颈胸检查，可听到拍击声、笛哨声或有拍击感。呼吸运动度差，肺患侧呼吸音弱，可有肺不张或肺气肿、气胸、纵隔气肿体征。

3. X线检查   如果检查有纵隔摆动、肺不张、肺气肿、肺部感染这些征象，具有重要参考意义。异物如为金属即可确诊。

4. 肺部CT   适用于异物吸入史不详，迁延性肺炎治疗效果不好的患者，胸片提示为阴性而临床怀疑为阳性时，可行CT检查，有助于明确有无异物并确定其阻塞部位。

5. 支气管镜检查   支气管镜检查可确诊，为气管、支气管异物确诊的金标准。

五、并 发 症

常见的并发症有气胸、纵隔气胸和皮下气肿、气管内出血、急性呼吸衰竭、肺炎、肺不张及严重的全身并发症。针对并发症要积极地进行相应治疗。

六、治 疗

气管支气管异物有危及生命的可能，而且有气管、支气管异物时，患者自己咳出来的概率很小，因此治疗原则是尽早取出异物，防止窒息及其他呼吸道并发症的发生。

（一）手术方法

1. 直接喉镜取异物。
2. 硬管支气管镜取异物。
3. 气管切开取异物。
4. 可视潜窥镜下取异物。
5. 纤维支气管镜取异物。
6. 开胸取异物。
7. 其他方法，如X线透视下取异物、双径路取异物。

（二）注意事项

术前：对可疑气管支气管异物应及时行支气管镜检查，明确诊断，尽早取出异物，以避免或减少窒息及并发症的发生。

术后：密切观察病情，应给予抗生素及糖皮质激素类药物以控制感染及预防发生喉水肿。如术前术后有其他并发症，应进行相应治疗。

七、预 后

气管支气管异物若不进行及时诊治，预后不良，严重者可导致死亡。未发生并发症的气管支气管异物患者，异物一经取出，一般预后良好。已发生并发症的患者，如时间较短，异物顺利取出后，一般能很快恢复。异物停留较长时间所导致的并发症，取出异物后，患者可有支气管扩张或肺组织纤维化等病变。

八、预 防

1. 不要养成口中含东西的习惯。
2. 养成良好的进食习惯，进食时避免哭闹、嬉戏、打骂等。
3. 不要吃容易引起呛咳的食物，通常年龄在3岁以下的幼儿，尽量不要吃容易引发呛咳的食物，尤其是干果、豆类等。
4. 加强对麻醉及昏迷患者的护理。

第 2 节　食 管 异 物

案例 20-2

患者，男，65 岁，误咽鱼骨后吞咽痛、吞咽困难 1 天。1 天前误食鱼骨后出现疼痛，吞咽馒头后加重。疼痛部位位于颈根部，不伴呛咳、呕血、呼吸困难。查体：表情痛苦，间接喉镜检查见梨状窝积液，胸骨上窝压痛。

问题：1. 患者可能的诊断是什么？

2. 还可以做哪些检查来辅助诊断？

3. 可以选择的治疗方式有哪些？

食管异物是耳鼻咽喉科常见的急症，指在食管内难以排出的滞留的各类物体。异物可以为无意或有意吞入，或随药物、食物等咽下而嵌顿于食管内不能被消化的物体。食管异物最易嵌顿于食管入口处，其次为食管中段第 2 狭窄，发生于下段者少见。

一、病因及发病人群

食管异物可以发生于不同年龄的人群中。其中儿童、老年人、智力障碍者、酗酒者等较高发。儿童多因口含玩具误咽，或在玩耍哭闹时吞入；老年人因咽部感觉性降低、咀嚼功能差，也是食管异物的好发人群。

若存在食管基础疾病，如食管狭窄、食管癌或者食管手术后，食物通过受阻，增加了食管异物发生风险。其他如智力、精神异常者，或企图自杀者的病例也不乏报道。

二、异 物 种 类

异物种类繁多，常见报道的异物有鸡、鸭、猪、鱼等动物骨骼，肉块、果核、硬币、义齿等。儿童食管异物种类较广泛，常见的有硬币、塑料玩具组件、金属纽扣电池等；老年人常见的食管异物为义齿、枣核、鱼刺、鸡骨等动物骨骼成分。

三、临 床 表 现

食管异物的常见症状有吞咽困难、吞咽痛。症状的严重程度通常与异物的部位、性质、病程的长短及食管壁的损伤程度有关。尖锐的异物损伤食管黏膜也可以引起出血。当并发食管主动脉瘘时，可引起大量出血致失血性休克。

1. 吞咽困难　食管异物嵌顿引起的吞咽困难，其程度与异物本身及其梗阻程度相关。较小的较钝的异物，如硬币等，仍能进流质或半流质饮食；较大的尖锐异物，更容易引起完全梗阻，吞咽困难明显；异物嵌顿时间长或者合并感染者，吞咽困难症状明显。

2. 吞咽疼痛　是主要的症状，根据异物的光滑及尖锐程度，可以出现钝痛或锐痛。食管损伤严重者，疼痛症状明显。发生在食管第 1 狭窄即食管入口的异物，可引发颈根部的疼痛。食管中段的异物常伴有胸骨后疼痛。

3. 呼吸道症状　多发生于婴幼儿，尤其是发生于食管入口及食管上段的异物。当异物较大，压迫气管壁或者位置较高，部分未进入食管而压迫喉部时，可以出现呼吸困难，甚至窒息等症状。合并咽部脓肿、纵隔感染等，也可出现呼吸道症状表现。

4. 其他症状　异物损伤食管壁，可出现呕血；中段异物损伤大血管，可引起致命性大出血；异物长期存留可引起食管感染、纵隔感染等症状。

四、辅助检查

临床上考虑食管异物，应立即进行胸部X线片、上消化道造影或胸部CT等检查，以了解异物部位、大小、形态、是否穿透食管壁，与周围组织关系等。

1. 食管造影　食管吞钡或碘油造影检查是食管异物诊断的常用且有效的手段。检查方法简便、快速、无创，可直接显示异物的大小、形态、部位，也利于发现食管穿孔。

2. 胸部CT　随着CT三维成像技术的发展，胸部CT在食管异物的诊断中也发挥重要作用，可以用于评估异物的位置、形状、大小。CT比平片敏感性高，薄层CT扫描有利于发现较细小的异物如鱼刺；能够充分显示异物与周围组织关系；有利于判断是否合并感染及感染的程度。

3. 食管镜检查　怀疑食管异物，影像学检查不能确诊时，可行食管镜检查明确诊断，也可以取出异物。

五、诊　　断

患者通常有明确的吞食异物的病史，突发的吞咽困难、吞咽疼痛等症状可提示食管异物的可能性。影像学或内镜检查发现异物，即可确诊。注意低龄儿童对于异物误服病史描述不清，患儿可表现为疼痛拒食、口角流涎等症状，应当引起警惕，以防误诊。

六、治　　疗

诊断明确后，应尽早取出异物，防止并发症的发生。对已经出现的并发症及时诊治，必要时进行外科手术，预防严重并发症的发生。

1. 一般治疗

（1）禁食禁水　进食会加重症状，甚至易引起感染等并发症的发生。另外，若拟行食管镜检查或全身麻醉取异物或行外科手术，防止出现误吸情况，也应给予禁食禁水准备。

（2）纠正电解质紊乱　食管异物的患者，因吞咽痛、吞咽困难，多不能进食，可能出现脱水、电解质失衡等情况，注意补液，纠正电解质紊乱。

（3）控制感染　考虑食管壁损伤、食管周围炎等感染情况，可予以广谱抗生素治疗感染。

2. 异物取出

（1）手术方式　电子胃镜检查可以明确食管异物的大小、性质、部位、嵌顿情况，并可行异物取出。也可以经硬质食管镜下取出。位于胸段食管的异物、异物较大，或者异物与主动脉关系密切有潜在动脉出血风险时，应注意多学科协作，在胸外科协助下，考虑内镜下取出或直接外科切开手术取出；若异物嵌顿时间过长，CT提示食管腔外脓肿形成或有严重并发症，应立即外科手术。

（2）麻醉方式　根据病史、年龄、异物性状、全身状态等情况确定麻醉方式。一般可以在表面麻醉下行食管镜检查或异物取出。全身麻醉可以避免患者紧张，保持患者术中安静、肌肉松弛，食管腔及异物能较好地暴露，手术时间充足，可减少并发症的发生。行硬质食管镜异物取出时，患者清醒情况难以配合时，可在全身麻醉下进行。儿童患者应于全身麻醉气管插管下将异物取出。

七、预　　防

食管异物发生率较高，若发生严重的并发症，预后差，需引起足够重视，注意预防。

1. 养成良好的进食习惯，进食不宜过于匆忙，尤其吃带骨刺类或果核类食物，主张细嚼慢咽，避免狼吞虎咽。

2. 教育纠正儿童口含玩具等物件的不良习惯。

3. 及时修复损坏的义齿，防止进食时出现脱落。

4. 加强对儿童、智力异常、精神异常者监护人或护理人员宣教，防患于未然。

5. 发生异物误咽时，不要强行吞食饭团、馒头等，应及时就医。

第 3 篇
口 腔 科 学

第1节 颌 面 部

一、颌 骨

1. 上颌骨（图21-1） 位于颜面中部，左右各一，互相对称，与邻骨连接构成颜面中部的支架。上颌骨解剖形态不规则，大致可分为一体和四突：上颌骨体内部为一空腔，即上颌窦，上颌窦底骨壁较薄，距离后牙牙根很近，后牙根尖部感染可向上蔓延造成牙源性上颌窦炎；四突分别为额突、颧突、腭突和牙槽突。上颌骨骨质疏松，血运极为丰富，骨折愈合较下颌骨迅速，但外伤后出血也较多，上颌骨与咀嚼功能关系密切，在承受咀嚼压力显著的部位，骨质增厚，有利于咀嚼压力传导至颅底，由此形成三对支柱均下起上颌骨牙槽突，上达颅底，即尖牙支柱、颧突支柱、翼突支柱。上颌骨主要维持颜面中部的外形并邻近颅脑。因此，骨折时常常影响眼、鼻、咬合和容貌，严重时可并发颅脑损伤与颅底骨折。

2. 下颌骨（图21-2） 是颌面诸骨唯一能动者，分为水平部及垂直部，水平部称下颌体，垂直部称下颌支，两侧体部在正中联合呈马蹄形。下颌升支部上方有两个骨性突起，在后方者称为髁状突，在前方者称为喙突，两者之间的凹缘称为乙状切迹。升支部后缘与下颌骨下缘相交处称为下颌角，升支部内侧面中部有一个孔称下颌孔，此孔在下颌骨内向下向前延伸的管道，称下颌管。下颌管在第一、第二前磨牙牙根之间向外穿出一孔，称颏孔下牙槽神经，血管从下颌孔进入下颌管向前走行，在颏孔处分出颏神经及血管。下颌骨骨质致密且血运较差。下颌骨为颌面诸骨中体积最大、面积最广、位置也最为突出者，在结构上存在较易发生骨折的部位如正中联合、颏孔区、下颌角、髁突颈部。下颌骨有咀嚼肌群附着，骨折时常受附着在骨块上的肌肉牵引方向和打击力方向的综合影响，造成骨折块移位，导致各种形式的咬合错乱。

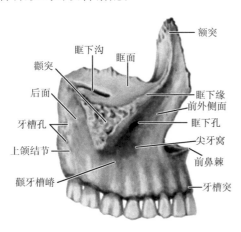

图21-1 上颌骨前外侧面观

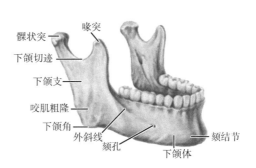

图21-2 下颌骨外侧面观

二、肌　肉

颌面部肌肉因功能不同，可分为表情肌和咀嚼肌。

1. 表情肌　为扁而薄的皮肌，位置表浅，起自骨面或筋膜浅面，止于面部皮肤，主要分布于面部孔裂的周围，收缩力较弱。主要肌肉有眼轮匝肌、口轮匝肌、上唇方肌、额肌、笑肌、三角肌和颊肌等。当肌纤维收缩时，牵引额部、眼睑、口唇和颊部皮肤活动，显露各种表情，同时也部分参与咀嚼、吮吸、吞咽、呕吐、呼吸和言语。面部表情肌均由面神经支配运动，如果面神经受到损伤，则引起表情肌瘫痪，造成面部畸形。

2. 咀嚼肌　狭义的咀嚼肌指咬肌、颞肌、翼内肌和翼外肌。广义的咀嚼肌还包括舌骨上肌群。咀嚼肌均为左右成对，分为闭口和开口两组肌群，闭口肌群又称升颌肌群，包括咬肌、颞肌和翼内肌；开口肌群又称降颌肌群，包括二腹肌、下颌舌骨肌、颏舌骨肌、翼外肌等。

三、血　管

口腔颌面部的血液供应，主要来自颈外动脉的分支，即舌动脉、颌外动脉、颌内动脉及颞浅动脉。两侧的这些分支在口腔颌面部形成了密布的血管网和侧支循环，使口腔颌面部的血液供应丰富，因而其组织的再生和防御感染的能力均强，但是颌面部损伤和手术也易出血。

颌面部静脉系统较复杂且有变异，多与颅内海绵窦有直接或间接交通，静脉瓣发育不完善，少且薄弱，易使血液反流。因此，颌面部感染可循静脉途径向颅内扩散，引起海绵窦栓塞性静脉炎等严重的颅内并发症。

四、淋巴组织

口腔颌面部淋巴组织极其丰富，淋巴管呈网状结构，收纳淋巴液，汇入淋巴结，构成了颌面部的重要防御系统。正常情况下，淋巴结与软组织硬度相似，一般不易扪及。当其收纳的范围有炎症或肿瘤转移时，相应淋巴结的大小和硬度则发生变化。

五、神　经

口腔颌面部的运动神经主要是面神经，感觉神经主要是三叉神经。

（一）面神经

面神经为第Ⅶ对脑神经。面神经出茎乳孔后向前穿过腮腺，在腮腺内分出5组分支，即颞支、颧支、颊支、下颌缘支及颈支。这些分支呈扇形分布于面部表情肌，支配面部表情肌的运动面神经的损伤可能导致眼睑闭合不全、口角偏斜等面部畸形。

（二）三叉神经

三叉神经为混合性神经，是颌面部的感觉神经和咀嚼肌的运动神经。在半月神经节分出三大支，即眼神经、上颌神经和下颌神经。其中上颌神经和下颌神经与口腔科关系密切。

1. 上颌神经　由圆孔出颅，主要分支有上牙槽后神经、上牙槽中神经、上牙槽前神经、腭前神经、鼻腭神经及眶下神经。上牙槽后、中、前神经分布于上颌牙、牙槽骨及唇颊侧牙龈。腭前神经及鼻腭神经分布于上颌腭侧牙龈及黏膜。眶下神经分布于眶下部皮肤、上唇皮肤及黏膜。

2. 下颌神经　主要分支有下牙槽神经、舌神经和颊神经。下牙槽神经经下颌孔入下颌管，在下颌骨内分出细支至牙槽骨及下颌牙。其终支出颏孔称为颏神经，分支分布于切牙、尖牙、第一前磨牙的唇颊侧牙龈、黏膜，以及颏部、下唇的皮肤。舌神经分布于口腔底及舌前的黏膜，接收一般黏膜感觉。颊神经分布于下颌第二前磨牙、磨牙的颊侧牙龈及颊后部的黏膜与皮肤。

六、唾 液 腺

唾液腺又名涎腺，口腔颌面部的唾液腺组织由左右对称的腮腺、颌下腺和舌下腺三对大唾液腺，以及遍布于唇、颊、腭、舌等处黏膜下的小唾液腺构成，各有导管开口于口腔。唾液腺分泌无色而黏稠的液体，进入口腔内则称为唾液，唾液有湿润口腔、软化食物、初步消化、调节体液平衡与抑制细菌等作用。

七、颞下颌关节

颞下颌关节又称颞颌关节、下颌关节、颌关节或颅下颌关节，是颌面部唯一的活动关节。颞下颌关节由上方的颞骨关节窝和关节结节（两者合称颞骨关节面）、下方的下颌骨髁突、居于两者之间的关节盘，以及其外侧包绕的关节囊和囊内外韧带等部分构成（图21-3）。下颌骨体部通过两侧下颌支将双侧髁突连为一体，形成左右联动的颞下颌关节，支持咀嚼、吞咽、言语及部分表情等功能活动。咀嚼时，颞下颌关节需承受来自咀嚼肌收缩所产生的负荷；而在言语和表情等活动中，又表现出极为灵活的运动形式。因此颞下颌关节的主要功能包括承载（咬合时）咀嚼肌的收缩力和支持下颌运动。

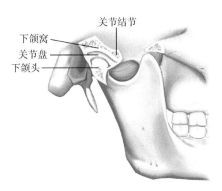

图21-3 颞下颌关节的构成

第2节 口腔局部解剖

口腔是消化道的起端，由唇、颊、腭、口底共同围成，借舌腭弓与咽腔分界。由牙齿、颌骨、唇、颊、腭、舌、口底和唾液腺等组织器官所组成，具有摄食、吸吮、吞咽、味觉、消化、吞咽、语言及辅助呼吸等生理功能。当上下颌牙齿咬合时，牙槽突与牙弓将口腔分为口腔前庭和固有口腔两个部分。

（一）口腔的分部

1. 口腔前庭　是唇、颊与牙列、牙龈及牙槽骨弓之间的潜在腔隙。前庭的上下界为由唇颊移行至牙槽黏膜的沟槽，称前庭沟或唇沟、颊沟。口内脓肿多在此切开引流；亦为拔牙术前浸润麻醉部位。与上颌第二磨牙相对的颊黏膜上的突起肉阜为腮腺导管开口处。当上下牙咬合时，口腔前庭可借最后磨牙远中面与固有口腔相通。牙关紧闭或颌间固定的患者可经此通道输入营养物质。口腔前庭具有临床意义的解剖学标志有前庭沟、唇系带、颊系带、腮腺导管口等。

2. 固有口腔　是口腔的主要部分，其范围上为硬腭和软腭，下为舌和口底，前界和两侧界为上下牙弓，后界为咽门。牙、牙列、牙槽骨、牙龈、舌、腭、口底等组织器官的表面形态构成固有口腔的外表形态。

（二）口腔的解剖标志

1. 唇　分为上唇与下唇，其间为口裂，上下唇联合处构成口角。口角的正常位置约相当于尖牙与第一前磨牙之间。唇的上界为鼻底，两侧以鼻唇沟为界。

2. 颊　位于面部两侧，口腔前庭的外侧面，由皮肤、颊部表情肌、颊脂垫、颊肌和黏膜构成，组织松弛而具有弹性。大张口时，因颊脂垫的衬托而使颊黏膜呈底在前方的三角形突起，其尖端称颊垫尖，临床上常将颊垫尖作为下牙槽神经麻醉进针的标志。

3. 舌　位于口腔底部。舌前2/3称舌体，舌后1/3为舌根，两者以人字沟为界。舌上面圆隆，称为舌背，遍布舌乳头，司味觉。舌下面称舌腹，舌腹部中线处黏膜皱襞称舌系带。舌运动灵活，具有协助咀嚼、搅拌、吞咽食物、感受味觉及辅助发音的功能。舌前2/3的感觉由三叉神经的舌神经支配，味觉由参与舌神经的鼓索味觉纤维支配。舌后1/3的感觉由舌咽神经支配，舌的运动由舌下神经支配。

4. 腭 将口腔与鼻腔、鼻咽部分隔开，构成口腔的上界。腭分为前2/3的硬腭及后1/3的软腭两部分。硬腭的骨质部分由两侧上颌骨的腭突和腭骨水平板组成，覆盖以致密的黏骨膜。正中线黏膜的纵行隆起称为腭中缝，其前端相当于切牙孔处的黏膜小隆起，称切牙乳头，是鼻腭神经阻滞麻醉进针的标志。腭大孔位于腭中缝至第二磨牙腭侧龈缘的中外1/3交界处，为阻滞麻醉的常用部位。软腭为可以活动的肌性部分，与硬腭相连续，后为游离缘称为腭垂（悬雍垂），在口腔面黏膜下含有大量腭腺，是肿瘤的高发区。正常情况下通过软腭和咽部的肌肉彼此协调运动，共同完成腭咽闭合，行使功能。

5. 口底 位于舌体之下、下颌舌骨肌和舌骨舌肌之上，周围被下颌骨体部所包绕。在舌腹正中可见舌系带，系带两侧各有一黏膜突起称舌下肉阜，为颌下腺导管开口处。舌下肉阜向后延伸，形成黏膜皱嵴称舌下皱襞，为舌下腺导管开口。口底黏膜深面有舌下腺、颌下腺导管和舌神经、舌动脉走行，位置非常表浅，在口底进行各种外科操作时应注意保护这些重要的解剖结构，避免损伤。由于口底组织比较疏松，在外伤或感染时容易形成明显的血肿、水肿或脓肿，将舌推向上后方，造成呼吸困难或窒息。

6. 牙弓及咬合关系 牙齿按照一定规律排列在牙槽骨上，呈弓形，称牙弓或牙列。上、下颌牙列在咀嚼运动中发生相互接触的关系，称为咬合关系。当颌骨骨折错位时，常出现咬合紊乱、错位。因此，咬合关系可作为颌骨骨折的诊断、复位、固定的依据。

第3节 牙体牙周组织

一、牙形态及组织结构

（一）牙

从外观上看，牙由牙冠、牙根及牙颈三部分组成。由牙釉质覆盖，显露于口腔的部分称为牙冠；由牙骨质覆盖，埋于牙槽窝内的部分称牙根；牙冠与牙根交界处呈一弧形曲线，称为牙颈，又名颈缘或颈线。牙体内有一与牙体外形大致相似的空腔，为牙髓充满，称为牙髓腔。冠部称髓室，根部称根管，根管末端开口称根尖孔。

（二）牙冠的形态及牙根的数目

牙冠的形态与其功能相适应。如切牙牙冠邻面观呈楔形，其主要功能为切割食物；尖牙牙冠呈锥形，以利穿刺和撕裂食物；前磨牙及磨牙面有尖、嵴、窝、沟等结构，主要用以研磨食物。

牙根形态与其稳固性密切相关。作用力较小的牙，多为单根，如切牙；尖牙因位于牙弓转弯处，受力较强，其牙根虽为单根，却长大粗壮；磨牙所受的力更大且方向更为复杂，故为多根牙且有分叉。

（三）牙的组织结构

从牙的纵剖面观察，可见牙由釉质、牙本质、牙骨质3种钙化的硬组织及牙髓软组织四部分组成（图21-4）。

1. 釉质 位于牙冠表层，呈半透明、白色，有光泽，是牙体组织中钙化程度最高、最坚硬的组织，对牙本质和牙髓起到很好的保护作用。

2. 牙本质 构成牙的主体部分，位于釉质及牙骨质内层的淡黄

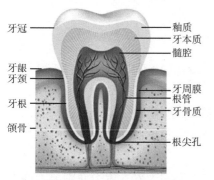

牙冠 —— 釉质
—— 牙本质
—— 髓腔

牙龈 ——
牙颈 ——
—— 牙周膜
牙根 —— —— 根管
—— 牙骨质
颌骨 ——
—— 根尖孔

图25-4 牙的组织结构示意图

色硬组织，质地不如釉质坚硬。内层有一容纳牙髓的空腔为牙髓腔。牙本质内有牙髓神经的末梢，当牙本质暴露时，能感受外界刺激产生酸痛反应。

3. 牙骨质　是覆盖牙颈、牙根表层的淡黄色硬组织。其成分与骨组织相似。牙骨质借牙周膜将牙齿固定在牙槽窝中。

4. 牙髓　是位于髓腔的疏松结缔组织，内含血管、神经、成纤维细胞与成牙本质细胞，主要功能是营养牙体组织，并能形成继发性牙本质，对牙起着新陈代谢作用。牙髓神经只有痛觉感受器，对刺激敏感但无定位功能。

（四）牙周组织结构

牙周组织包括牙龈、牙周膜及牙槽骨，主要功能是保护与支持牙齿。

1. 牙龈　附着在牙颈部与牙槽骨表面，是口腔黏膜组织的一部分，呈粉红色，坚韧而有弹性。两牙之间突起的牙龈称牙龈乳头。

2. 牙周膜　为牙骨质与牙槽骨之间致密的结缔组织，其两端埋入牙槽骨和牙骨质中，使牙齿稳固在牙槽窝内。

3. 牙槽骨　为颌骨包埋牙根的突出部分，又称牙槽突。其顶端游离缘称牙槽嵴，容纳牙根的凹窝称牙槽窝，是支持牙齿的重要组织。

二、牙的排列与功能

（一）牙的排列

按照牙的类别，牙列可以分为恒牙列、乳牙列和混合牙列。

1. 恒牙列（图21-5，图21-6）　是全部由恒牙组成的牙列。完整的上、下颌恒牙列各含16颗牙。由于上颌切牙较宽，下颌切牙较窄，下颌前磨牙向舌侧倾斜程度大于上颌前磨牙，故上颌牙列较下颌牙列略宽、略长。单个牙移位一般不影响牙弓形态，但是多个牙移位会导致牙弓不规则或者不对称。

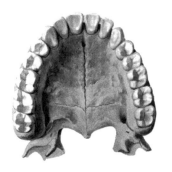
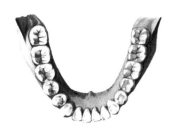

图21-5　上颌恒牙列　　　　图21-6　下颌恒牙列

2. 乳牙列（图21-7，图21-8）　是全部由乳牙组成的牙列。完整的上、下颌乳牙列各含10颗乳牙。乳牙列长度约47mm，较恒牙列短小，但其牙列宽度与长度的比例大于恒牙列，形态更近似半圆形。

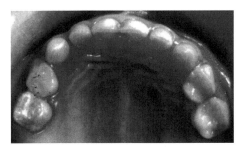
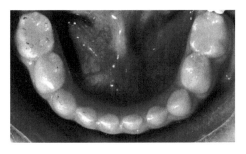

图21-7　上颌乳牙列　　　　图21-8　下颌乳牙列

3. 混合牙列　是由若干乳牙和若干恒牙组成，在不同发育阶段牙数略有差异。混合牙列期牙列宽度与长度的变化较为复杂，尤其在下颌牙弓段。

（二）牙的功能

人类的牙不仅是直接行使咀嚼功能的器官，而且在辅助发音、言语及保持面部形态、协调美观等方面均具有重要作用。

1. 咀嚼功能　牙是咀嚼器官之一，是行使咀嚼功能的直接工具。食物进入口腔后，经过切牙的切割、尖牙的撕裂、前磨牙和磨牙的捣碎、磨细等一系列机械加工，同时与唾液混合，形成食团，便于吞咽。牙在行使咀嚼功能时，可刺激颌面部正常生长发育，增进牙周组织的健康，同时，咀嚼运动可反射性促进胃肠蠕动，刺激胆、胰等器官分泌消化液，促进消化功能。

2. 辅助发音和言语功能　牙与唇、舌等器官均参与发音和言语。牙在牙列中排列的位置以及牙与舌、唇之间的关系，对言语的清晰程度与发音的准确性有着重要的影响。如前牙缺失时，舌齿音、唇齿音、齿音等的发音均受很大影响。

3. 保持面部形态协调美观　牙按照一定的规律生长在牙槽窝内，形成弧形排列的上、下颌牙弓，牙弓内牙相互支持，紧密连接成整体。牙、牙弓和上下颌牙的咬合关系正常可使唇颊部丰满，颌面部形态正常，表情自然。多数牙缺失后，牙槽骨丰满度降低，唇颊部因失去支持而塌陷，面部皱纹增加，面容衰老。牙弓及咬合关系异常者，颜面美观也会受到影响。

三、乳牙与恒牙

（一）乳牙

婴儿出生后6个月左右，乳牙开始萌出，至2岁半左右，20个乳牙陆续萌出。出生后6个月至6岁左右，口腔内只有乳牙，这段时期称为乳牙时期。乳牙在口腔内存在的时间，最短者为5～6年，最长者可达10年。

乳牙名称从中线起向两旁，分别为乳中切牙、乳侧切牙、乳尖牙、第一乳磨牙、第二乳磨牙。乳牙是儿童的主要咀嚼器官，对消化和吸收营养物质，刺激颌骨的正常发育及引导恒牙的正常萌出都极为重要。

（二）恒牙

恒牙是继乳牙脱落后的第二副牙列，如无疾病或意外损伤，一般不脱落，脱落后也再无牙齿萌出而替代之。恒牙自6岁左右开始萌出。近代人上、下颌骨有退化趋势，因此第三磨牙常埋伏、阻生甚或先天缺失。因此，口腔内常见恒牙数目可在28～32个。12岁左右以后，乳牙已全部被恒牙所替代，称为恒牙列时期。恒牙名称从中线到两侧分别为中切牙、侧切牙、尖牙、第一前磨牙（第一双尖牙）、第二前磨牙（第二双尖牙）、第一磨牙、第二磨牙、第三磨牙。

（三）牙位记录

为了简明地记录牙的名称和部位，常以"+"符号将上下牙弓分为四个区。符号中的水平线表示平面，以划分上下颌；垂直线表示中线，以划分左右。例如，"⌞"代表患者的左上颌区，乳牙的临床牙位有两种表示方法：一种是用罗马数字书写（图21-9），另一种是用英文字母书写（图21-10）表示。

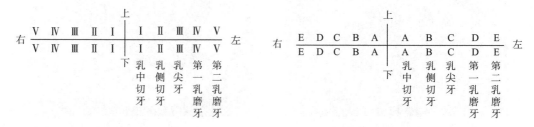

图21-9　罗马数字书写乳牙牙位记录　　　　图21-10　英文字母书写乳牙牙位记录

恒牙的临床牙位用阿拉伯数字表示（图21-11）。

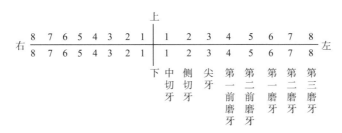

图21-11 阿拉伯数字书写恒牙牙位记录

（四）乳牙与恒牙的替换

6～12岁，乳牙逐渐脱落而为恒牙所替代，在此期内口腔里既有乳牙又有恒牙，称为替牙期，又称为混合牙列期。乳牙萌出的顺序依次为Ⅰ、Ⅱ、Ⅳ、Ⅲ、Ⅴ；恒牙的萌出顺序：上颌依次为6、1、2、4、3（5）、7，下颌依次为（6、1）、2、3、4、（5、7）。

牙萌出有以下几个特点：①按先后顺序萌出；②左右对称同期萌出；③下颌牙的萌出略早于上颌同名牙；④女性萌出的平均年龄早于男性。

第22章
口腔颌面部检查

案例 22-1

患者，男，36岁。进食时左侧颌下区肿胀疼痛，进食后数小时方可逐渐消退。颌下腺导管开口处红肿，轻压腺体导管口溢脓。

问题：应该怎样进行触诊检查？

一、口腔颌面部一般检查

（一）常用检查器械

口腔颌面部检查常用器械为口镜、探针、镊子（图22-1）。

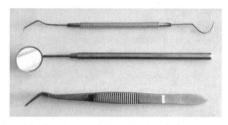

图22-1　口腔颌面部常用检查器械

1. 口镜　可牵拉唇、颊部和推压舌体以便于直接观察欲检查部位。通过口镜可对上颌牙等难于直视的部位进行观察，还可用于聚集光线，增加欲检查部位的亮度。

2. 探针　通过检查者探测时的手感检查牙齿各面的点、隙、裂、沟和龋洞等缺陷，结合患者的感觉发现牙齿表面敏感的范围和程度；粗略探测牙周袋深度；检查充填体有无悬突、与牙体的密合度及牙石分布情况；检查皮肤或黏膜的感觉。

3. 镊子　夹持物品，如夹运各种辅料、异物、小器械；也可夹持牙齿后检查其松动度；镊子柄可用作叩诊检查之用。

（二）检查前准备

1. 环境的准备　口腔诊室应宽敞、明亮、通风，医疗用品摆放整洁有序，并按时定期消毒。

2. 医生的准备　一位洗手消毒、着装规范、整洁、精神饱满、态度热情、服务周到的医生会在患者心目中树立值得信任的第一印象，有利于建立良好医患关系，便于口腔检查和治疗。

3. 椅位的准备　患者取半卧位或平卧位，患者的头、颈和背部应在一条直线上，头部自然放在头托上，与术者的肘部在同一水平。检查上颌牙时，患者上颌平面与地面呈45°～60°；检查下颌牙时，下颌平面与地面平行。灯光应照射在患者口腔欲检查的部位，以避免患者眼睛因强光照射引起的不适。检查过程中，医生要注意保持较舒展的坐姿，不能直视的部位要尽量利用口镜。

（三）口腔检查

应遵循由外及内、由前至后、由浅入深的顺序进行；并应行健、患两侧对比。

1. 口腔前庭检查　检查时可用口镜将唇颊部拉开，依次检查唇、颊、牙龈黏膜、唇颊前庭沟，并注意唇、颊系带的位置及腮腺导管口的情况。注意有无颜色异常、质地改变、瘘管、溃疡、假膜、组织坏死或新生物，腮腺导管口有无红肿、溢脓等。例如，铅、汞等重金属中毒时，牙龈边缘可出现蓝黑色线状色素沉着；慢性颌骨骨髓炎和根尖周炎可见瘘管和窦道；化脓性腮腺炎可有腮腺导管口红肿、溢脓。近年来，由于艾滋病患者不断增多，而艾滋病早期症状又主要是口腔表征，因此对其相关症状如牙龈线形红斑、坏死性牙周炎和口炎、舌缘毛状白斑等应引起足够重视，及时做血清学检查，以便明确诊断。

2. 牙及咬合检查 检查牙齿有无龋坏、缺损、探痛、叩痛及牙松动等。特别是有多个牙或成排牙的牙松动在临床上更有意义，说明颌骨的骨组织有广泛吸收破坏，这种情况多见于颌骨广泛性炎症或肿瘤等疾病。

（1）牙齿松动度检查法 用镊子夹住前牙切端或抵住后牙咬合面的窝沟，做唇（颊）舌向、近远中向和上下向摇动牙齿，观察牙齿松动的程度。按松动程度轻重分为以下3度。①Ⅰ度松动：仅唇舌向或颊舌向一个方向松动；或松动幅度小于1mm。②Ⅱ度松动：两个方向的松动，即除唇（颊）舌向松动外，近远中向也有松动；或松动幅度在1～2mm。③Ⅲ度松动：三个方向的松动，即唇（颊）舌向、近远中向和垂直方向均有松动；或松动幅度大于2mm。

（2）检查咬合关系时，关键要判断咬合关系是否正常；咬合错𬌗畸形在临床上常与骨折、颌骨畸形、颌骨肿瘤及颞下颌关节等病变有关。

（3）检查张口度时以上下中切牙的切缘间的距离为标准，正常人的张口度大小约相当于自身的示、中、环三指合拢时三指末节的宽度。临床上张口受限可分为以下4度。①轻度张口受限：上下切牙切缘间距仅可置入二横指，2～2.5cm。②中度张口受限：上下切牙切缘间距仅可置入一横指，1～2cm。③重度张口受限：上下切牙切缘间以内，距离不到一横指，约1cm以内。④完全性张口受限：完全不能张口，也称牙关紧闭。

3. 固有口腔和口咽检查 固有口腔是指上下颌牙列和牙槽突的内侧面部分，顶部是硬腭，底部是舌和口底，后界通过咽门与口咽腔相通。除固有口腔外，还包括对腭部、舌部、口底、口咽的检查。

（1）腭部 应依次检查硬腭、软腭、腭垂黏膜的色泽、质地和形态。观察是否有充血、肿胀、包块、溃疡和坏死；是否存在畸形和缺损；对腭部肿块应仔细检查其颜色、大小、形态、质地和活动度。必要时还要检查软腭、腭垂、腭舌弓、腭咽弓的运动，以及咽侧壁、咽后壁和腭咽闭合情况是否正常。

（2）舌部 主要观察舌体、舌根、舌腹黏膜的色泽、舌苔变化、舌形及舌体大小；注意是否有舌体上抬；检查舌运动情况，观察有无运动障碍和伸舌偏斜；对卷舌音发音不清的患者，应特别注意系带附着是否正常。由于部分面瘫患者可出现舌味觉改变，必要时应对舌的味觉功能进行检查。

（3）口底检查 除黏膜外，应重点检查下颌下腺导管及其开口情况。对于口底占位性病变，主要借助扪诊或口内外双手双合诊进行。

（4）口咽检查 包括咽后壁、咽侧壁、扁桃体、软腭和舌根。由于位置深在，多需借助压舌板、口镜、直接喉镜或间接喉镜进行观察。对于唇、颊、舌、口底和下颌下区病变，可行双指双合诊或双手双合诊检查，以便准确了解病变。

链接

牙髓温度测试

牙髓有病变时，对冷热刺激可能表现敏感或迟钝，牙髓温度测试法须先测对照牙，再测患牙。①准备工作：首先向被检者说明检查目的和可能出现的感觉，并在有感觉时举手。检查可疑牙位之前，先测对侧或相邻的1～2颗牙，检查开始前将待测牙隔湿，擦干牙面，并放置吸唾器。②冷诊法：现在多采用冷水为刺激源。测试时，要从可疑牙后面的牙开始，以免干扰对可疑牙的判断。③热诊法：现在多采用热牙胶或加热的金属器械。检查时，先在被测牙的牙面上涂一层凡士林，以免牙胶粘于牙面。将牙胶棒的一端置于酒精灯上烤软但不冒烟，此时约65℃，然后将热牙胶置于可疑牙的唇（颊）面颈1/3或中1/3处，观察被检者的反应。患者可出现正常、敏感、迟钝、无反应等情况。

（四）颌面部检查

颌面部检查内容主要包括表情与意识神态检查、颜面部外形与色泽检查、面部组织和器官检查等。通过视诊观察颌面部外形是否对称，有无肿块、畸形和组织缺损等。观察颞下颌关节活动时的张口度。观察皮肤、黏膜的颜色、光泽有无异常变化。触诊检查，可用单手触诊，也可双手分别在左右侧做对比检查，或双手分别在口内、外联合触诊检查。注意有无压痛、肿块等。如有肿块，应检查其大小、形态、硬度、部位深浅、有无粘连、波动等。对于骨肿块应注意骨质膨大或增生的范围，有无乒乓球样弹性感。外伤患者应检查有无骨折体征。

二、口腔颌面部辅助检查

单纯一般检查对明确某些疾病的诊断仍有一定困难时，常需要借助辅助检查才能确诊。随着科学技术的发展，临床上辅助检查手段和设备越来越多，新技术和新方法不断涌现，对提高临床诊断和治疗水平起到了极大的推动作用。

1. 影像学检查 口腔颌面部影像学检查包括X线平片、口腔曲面断层全景片、造影片、CT、MRI等。其中，X线平片是最常用、最经济的检查手段。

2. 穿刺检查 对触诊有波动感或囊性肿块，通过穿刺抽吸肿块的内容物，了解内容物的颜色、透明度、黏稠度等性质，也可将抽出物做涂片检查或病理学检查，以便进一步确定其性质。

3. 活体组织检查 是指从病变部取一小块组织制成切片，在显微镜下观察细胞的形态和结构，以确定病变性质、肿瘤的类型及分化程度等。

4. 实验室检查 是对疾病检查的重要辅助手段，主要包括临床检验、生化检验、细菌及血清学检验等。口腔颌面部细菌学检验除常规需氧菌的检验外，还要重视对厌氧菌的检验；随着对有些疾病认识上的深化，与免疫有关的疾病则更应行免疫学检查。

5. 超声检查 可以确定病变的大小、深浅和性质，优点是无痛、无创、软组织分辨力强、成像迅速、可观察运动的脏器。超声检查在口腔颌面部主要用于唾液腺、下颌下和颈部肿块，以明确是否有占位性病变，是囊性还是实性等。各型超声检查中，B型超声准确性较高，且能分辨深部肿瘤和邻近重要血管的关系。近年来，彩色超声检查在血管瘤与脉管畸形的鉴别、皮瓣转移血供定位上有较广泛的应用。

第1节 龋 病

案例23-1

患者，女，45岁。主诉：右下后牙进食后常有嵌塞痛1周。现病史：患者发现龋洞有数月，1周前右下后牙出现进食后常有嵌塞痛，无自发痛及夜间痛。既往史：健康。检查：右下𬌗面有较大龋洞，有大量食物残渣和腐质，质地松软，探针可插入，有酸痛，叩诊（−），冷热诊反应同对照牙。但刺激进入龋洞有明显的酸痛感，去除刺激，疼痛消失，无松动，牙龈无红肿。

问题：该患者的诊断是什么？有哪些诊断依据？

龋病（dental caries or tooth decay）是在以细菌为主的多种因素影响下，发生在牙体硬组织的一种慢性进行性破坏性疾病（图23-1）。龋病是一种常见病、多发病。由于龋病病程长、进展缓慢，一般情况下不危及患者生命，因此不易受到人们重视。实际上龋病的危害甚大，当病变向牙体深部发展后，可引起牙髓病、根尖周病、颌骨炎症等一系列并发症，严重影响全身健康。随着牙体硬组织的不断破坏，可逐渐造成牙冠缺损，成为残根，终至牙丧失，破坏咀嚼器官的完整性。这样不仅影响消化功能，在儿童期可影响儿童牙颌系统的生长发育。因此，防龋治龋尤为重要，世界卫生组织已将其与心血管疾病和癌症并列为人类三大重点防治疾病，应引起足够重视。

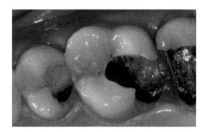

图23-1 龋病

（一）病因

龋病的病因经过人类长期的研究，发展成四联因素理论。致龋四联因素理论认为，细菌、食物、宿主和时间是形成龋病不可缺少的因素（图23-2）。这四个因素缺少一个都不能形成龋病。现将四联因素分述如下。

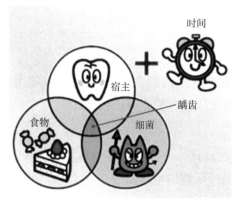

图23-2 四联因素

1. 细菌因素 龋病是一种细菌感染性疾病，目前公认的致龋菌有变形链球菌、乳酸杆菌、放线菌，其中最主要的致龋菌为变形链球菌。

细菌致龋是以牙菌斑的形式存在。牙菌斑是一种致密、黏稠、非钙化、胶质样的膜状细菌团，多位于牙齿的点、隙、裂、沟、邻接面及牙颈部等不易清洁的部位，且较紧密地附着于牙面上，不易被唾液冲洗掉，也不易在咀嚼时被除去。牙菌斑在形成过程中紧附于牙面上，并吸附大量致龋菌，致龋菌产酸使牙菌斑内pH下降，导致牙体硬组织脱矿，形成龋病，龋齿即从牙菌斑下方开始。

2. 食物因素 食物在口腔内的局部作用与龋病的关系非常密切。精制食物，尤其是各种精制的糖类（碳水化合物）易附着于牙体表面，成为菌斑的主要物质。在研究食物与龋病的关系中，最引起人们注意的是食物中的糖类，特别是蔗糖，对龋病的发生起重要的促进作用。其程度与糖类的物理性状、摄入量、频率、时间和方式有关。纤维性食物如蔬菜、肉类等对牙面有机械性摩擦与清洗作用，且不容易发酵，不利于龋病的发生。

3. 宿主因素 影响龋病发生的宿主因素主要是指牙齿、唾液与机体的全身状态三方面。牙齿的沟、窝、点、隙、邻面、颈部及牙拥挤、重叠、错位等均易积存牙菌斑，促使龋病的发生；釉质发育不良的牙齿也易患龋。唾液在维持口腔正常生理方面起到了重要作用。它的量与质的变化、缓冲能力的大小及抗菌系统的变化，都与龋病发生过程有着密切关系，唾液分泌量少，流速慢，易患龋。全身营养状态差、某些矿物质（如氟、钙、磷等）、维生素的缺乏等都是致龋因素。一些全身系统疾病、内分泌紊乱、遗传因素等与龋病的发生也都有一定关系。

4. 时间因素 龋病发病的每个过程都需要一定的时间来完成，因此保持口腔卫生、控制菌斑形成、减少糖类食物在口腔内停留的时间，可在龋病的预防工作中起重要作用。

（二）临床表现

龋病通常是从釉质或牙骨质表面开始，逐渐向深层发展至牙本质浅层、牙本质深层，主要临床表现是牙齿色、形、质的改变。龋病的分类方法很多，可以按龋病的病变程度、进展速度、解剖部位进行分类。本书主要介绍按病变程度分类的方法，即浅龋、中龋、深龋三个阶段。

1. 浅龋 龋坏程度仅限于釉质或牙骨质，尚未达到牙本质。位于牙冠的浅龋分窝沟浅龋和平滑面浅龋。窝沟浅龋表现为窝沟四周的釉质颜色改变，呈墨浸状，探针插入窝沟内有粗糙感或探针尖卡在窝沟内不易取出。平滑面浅龋常位于邻面接触点的根部，龋坏部位的釉质表面脱钙、粗糙，形成白垩色或黄褐色、不透明、无光泽的斑块。患者无任何自觉症状。

2. 中龋 病变进展到牙本质浅层，可见龋洞形成，洞内有着色的软化牙本质与食物残渣，患牙对外界的酸、甜、冷、热刺激较为敏感，刺激去除后疼痛即消失。

3. 深龋 病变发展到牙本质深层，接近牙髓腔。检查可探及很深的龋洞，洞内有软化牙本质及食物残渣等。冷、热、酸、甜刺激和食物压迫都会引起疼痛反应，但刺激去除后疼痛立即消失。无自发痛。

链接

龋病的好发部位

　　流行病学调查资料表明，从牙位看，在恒牙列中，下颌第一磨牙患龋率最高，其次是下颌第二磨牙、上颌第一磨牙、上颌第二磨牙、前磨牙、第三磨牙、上颌前牙。下颌前牙患龋率最低。乳牙列中，患龋率最高的是下颌第二乳磨牙，其次为上颌第二乳磨牙、第一乳磨牙、上颌乳前牙、下颌乳前牙。从牙面看，咬合面是龋的好发部位，其次是邻面和颊面。随着人口老龄化及牙周炎患病率的增长，牙龈萎缩导致暴露的牙齿根面也成为根面龋的好发部位。

（三）诊断

根据龋的色、形、质改变的特征，通过详细询问病史，仔细观察牙齿的颜色改变，用探针仔细探查好发牙齿的好发部位，大多可以确诊。对不易检查的隐匿性龋可采用X线检查方法辅助诊断。

（四）治疗

龋病是一种慢性进行性疾病，牙体硬组织一旦破坏形成缺损，难以再生，只有靠人工材料进行修复。

1. 治疗目的 终止病变的发展，恢复牙齿原有形态和功能，保持牙髓的生理活力。

2. 治疗方法 龋病的治疗需根据龋坏的部位、程度、年龄等采取不同的方法。

（1）保守治疗　早期釉质龋可采用药物疗法，再矿化疗法。少数大面积浅龋的乳牙可采用磨除法。

（2）修复性治疗 有牙体组织缺损时，则应采用修复性治疗。这是治疗龋病最有效且应用最广泛的方法，即用手术的方法去除龋坏组织，制成一定的洞形，然后选用适宜的修复材料修复缺损部位，恢复牙的形态和功能。根据患牙部位和龋损类型，可选择不同的修复材料和方法。

第2节 釉质发育不全

釉质发育不全（enamel hypoplasia）是指在牙发育期间，由于全身疾病、营养障碍或严重的乳牙根尖周感染导致的釉质结构异常。

（一）病因

全身疾病、严重营养障碍、内分泌失调、婴儿和母体疾病及局部严重的乳牙根尖周感染可导致釉质形成异常，分为釉质发育不全和釉质矿化不全。釉质发育不全系釉质基质形成障碍所致，临床上常伴有实质缺损。釉质矿化不全则为釉质基质形成正常而矿化不良所致，临床上一般无实质缺损。二者可单独存在，也可同时存在。

> **链接**
>
> **特 纳 牙**
>
> 特纳（Turner）牙常见于乳牙根尖周严重感染，导致继承恒牙釉质发育不全。这种情况往往见于个别牙，以前磨牙居多。特纳牙不同于其他釉质发育不全累及口内多数牙，其往往只涉及单颗牙齿。若患牙为尖牙或前磨牙，通常是因乳牙感染较重，影响了后继恒牙的发育。若为前牙，则多由于创伤因素所致，受创伤乳牙被推入下方发育的恒牙胚，从而扰乱了恒牙釉质的发育。

（二）临床表现

轻度釉质发育不全牙冠形态完整，仅表现为牙齿色泽和透明度的改变，呈白垩色或黄褐色。重度釉质发育不全牙面呈棕褐色的带状、沟状和窝状的实质性缺损，缺损处光滑、质地坚硬。常发生在同一时期发育和萌出的牙上，具有规律性和对称性。

（三）治疗和预防

1. 治疗 轻度釉质发育不全，可不做处理。牙面有缺损者，用氟化钠涂擦，以预防龋病发生。缺损严重者，可选择合适材料充填。前牙病变影响美观者，可用光敏复合树脂或瓷贴面等修复。

2. 预防 釉质发育不全的重点预防群体是孕妇及7～8岁前的儿童，应注意营养全面，避免维生素A、维生素C、维生素D及钙、磷的缺乏，加强预防全身疾病。

第3节 氟 牙 症

氟牙症（dental fluorosis）又称氟斑牙，是釉质在发育期因摄入了过量的氟导致的牙体组织疾病。氟牙症具有地区性分布特点，为慢性氟中毒早期最常见且突出的症状。

（一）病因

高氟地区的婴幼儿及儿童（6～7岁之前），因饮水等途径从环境中摄入过量的氟，导致釉质发育不良或者矿化不全，釉质多孔性增加，表层釉质塌陷，形成牙体缺损。

（二）临床表现

本病具有地区好发性，患者多来自高氟地区。常发生在同一时期萌出的同名牙上，以恒牙多见。

患牙釉质表面有白垩色、褐色的横线或斑块。重者损害釉质呈实质性缺损。一般无自觉症状。发生在前牙者影响美观。严重者可伴有氟中毒的表现，如氟骨症。

（三）预防与治疗

预防氟牙症的关键是在6～7岁之前尽量避免摄入过量的氟。对着色较深的患牙，可通过脱色法脱色。有实质性缺损者，可采用复合树脂修复、贴面修复及烤瓷冠修复等方法治疗。

第4节　楔状缺损

楔状缺损（wedge-shaped defect）是一种非龋性牙颈部慢性损伤，是指发生在牙齿唇、颊面颈部的慢性硬组织缺损。典型的缺损由两个夹面组成，口大底小，呈楔形（图23-3）。

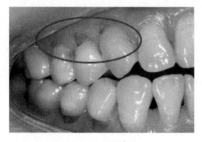

图23-3　楔状缺损

（一）病因

楔状缺损是由牙颈部解剖结构薄弱、应力疲劳、横刷牙磨损和酸蚀等综合作用在牙颈部形成的慢性缺损。

1. 牙颈部釉牙骨质界的结构比较薄弱，易被磨去发生缺损。不正确的刷牙方法，尤其是横刷法是发生楔状缺损的主要原因。

2. 颊面牙颈部是咬合应力集中区，长期的咀嚼压力使牙体组织疲劳，应力集中区出现破坏，也会造成楔状缺损。

3. 龈沟内酸性渗出物与缺损发生有关。

（二）临床表现

1. 楔状缺损与年龄相关，即年龄越大，缺损越严重。

2. 罹患的牙齿为多颗甚至全口。常以口角附近的牙齿（尖牙、前磨牙）为重，尤其是第一前磨牙，一般伴有牙龈退缩。

3. 典型的楔状缺损由两个平面相交而成，缺损表面光滑坚硬，边缘整齐，呈浅黄色或褐色。

4. 楔状缺损可因深度不同而有不同表现。较浅的缺损无自觉症状；缺损达牙本质，可出现牙本质过敏症状；深达髓腔时，可并发牙髓和根尖周病；严重缺损者，甚至发生牙冠折断。

> **链接**
>
> **牙本质过敏症**
>
> 牙本质过敏症是指牙齿受到外界刺激，出现短暂、尖锐的疼痛或者不适的现象。牙本质过敏症是一种症状，而不是一种独立的疾病。发病高峰年龄在40岁左右。
>
> 牙本质过敏症的主要表现为刺激痛，当刷牙，咬硬物，遇冷、热、酸、甜刺激时均引起酸痛，尤其对机械刺激最敏感。发作迅速，疼痛尖锐，时间短暂。患者多能指出患牙。

（三）预防与治疗

1. 消除病因，口腔卫生宣教，纠正不正确的刷牙方法，避免大量食用酸性食物，避免咬硬物等不良习惯。

2. 缺损少且无临床症状，无需处理。有牙本质过敏者，可用脱敏疗法。

3. 缺损较大者，可做充填修复治疗。伴有牙髓根尖周病症状或缺损已导致牙横折时，可根据病变情况行根管治疗或拔除患牙。

第 **24** 章
牙髓炎和根尖周炎

第1节 牙 髓 炎

案例24-1

　　患者，女，20岁。右下颌第一磨牙颜色发黑，食物嵌塞、进食不适约2年余。近2日来牙齿突发剧烈疼痛，呈自发性、阵发性发作，夜间疼痛明显无法入睡，进食热食疼痛加剧。检查：右下颌第一磨牙咬合面有深龋洞，色黑，探痛明显，牙髓活力温度测试热测疼痛加剧，冷测疼痛缓解，无明显叩痛。

　　问题：1.该患者的诊断是什么？有哪些诊断依据？
　　　　　2.针对该患者的应急处理是什么？

　　牙髓炎（pulpitis）是指发生在牙髓组织的炎症性疾病，是牙髓病中最常见的疾病，主要的致病因素有细菌感染、物理和化学刺激、宿主的免疫反应等。其中最常见的致病因素为细菌感染，病原微生物通过穿髓孔或牙本质小管进入牙髓腔产生不良刺激，引起牙髓组织感染，临床病例比较多见的为深龋导致的牙髓感染。牙周病时细菌也可通过根尖孔或侧支根管感染牙髓引起牙髓炎。

（一）临床表现

　　临床上把牙髓炎分为可复性牙髓炎和不可复性牙髓炎。可复性牙髓炎是牙髓组织的初期炎症表现，病理变化以血管扩张、充血为主。如能彻底去除患牙的病原刺激因素，同时给予患牙适当的治疗，牙髓有恢复到原有状态的可能。不可复性牙髓炎是一类较为严重的牙髓炎症病变，牙髓组织的炎症范围可以局限也可以涉及全部牙髓，但病变自然发展的终点皆为牙髓全部坏死，临床治疗只能选择摘除牙髓去除病变的手段，因此称为不可复性牙髓炎。临床比较常见的不可复性牙髓炎是急性牙髓炎和慢性牙髓炎。

　　1.可复性牙髓炎　主要表现为当牙髓受到冷、热温度刺激或化学刺激时，立即出现瞬间的疼痛反应，尤其对冷刺激较为敏感。刺激一旦去除后疼痛症状立即消失。患牙没有自发性疼痛。检查患牙常能发现有接近髓腔的牙体硬组织病损，如深龋和深的楔状缺损等。也有可能查到深的牙周袋或者咬合创伤。

　　2.不可复性牙髓炎

　　（1）急性牙髓炎　临床特点是发病急，疼痛程度剧烈。临床上急性发作的病例绝大多数属于慢性牙髓炎急性发作，其中多数是由于龋源性因素导致。其疼痛性质有以下几个典型特点。

　　1）自发性阵发性疼痛：患牙在无任何外界刺激的情况下，突然发生剧烈的自发性疼痛。疼痛发作有持续过程和缓解过程，表现为阵发性特点。炎症早期，疼痛持续时间较短，间歇时间较长。到炎症晚期，疼痛持续时间长，间歇时间变短甚至疼痛持续发作。

　　2）夜间痛明显：疼痛往往在夜间发作或加剧。临床患者常有夜间无法入睡或疼痛转醒的表述。

3）温度刺激加剧疼痛：冷、热温度刺激可激惹或加剧患牙疼痛。牙髓炎早期，患牙对冷热刺激均敏感。到炎症晚期，牙髓会有化脓或部分坏死，此时患牙对温度刺激表现为"热痛冷缓解"，即热刺激加剧疼痛，冷刺激缓解疼痛。这种现象可能是因为感染牙髓腔内的细菌产物中出现气体，依据热胀冷缩的原理，改变牙髓腔内的压力，从而表现为冷热不同的疼痛反应。

4）疼痛不能定位：患者大多数不能明确指出疼痛发作时的患牙，疼痛常呈放散性或牵涉性，一般是沿三叉神经分布放射至同侧的上、下颌牙及头面部，这种放散痛不会发生于患牙的对侧。

口腔检查常能发现患牙存在深龋或其他牙体硬组织病变，也可查到牙冠存在充填体或深牙周袋。

（2）慢性牙髓炎　临床上最为常见的一类牙髓炎，临床症状不典型，容易误诊导致治疗延误。根据组织病理学表现，可将慢性牙髓炎依据髓腔是否穿通分为慢性闭锁性牙髓炎和慢性开放性牙髓炎。慢性开放性牙髓炎的牙髓腔暴露，牙髓组织由于血液供应的不同，又分为溃疡性和增生性。因此临床上主要将慢性牙髓炎分为三型，分别是慢性闭锁性牙髓炎、慢性溃疡性牙髓炎和慢性增生性牙髓炎。

患牙一般不发生剧烈的自发性疼痛，有时可有轻微的阵发性隐痛或钝痛。这种类型的患牙一般病程较长，患者经常表述有长期的温度刺激痛病史。由于病程周期长，炎症常已波及全部牙髓和根尖部的牙周膜，因此患牙常表现有咬合不适或轻度叩痛。患者一般可定位患牙。

1）慢性闭锁性牙髓炎：患牙无明显的自发痛，病史较长，有长期的冷、热刺激痛病史。检查常见有深龋、牙冠部充填体或其他近髓的牙体硬组织疾病，但是去净患牙腐质后没有肉眼可见的穿髓孔。

2）慢性溃疡性牙髓炎：多无自发痛，食物嵌塞入患牙龋洞内或遇冷、热刺激时引起剧烈疼痛。检查常见有深龋或其他接近牙髓的牙体硬组织损害，去净腐质后可见穿髓孔。

3）慢性增生性牙髓炎：这种类型牙髓炎的发生有前提条件，一是要求患牙根尖孔粗大，血运丰富；二是患牙的穿髓孔较大。因此这种类型的牙髓炎一般多见于青少年患者。一般没有自发痛，有时出现进食时患牙疼痛或出血现象，导致患者不敢用患侧进食咀嚼食物，因此患牙及邻牙附近常有大量牙结石堆积。检查常见患牙有大而深的龋洞，且洞中有红色的牙髓息肉，探之无明显疼痛但极易出血。

（二）治疗

牙髓炎的治疗原则是保存活髓及保存患牙，由于牙髓的血液供应缺乏有效的侧支循环，牙髓发生病变后难以自身修复，所以保留活髓的难度较大，一般可用于可复性牙髓炎或年轻恒牙的牙髓炎早期，常用的方法有盖髓术、活髓切断术等。针对牙髓病变明显不能保存活髓的患牙，应选择去除病变牙髓，尽量保存患牙的方法。患牙的保留有助于维持牙列的完整性，保证患者的咀嚼效率。现在治疗牙髓、保存患牙的治疗方法有很多，临床应根据患者状态和患牙状态等因素综合考虑，目前最有效、最常用的方法是根管治疗术。

链接

根管治疗术

根管治疗术临床上适用于牙周情况尚可，需要保存患牙的多种情况，主要包括不可复性牙髓炎、牙髓坏死、牙内吸收、根尖周炎、移植牙或再植牙，以及因其他口腔治疗需要摘除牙髓的患牙。根管治疗术需采用专用的器械和方法对根管进行清理和成形，再使用有效的药物对根管进行消毒灭菌，最后用根管充填材料严密填塞根管，并进行冠方修复，以实现控制感染、修复缺损，促进病变愈合防止病变进展的目的。总的治疗过程主要包括根管预备、根管消毒和根管充填三大步骤。

急性牙髓炎的治疗同慢性牙髓炎的治疗相比，由于发病急骤，疼痛剧烈，因此常需要对其进行应急处理，以减轻患者疼痛，缓解症状。常用的应急处理措施如下。

1. 开髓止痛　是减轻急性牙髓炎疼痛最有效的方法。临床操作一般是局麻下使用高速涡轮钻针将髓腔穿通，使牙髓腔内的炎症渗出物得到引流，降低了髓腔内的压力，疼痛即刻得到有效缓解。

2. 药物止痛　若没有开髓条件，可先去除洞内食物残渣和软化的牙本质，然后在洞内放置浸有丁香油酚或樟脑酚的小棉球，待急性症状缓解后再进行彻底的牙髓治疗。

3. 针灸镇痛　常选用合谷为主穴，再根据牙痛的不同部位加上其他穴位，通过针刺穴位可以获得一定的镇痛效果。

4. 局麻止痛　注射部位和方法与牙拔除术相同，但是一般不需要麻醉舌侧或腭侧黏骨膜。

第2节　根尖周炎

案例24-2

　　患者，男，28岁，右上后牙肿痛不适4天，1天前疼痛加剧，疼痛呈自发性、持续性，不敢咬合进食前来就诊。检查：体温正常，右上第一磨牙咬合面可见一深龋洞，可探及髓腔，牙髓活力温度测试无反应，松动Ⅱ度，叩痛（+++），患牙根尖部牙龈潮红，无明显肿胀，扪诊有轻微疼痛，局部淋巴结可触及，有轻微压痛。

　　问题：1. 该患者的诊断是什么？有哪些诊断依据？

　　　　　2. 针对该患者的治疗措施是什么？

　　根尖周炎（periapical periodontitis）是发生于牙齿根尖周围组织的炎症，又称根尖周病。引起根尖周病的主要原因是感染，其次还有外伤和化学刺激因素。感染因素中多数是由于牙髓病根管内的感染通过根尖孔扩散至根尖周组织导致。牙周感染时，深牙周袋内的细菌也可侵犯根尖周组织引起感染。另外，牙齿受到外力损伤可能导致创伤性根尖周炎；进行牙髓治疗过程中如使用药物不当可能导致化学性根尖周炎。

（一）临床表现

临床上根尖周炎一般分为急性根尖周炎和慢性根尖周炎。

1. 急性根尖周炎　是从根尖部牙周膜出现浆液性炎症到根尖周组织形成化脓性炎症的一系列病理改变过程，其中化脓期主要可分为根尖周脓肿、骨膜下脓肿和黏膜下脓肿三个典型阶段。

（1）急性浆液性根尖周炎　是根尖周炎发生的初期，临床过程往往较为短暂，此时根尖部牙骨质和周围的牙槽骨一般无明显变化。如果细菌毒力强，机体抵抗力差，局部引流不畅，可以很快发展为化脓性炎症。如果细菌毒力弱，机体抵抗力较强，炎症渗出可以良好引流，则可转变为慢性根尖周炎。

　　患牙主要表现为咬合痛。患者自觉牙齿有浮出感或伸长感，由于咬合痛的存在，患者一般不敢进食咀嚼，而且可以明确指出疼痛的牙位。检查患牙可见龋损、充填体或牙体硬组织疾病，有时可查到深牙周袋。由于牙髓坏死牙冠常变色，牙髓活力测试无反应，叩痛（+～++），患牙根尖部扪诊可表现为不适感或疼痛。患牙可有Ⅰ度松动。X线检查根尖周组织无明显异常。

（2）急性化脓性根尖周炎　依据脓液相对聚集区域的不同，将急性化脓性根尖周炎进行三个阶段的划分。

　　1）根尖周脓肿：患牙出现自发性、剧烈持续的跳痛，伸长浮出感明显，患者不敢咬合。检查患牙根尖部潮红，肿胀不明显。叩痛（++～+++），松动Ⅱ～Ⅲ度。相应区域淋巴结如下颌下淋巴结或颏下淋巴结可有肿大和压痛。

　　2）骨膜下脓肿：患牙持续性、搏动性跳痛更加剧烈。由于此时脓液积聚在骨膜下，而骨膜坚韧、致密无法释放压力，导致患者此时疼痛程度剧烈。患牙浮起感更加明显，稍有咬合接触便可引起剧烈疼痛，患者常表述有身体乏力等全身症状，且因剧烈疼痛无法进食和入睡。检查患者为痛苦面容，体温升高至约38℃。患牙根尖部牙龈红肿，前庭沟变平，压痛明显，触诊深部有波动感。叩痛（+++），松动Ⅲ度。

此期病例较为严重的可形成颌面部间隙感染，出现颌面部软组织肿胀、压痛，患者颌面部不对称。

3）黏膜下脓肿：患牙自发性胀痛及咬合痛明显减轻，这主要是由于此时脓液到达黏膜下，而黏膜下组织疏松，压力可以有效缓解。患者的全身症状也明显缓解。检查患牙根尖区黏膜肿胀局限，呈半球形隆起。扪诊可触及明显波动感，由于此时脓肿位置表浅，容易发生破溃。叩痛（+～++），松动Ⅰ度。

2. 慢性根尖周炎　是根尖周围组织出现的慢性炎症反应，主要表现为炎症性肉芽组织的形成和牙槽骨的破坏。当机体抵抗力降低或病原体毒力增强时慢性根尖周炎有可能转化为急性炎症。根据组织病理的不同一般可将慢性根尖周炎分为根尖周肉芽肿、慢性根尖周脓肿、根尖周囊肿和根尖周致密性骨炎四种类型。

患者的自觉症状一般不明显，有些患牙可有咀嚼不适感，也有部分患者的主诉是牙龈有脓包而就诊。检查患牙可查见深龋洞、充填体或牙体硬组织疾病。由于病程长、牙髓坏死，牙冠发生颜色改变，探诊无反应，牙髓活力测验无反应。叩诊患牙一般无明显异常或仅有不适感，患牙一般无松动表现。患牙附近牙龈有的可查及脓包，而对于有窦型慢性根尖周炎，可在患牙根尖部附近探查到窦道口。根尖周囊肿较大时，患牙根尖部牙龈可呈半球形隆起，扪诊有乒乓球样感。

不同类型的慢性根尖周炎一般可借助X线辅助检查进行区分。根尖周肉芽肿根尖部呈圆形投射影，范围局限，直径一般小于1cm，边界清晰，周围骨质正常或稍显致密；根尖周脓肿根尖区透射影边界不清，形状不规则，周围骨质疏松呈云雾状；根尖周囊肿较小的和根尖周肉芽肿区分困难，较大的根尖周囊肿根尖区可见较大的圆形透射区，边界清晰，并有一圈致密的阻射白线；根尖周致密性骨炎根尖部骨质没有透射区，呈局限性的致密阻射影像。

（二）治疗

1. 急性根尖周炎　由于症状明显，应先采取应急处理措施，缓解患者的疼痛。根据不同的病情可以采取不同的处理措施，常用的应急处理措施如下。

（1）开髓引流　局麻下开髓，疏通根管至根尖孔，使根尖周渗出物通过根管引流，减轻根尖部压力，缓解疼痛。

（2）切开排脓　如果已经形成骨膜下或黏膜下脓肿，应在局麻下及时切开脓肿进行引流。

（3）去除刺激　外伤或化学药物刺激引起的根尖周炎，应及时检查并去除刺激物，反复冲洗根管，根管重新封药或封无菌棉捻，避免再次感染。

（4）调整咬合　由外伤导致的急性根尖周炎，应注意适当降低患牙咬合，减轻患牙所受咬合力。

（5）药物止痛　可采用口服或注射给药途径给予抗生素类药物或镇痛药，也可以进行局部封闭减轻疼痛。

急性期炎症控制稳定后应进行完善的根管治疗术以保存患牙。

2. 慢性根尖周炎　完善的根管治疗术是彻底治疗慢性根尖周炎最常用的方法。对于根尖周病变范围较大的病例，在进行根管治疗术的基础上，还可能需要配合进行根尖外科手术。如果根尖病变范围过大，反复肿胀，治疗效果较差者，可考虑拔除患牙。

第 **25** 章

牙周组织疾病

📋 **案例 25-1**

　　患者，女，30 岁，牙龈刷牙出血 2 年，伴晨起自发出血，偶有下后牙牙龈肿痛。伴口腔异味。个别牙齿松动。否认牙齿自发痛或冷热痛或夜间痛。多年前曾洗牙，否认其他治疗史。口内检查可见口腔卫生较差，牙周存在较多牙石，牙龈色暗红，质地松软，牙周探诊深度普遍 4～6mm，下前牙拥挤且松动Ⅰ度，个别牙有牙龈退缩现象。

　　问题：患者的诊断是什么？诊断依据是什么？如何进行鉴别诊断？

第 1 节　菌斑性龈炎

　　菌斑性龈炎（plaque-induced gingivitis）是一种发生在牙龈组织内的慢性炎症性病变，不侵犯深层的其他牙周组织。它常由堆积在牙颈部及牙龈沟内的牙菌斑中的微生物感染所致，因此又称慢性龈炎、边缘性龈炎，是牙龈病中最常见的类型。菌斑性龈炎的人群发生率很高，在我国成人发生率可达 70% 以上。该病的诊断和治疗相对简单，且预后常常较好。

（一）病因

　　主要因素为堆积在牙龈缘附近的牙菌斑内的微生物。由于患者口腔卫生常常较差，龈缘附近会有较多的菌斑及软垢形成，菌斑内的微生物数量较牙周健康状态下明显增多，而且菌斑内微生物的组成也发生变化，革兰氏阳性球（杆）菌减少，革兰氏阴性厌氧菌明显增多，牙龈卟啉单胞菌、中间普氏菌、梭形杆菌和螺旋体比例增高。菌斑内的微生物及其产物长期刺激牙龈，导致牙龈组织内的炎症反应及机体的免疫应答反应。因此，牙菌斑是菌斑性龈炎的始动因子。另外，还有一些局部或全身系统促进因素会起到加重疾病发展的作用。局部促进因素包括牙石、不良修复体或充填体、食物嵌塞、牙列拥挤、口呼吸等。全身系统促进因素包括吸烟、高血糖、性激素水平（青春期、月经期、妊娠期）、药物、血液疾病等。

（二）临床表现

　　牙龈出血是最常见也是最容易被患者发现的主要症状。此外可能伴有牙龈肿胀不适、口臭、牙龈痒等症状。口内检查可见牙龈颜色暗红或鲜红，质地松软水肿，牙龈形态也失去了健康状态下的扇贝状外观，尤以边缘龈及龈乳头最为明显，表现为龈缘或龈乳头圆钝（图 25-1）。部分患者炎症明显时，也可出现局部牙龈增生、糜烂。另外一个重要的表现是牙周探诊出血阳性。探诊出血是牙龈炎症的早期且重要的临床标志。牙龈健康状态下的龈沟探诊深度是 2～3mm，且探诊无出血。菌斑性龈炎状态下探

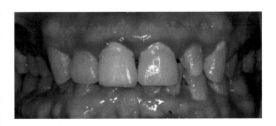

图 25-1　菌斑性龈炎

诊深度可超过3mm，并出现不同程度出血。但龈沟底仍然附着在釉牙骨质界处，无结缔组织附着丧失，X线片显示无牙槽骨吸收。

（三）诊断及鉴别诊断

依据症状及体征不难诊断，但要注意通过探诊判断附着水平及通过X线判断有无牙槽骨吸收，从而与早期牙周炎鉴别开来。有部分血液病如白血病、血小板减少性紫癜也易引起牙龈出血，但出血量较多，且不易止住，通过详细询问病史、完善血液学检查可鉴别诊断。另一个需要注意鉴别诊断的是牙龈病，牙龈病是坏死性溃疡性龈炎，其牙龈炎症表现可类似菌斑性龈炎，但患者主诉常为牙龈疼痛，口内仔细检查牙龈可见龈乳头或龈缘小面积坏死区，可有口臭或假膜形成，且伴自发性出血。

（四）治疗与预防

1. 治疗　尽量做到早期发现，早期去除病因，早期治疗。治疗核心首先是去除病因。一方面通过龈上洁治术，彻底清除现有的菌斑、牙石、色素。龈上洁治术通过手工或超声波洁治器，去除龈上牙石及龈沟内与之相连的浅的龈下牙石、菌斑和色素，并抛光牙面以减少菌斑的再附着。另一方面是修正所有会促进菌斑残留、牙石形成的刺激因素，包括不良修复体或充填体的拆除及重新修复，牙列拥挤的矫正，口呼吸等不良习惯的纠正。另外，也可辅助应用一些含有抑菌成分的漱口液，常用的有氯己定溶液（洗必泰溶液），一般有效浓度在0.12%～0.2%，每天2次，每次含漱1～2分钟，可起到辅助抑制菌斑形成从而改善口腔卫生的作用。

2. 预防　对患者进行有效的口腔卫生宣教，维持良好的口腔卫生情况，以避免菌斑再次堆积导致菌斑性龈炎复发或加重。口腔卫生宣教应当贯穿治疗始终，其主旨为教会患者进行良好的自我菌斑控制。宣教内容包括教导正确的刷牙方法，牙线、冲牙器等工具的使用方法。由于菌斑性龈炎易复发，告知患者定期（6～12个月）进行牙周复查及治疗是很重要的。

第2节　牙　周　炎

牙周炎（periodontitis）为发生在牙周组织的慢性感染性疾病，长期存在的牙龈炎症向深部牙周组织发展并导致牙周组织的炎症及破坏，由此形成牙周炎。以往曾将牙周炎分为慢性牙周炎和侵袭性牙周炎，2018年欧洲牙周病联合会及美国牙周病学会通过了新的牙周病分类共识，不再区分上述二者的概念，统称为牙周炎，并将牙周炎进一步定义为一种微生物相关的、宿主介导的并导致牙周附着丧失的炎症。牙周炎在我国人群中的发病率较高，是导致成年人失牙的首要原因。

（一）病因

类似于牙龈炎，牙菌斑同样是牙周炎的始动因子。牙菌斑长期刺激牙龈导致牙龈炎，牙龈长期炎症状态下，牙周局部微生态改变又会加速有害菌的定殖增生，导致病变进一步龈下延伸扩展，造成更深更大范围的牙周组织破坏，从而从牙龈炎发展成为牙周炎。目前，伴放线聚集杆菌、牙龈卟啉单胞菌、福塞坦菌被认为是证据充分的与牙周病密切相关的致病菌，另外还有具核梭杆菌、中间普氏菌、直肠弯曲菌、缠结优杆菌、变黑普氏菌、中间链球菌、齿垢密螺旋体等被认为是具有中等证据的牙周致病菌。类似牙龈炎，牙周炎也有许多局部刺激因素如牙石、不良充填体/修复体、牙体解剖异常、食物嵌塞、咬合创伤、口呼吸等。另外，牙周炎还与许多系统性因素有关，如个体的免疫炎症调节网络、全身健康情况、吸烟、精神压力、遗传因素等。

（二）临床表现

1. 症状　患者可能出现牙龈出血、牙龈肿痛或肿包、牙松动、口臭等症状，其病程可为活动期和静止期交替存在的形式存在。

2. 体征

（1）牙龈色、形、质的炎症性改变，具体可表现为色鲜红或暗红，质地松软，龈缘及龈乳头圆钝或不同程度增生（图25-2）。牙周袋形成，牙周探诊深度普遍超过3mm，且有附着丧失（即在袋内可探及釉牙骨质界）。牙周炎晚期可出现牙松动或牙齿移位、牙缝变大等。

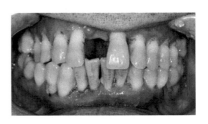

图25-2 牙周炎

（2）探诊出血阳性或探诊溢脓，探诊出血是牙龈炎症的一大敏感指标。临床上常在记录探诊深度后一并同时记录各牙的出血指数，以便于加强对牙周病情的掌控与长期监测。

（3）X线检查可见牙槽骨不同程度地吸收，牙槽骨吸收可以有不同程度不同形式，根据牙槽骨嵴顶与牙周袋底的关系，分为水平形骨吸收（图25-3）和垂直形骨吸收（图25-4）。X线检查是确定牙槽骨吸收情况的常用手段，根尖片是最常用的形式。但根尖片只能观察牙齿邻面的牙槽骨情况，无法良好观察到颊舌面。临床上可拍摄牙科锥形束CT（CBCT）来辅助判断牙齿三维方向上的牙槽骨吸收情况。

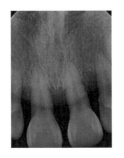

图25-3 水平形骨吸收

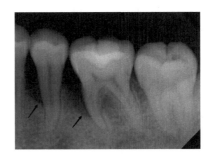

图25-4 垂直形骨吸收（角形骨吸收）

3. 伴发病变和症状 牙周炎还会有许多伴发病变和症状，包括根分叉病变、牙周脓肿、牙龈退缩、根面敏感及根面龋、口臭、继发性咬合创伤、牙周牙髓联合病变等。

（三）诊断

根据患者的症状、体征及各项检查，诊断牙周炎并不困难。依据2018牙周疾病新分类标准的要求，结合整体的病情严重程度及疾病发展速度，可作出疾病分期和分级的判断，以利于对疾病做出更直观明了的展示及牙周病的长期监测维护。

（四）治疗

1. 局部刺激因素的去除 例如，不良充填体的修补或更换，食物嵌塞的解除，龋齿的充填，纠正不良习惯如口呼吸等。

2. 清除菌斑牙石及病变的牙周组织 常通过洁治、刮治及根面平整术等方法进行。洁治是指清除龈上牙石，刮治是指清除龈下牙石。根面平整术是指在刮治的基础上，进一步刮除根面上病变的牙骨质并使根面平整光滑、符合生物学要求，以利于牙周组织重新附着于根面。三者在牙周治疗中密不可分，是机械法清除菌斑牙石的核心内容，也是最有效、最基础的方法。洁治和刮治均可通过手工器械或超声器械完成。超声器械利用工作头尖端的高频振动将牙石击碎并从牙面震落，具有省力、高效的特点。除了超声器械，还可利用喷砂去除牙齿表面的色素和菌斑，适合于牙面色素沉积较多（如常饮茶、咖啡或抽烟）的患者。另有龈下喷砂系统可用于牙周维护期根面菌斑的清理。

3. 拔除炎症过重无法保留的患牙 对于重度骨吸收、松动度过大、炎症范围大且无法控制/维护、难以行使功能，或全身及环境不良因素难以控制的患牙，应尽早拔除，并纳入远期修复考量、综合设计，以实现建立长久健康和功能良好的牙列。

4. 调𬌗及松牙固定 咬合创伤与牙周炎的发展密切相关，而牙周炎导致的牙松动、移位等有可能进一步加重咬合创伤。若发现进展性的牙齿动度增加、牙周膜间隙增宽、牙槽骨高度降低，或患者持续性咬合不适、牙齿松动移位，需及时进行干预，内容包括局部调𬌗或行整体松牙固定及咬合调整。当然上述操作一定要在菌斑控制良好、牙周炎症状态得到控制的情况下进行。

5. 辅助性的药物治疗 包括局部用药与全身用药。局部用药，药物可在牙周局部聚集，药物浓度高，全身副作用小，但对于牙周组织内部深处及口腔其余部位的感染无法有效抗击。临床常用的局部药物包括0.12%～0.2%氯己定含漱液、0.1%西吡氯铵含漱液、局部冲洗或含漱用的3%过氧化氢溶液，以及一些可放置于牙周袋内的缓释/控释抗菌药物，如2%米诺环素软膏。全身用药可杀灭侵入牙周组织内部深处的微生物，并可清除口腔内其余部位的病原菌，但随血液到达牙周局部的药物浓度较低，而且可能出现全身药物不良反应。临床常用的全身用药包括阿莫西林，头孢菌素类抗生素，硝基咪唑类药物如甲硝唑、替硝唑，大环内酯类药物如罗红霉素、阿奇霉素等。

6. 全身治疗 牙周炎与全身健康相关，牙周炎已被证明是糖尿病、动脉粥样硬化、呼吸道感染、胃炎、类风湿关节炎等疾病的危险因子。全身疾病的控制情况（如血糖、血压是否控制平稳）以及用药情况（是否全身应用抗凝药、降压药、免疫抑制剂、双膦酸盐等）也会影响牙周治疗的操作和疗效。因此，在牙周治疗同时应进一步了解患者的全身情况、用药情况，酌情与内科医师协商，以制订安全有效的治疗方案。

7. 牙周手术治疗 经过非手术治疗后，牙周软硬组织发生改建，一般在6～8周后对病情进行评估，酌情进入牙周手术治疗阶段。牙周手术常见的有为了进一步控制炎症及改善牙槽骨形态的牙龈切除术、牙周翻瓣术、牙周骨成形术、牙周植骨术与引导性组织再生术，配合修复治疗的牙冠延长术，为了改善软组织形态的膜龈手术等。

8. 口腔卫生指导 教导正确的刷牙方法，牙线、牙间隙刷、冲牙器等工具的使用方法。牙间隙刷又叫牙缝刷，适用于有邻面龈乳头退缩或者牙缝增大的情况。尤其当牙根面有凹陷时，根面凹陷区会成为牙线清洁的盲区，此时可选用适宜直径的牙间隙刷以获得更彻底的清洁。

口腔黏膜病是指发生在口腔黏膜与软组织上的类型各异、种类众多的疾病的总称。口腔黏膜病少数由局部因素引起，多数与全身状况密切相关，是某些全身疾病的先兆或系统疾病的口腔表征。临床表现多样，主要为口腔黏膜的色泽、外形、完整性等发生改变。

第 1 节　口腔黏膜感染性疾病

口腔黏膜感染性疾病是因病毒、真菌、细菌、螺旋体等病原体引起的口腔黏膜损害。

一、单纯疱疹

案例 26-1

　　患者，女，4 岁。突发双颊成簇针尖大小的透明水疱 2 天，继发破溃 1 天，影响进食。4 天前曾有发热、头痛史。

　　问题：1. 初步诊断是什么？

　　　　　2. 致病因素可能是什么？

　　单纯疱疹（herpes simplex）是由单纯疱疹病毒所致的口腔黏膜、咽喉、口周皮肤等处的感染性疾病，又称疱疹性口炎。病毒主要通过飞沫或直接接触传播。临床上以出现簇集性小水疱为特点，有自限性，易复发。

（一）临床表现

1. 原发性　好发于 6 岁以下儿童，6 个月至 2 岁婴幼儿更多见，成人也有发作。发病前常有单纯疱疹患者接触史。早期出现发热、头痛、疲乏、肌肉酸痛、颌下及颈部淋巴结肿痛等症状，患儿流涎、拒食、烦躁不安。1～3 天后，口腔黏膜广泛充血水肿，尤以牙龈明显，口腔黏膜上出现成簇小水疱，水疱易破溃，形成不规则糜烂面或溃疡，唇和口周皮肤也可出现类似病损（图 26-1）。病程持续 7～10 天，多数患者预后良好，极少数病例可出现播散感染。

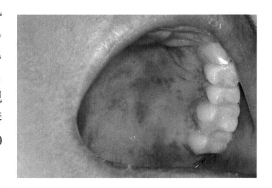

图 26-1　原发性疱疹性口炎

2. 复发性　成人多见，机体抵抗力下降、疲劳、月经、情绪紧张等情况时易发病。患者全身反应轻，口腔病损局限，复发位置相对固定，多表现为唇及唇周皮肤的成簇性小水疱或结痂（图 26-2）。若继发感染可出现小脓疱，延缓愈合过程，愈后不留瘢痕。

（二）诊断

　　多数病例根据急性发作、口腔黏膜及口周皮肤成簇的小水疱等临床表现可作出诊断，但应注意与

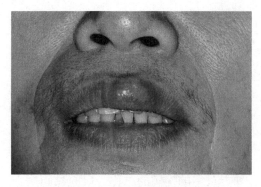

图26-2 复发性疱疹性口炎

疱疹样复发性阿弗他溃疡、带状疱疹、手足口病、多形红斑等疾病相鉴别。

（三）治疗

治疗原则为抗病毒治疗、支持治疗、局部对症和预防继发感染。成人患者在发病早期（发病3～4天内）可应用核苷类抗病毒药物，包括阿昔洛韦、伐昔洛韦、泛昔洛韦等，儿童可选用清热解毒类中药制剂。病情严重者应卧床休息，维持体液平衡，补充维生素B和维生素C。口腔局部使用抗炎镇痛、促进愈合的药物，如复方氯己定溶液、聚维酮碘（碘伏）溶液等含漱，利多卡因、苯佐卡因等镇痛，锡类散、外用溃疡散等涂擦。复发性唇疱疹应在早期局部应用3%阿昔洛韦软膏、1%喷昔洛韦乳膏等，继发感染时可使用0.1%依沙吖啶溶液、0.1%～0.2%氯己定溶液等湿敷，也可应用激光进行局部治疗。

二、带状疱疹

带状疱疹（herpes zoster）是由水痘-带状疱疹病毒所致的皮肤黏膜感染性疾病，病毒有高度传染性，老年人和免疫功能低下者多发。临床上以沿单侧周围神经分布的簇集性水疱为特点，疼痛明显，一般愈后不复发。

（一）临床表现

水痘-带状疱疹病毒侵犯面部三叉神经时，病损分布于眼支、上颌支或下颌支所支配的面部皮肤及相应黏膜，呈特征性单侧、带状分布，不越过中线。患者可有头痛、发热、乏力等前驱症状。患侧皮肤先出现烧灼感、刺痛、电击样疼痛，也可伴牙痛，后陆续出现皮肤红斑、水疱、结痂，脱痂后遗留色素沉着，多数病损2～4周愈合，老年人病程可延长至8周。口腔黏膜水疱密集成簇，易破溃形成较大面积糜烂面。常伴有明显神经痛，多在皮肤黏膜病损消退后1个月内消失，部分患者的后遗神经痛可持续数月或更长时间。

（二）诊断

根据特征性的单侧皮肤黏膜疱疹呈带状分布、剧烈疼痛，较易作出诊断，但应注意与单纯疱疹、手足口病、多形红斑等疾病相鉴别，病程初期无疱疹出现时，应注意与急性牙髓炎、急性根尖周炎鉴别诊断。

（三）治疗

治疗原则同单纯疱疹。应在发病早期应用核苷类抗病毒药物和糖皮质激素（可抑制炎症、减轻疼痛、促进愈合），同时配合营养神经、镇痛、免疫调节、局部对症等药物。

三、手足口病

手足口病（hand-foot-mouth disease，HFMD）是一种儿童易感的皮肤黏膜感染性疾病。病原体为多种肠道病毒，最常见的是柯萨奇病毒A16型和肠道病毒71型，传染性强，易在托幼单位形成小流行，夏秋季最易发病。

（一）临床表现

5岁以下儿童多发，多数无前驱症状而突然发病。口腔黏膜出现红斑及水疱，水疱易破溃形成糜烂面或溃疡。手掌、足底、臀部等部位的皮肤出现红斑、丘疹及水疱，周围有红晕。大多数患儿属于普通型，病程5～7天，预后良好。少数病例病情发展迅速，全身症状重，可发生脑膜炎、脑炎、脑脊髓炎、肺水肿、循环障碍等。

（二）诊断

根据流行季节儿童突然出现手、足、口部位的红斑和疱疹，多可作出临床诊断，必要时结合病原学或血清学检查确诊。应注意与水痘、单纯疱疹、疱疹性咽峡炎等疾病相鉴别。

（三）治疗

普通型有自限性，一般不需特殊治疗，但应注意隔离，适当休息，可给予局部对症和中药制剂（如板蓝根）治疗，并叮嘱家属密切观察病情变化，若出现持续发热、精神不佳、呕吐等症状应及时随诊。重型病例需及时住院治疗。

四、口腔念珠菌病

口腔念珠菌病（oral candidosis，oral candidiasis）是由念珠菌属引起的口腔黏膜急性、亚急性及慢性真菌疾病，是一种临床常见的机会性感染，"幼、老、病"人群好发。

（一）病因

迄今为止已发现200多种念珠菌，临床致病相关的主要有白（色）念珠菌、热带念珠菌、光滑念珠菌、克柔念珠菌等。

（二）临床表现

临床表现多样，根据临床特点主要分为假膜型、红斑型、增殖型三大类。临床症状主要有口干、发黏、口腔黏膜烧灼感、疼痛、味觉减退等。假膜型可发生于任何年龄，新生儿多见，又称鹅口疮或雪口病。口腔黏膜任何部位可见白色凝乳状斑膜，不易剥离，用力擦掉后可暴露充血发红的基底。红斑型多见于长期使用抗生素、糖皮质激素后及HIV感染者，表现为舌背乳头萎缩、口腔黏膜发红、口角湿白潮红，佩戴活动义齿的患者义齿承托区黏膜可出现充血，严重者伴颗粒或乳头样增生（图26-3）。增殖型多见于颊黏膜、舌背及腭部，表现为白色不规则增厚斑块及结节状增生（图26-4）。

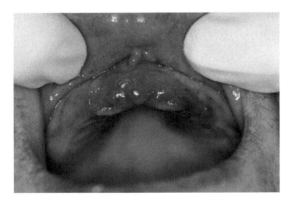
图26-3　慢性红斑型念珠菌病

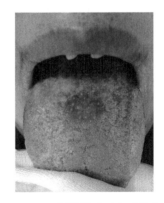
图26-4　慢性增殖型念珠菌病

（三）诊断

根据病史、各型的临床表现并结合实验室检查（病损区涂片镜检查见念珠菌孢子和假菌丝、唾液念珠菌培养阳性等）可明确诊断，增殖型口腔念珠菌病需组织病理学确诊。应注意与单纯疱疹、梅毒、口腔白斑、口腔扁平苔藓等疾病相鉴别。

（四）治疗

治疗原则为抗真菌治疗、去除诱发因素、积极治疗基础病，必要时辅以支持治疗和调节机体免疫功能等。病情较轻者可局部应用抗真菌药物，如制霉菌素悬液（10万U/ml）含漱或制霉菌素片（50万U）含化，辅助使用2%～4%碳酸氢钠溶液、0.2%氯己定溶液等含漱。病情较重或局部治疗效果不佳的患者可根据念珠菌菌种针对性应用氟康唑、伊曲康唑、伏立康唑等。抗真菌药物应使用至患者临床表现消失后1～2周。增殖型口腔念珠菌病伴上皮异常增生者，应定期严格复查，必要时手术治疗。

第2节 复发性阿弗他溃疡

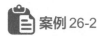 **案例 26-2**

患者，男，32岁。8年前开始反复出现口腔溃疡。2个月左右发作一次，每次起1～2块溃疡，7天左右可愈合。皮肤、眼及外阴部无异常。

问题：1. 初步诊断是什么？

2. 本病的临床分型包括哪些？

复发性阿弗他溃疡（recurrent aphthous ulcer，RAU）专指一类原因不明、具有周期性、复发性、自限性特征的局限性口腔黏膜溃疡性损害，该病是最常见的口腔黏膜疾病。

（一）病因

病因尚不明确，可能与下列因素有关。

1. 遗传因素 RAU的发病常见家族遗传倾向，40%～50%的患者有家族史，某些人类白细胞抗原（HLA）的表达可能与发病相关。

2. 免疫因素 细胞免疫异常在RAU的发病中具有重要作用，患者可存在细胞免疫功能下降和T淋巴细胞亚群失衡。

3. 感染因素 口腔链球菌、幽门螺杆菌、腺病毒、巨细胞病毒、单纯疱疹病毒、人乳头状瘤病毒等可能与RAU的发病相关，但尚无明确结论。

4. 消化系统因素 RAU与胃溃疡、十二指肠溃疡、溃疡性肠炎、局限性结肠炎、肝胆疾病及寄生虫相关的消化道疾病或功能紊乱密切相关，约30%的患者有消化系统疾病。

5. 其他因素

（1）社会心理因素 精神紧张、过度疲劳、外界压力等因素对RAU的发病有一定影响。

（2）营养缺乏 机体缺乏锌、铁等微量元素或维生素B族等与RAU发病可能有关。

（3）内分泌因素 有些女性患者月经期前易发生RAU，可能与雌激素水平下降有关。

（4）微循环障碍 RAU患者存在微血管减少、闭塞、血流速度缓慢等微循环异常。

（二）临床表现

临床典型表现为反复发作的圆形或椭圆形溃疡，具有"黄、红、凹、痛"的特征，即溃疡表面覆盖黄白色假膜、周围有红晕带、中央凹陷、疼痛明显。根据临床特征，RAU可分为轻型、重型和疱疹样三型。

1. 轻型RAU 最常见，约80%的RAU患者为本型。除牙龈、硬腭黏膜较少发病外，其他口腔黏膜均可累及。初期局部黏膜充血发红，有烧灼感，后形成浅表溃疡，直径小于10mm，数目不多于10个，疼痛明显（图26-5）。溃疡持续10～14天，愈合后不留瘢痕。

2. 重型RAU 又称腺周口疮，本型约占RAU患者的10%。好发于口角区和口咽部黏膜，溃疡大而深，似弹坑，直径多大于10mm（图26-6）。愈合时间长，可达1～2个月或更长，愈合后可留瘢痕或造成组织缺损。

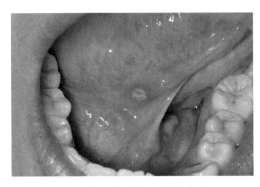

图26-5　轻型复发性阿弗他溃疡

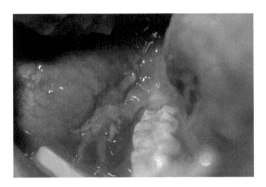

图26-6　重型复发性阿弗他溃疡

3. 疱疹样RAU　溃疡较小，直径不超过5mm，但数目多，可达十几个甚至几十个，散在分布似"满天星"，也可融合成片（图26-7）。患者可出现头痛、低热、局部淋巴结肿痛等症状。

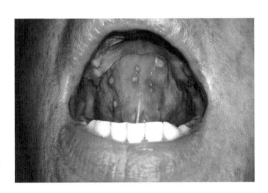

图26-7　疱疹样复发性阿弗他溃疡

（三）诊断

根据"黄、红、凹、痛"的临床体征和复发性、自限性的病史即可作出诊断。需根据临床表现除外贝赫切特综合征（白塞综合征）的可能。重型RAU应注意与创伤性溃疡、癌性溃疡、结核性溃疡等鉴别诊断，必要时尽早行活检明确诊断。疱疹样RAU应与原发性单纯疱疹相鉴别。

（四）治疗

目前RAU尚无根治的特效方法，以对症治疗为主，减轻疼痛、促进溃疡愈合、控制复发是主要的治疗目的。

1. 局部治疗　采用具有抗炎防腐、镇痛、促进愈合作用的药物。

2. 抗炎防腐　如使用康复新液、复方氯己定溶液、聚维酮碘溶液、0.1%依沙吖啶溶液等含漱，西地碘片、地喹氯铵含片等含服，锡类散、外用溃疡散、养阴生肌散、西瓜霜、曲安奈德口腔软膏、地塞米松软膏（或含漱液、贴片）等涂布或覆盖。

3. 镇痛　如利多卡因凝胶或喷剂、苯佐卡因凝胶、奥布卡因凝胶等。

4. 促进愈合　如重组人表皮生长因子凝胶或溶液、重组牛碱性成纤维细胞生长因子凝胶或溶液等。

5. 全身治疗　对于症状较重或发作频繁的RAU患者，可在局部治疗的基础上联合全身用药，目的是对因治疗、减少复发、争取缓解。临床常用的药物有糖皮质激素、沙利度胺、转移因子、胸腺素等。

第3节　口腔扁平苔藓

　案例26-3

患者，女，50岁。双颊黏膜粗糙感1个月，有时伴刺激痛。检查：双颊黏膜有网状白色条纹，右颊黏膜轻度充血。

问题：1. 初步诊断是什么？

2. 致病因素可能是什么？

口腔扁平苔藓（oral lichen planus，OLP）是一种常见的口腔黏膜慢性炎症性疾病，患病率仅次于复发性阿弗他溃疡。皮肤和黏膜可单独或同时发病。该病好发于中年，女性多于男性。长期糜烂的口腔扁平苔藓有恶变风险，WHO将其列入口腔潜在恶性疾病的范畴。

（一）病因

OLP的病因和发病机制尚不明确，可能与多种因素有关，如免疫因素（T淋巴细胞介导的免疫反应）、精神因素、感染因素、内分泌因素、遗传因素、系统性疾病、微量元素缺乏等。

（二）临床表现

1. 口腔黏膜表现　　OLP可发生于口腔黏膜任何部位，病损多左右对称，表现为针尖大小的灰白色丘疹，连成细的角化条纹，称威克姆（Wickham）纹。白色条纹相互交织可组成网状、树枝状、环状、斑块状等多种形态。除白色条纹外，病损区黏膜还可出现充血、糜烂、萎缩和水疱等损害，多种损害相互交错，随着病情变化相互转变。OLP病损消退后可在口腔黏膜遗留棕褐色或暗紫色色素沉着。仅有白纹的患者可无自觉症状，也可有黏膜粗糙、木涩、烧灼感，偶有虫爬、痒感。进食辛辣刺激、热、酸、过咸食物时，患者可有口腔黏膜灼痛，若病损区有充血、糜烂，则疼痛明显。

2. 口腔黏膜外表现　　除口腔黏膜外，扁平苔藓也可发生于皮肤、指（趾）甲、生殖器黏膜、头皮等部位。约15%的OLP患者可出现皮肤损害。典型的皮损为紫红色多角形扁平丘疹，边界清楚，上覆细薄鳞屑，表面具有蜡样光泽，可见灰白色细纹，即Wickham纹。丘疹散在分布或融合成斑片，多对称分布于前臂、手腕、下肢、颈部等处皮肤。患者有明显瘙痒感。指（趾）甲受累时可出现甲床变薄、甲板纵沟甚至纵裂，严重者甲体脱落。

（三）诊断

一般根据病史及典型的口腔黏膜表现即可作出临床诊断，典型的皮肤或指（趾）甲损害可作为诊断依据之一。对于不典型病损需进行组织病理学检查以确诊，必要时辅助免疫病理学检查，这有助于OLP与其他白色病损鉴别，同时排除上皮异常增生或恶性病变。

（四）治疗

目前OLP病因不清，尚无特效治疗方法。临床上需根据患者的病损严重程度、症状、临床类型选择治疗措施。所有患者均应去除局部刺激因素，包括去除牙石菌斑、修整不良修复体、去除残根残冠、调整咬合等。还需调节情绪、睡眠，治疗相关系统性疾病等。无症状的仅有白色条纹病损的患者可不予治疗，但需定期临床随访，观察病情变化。有症状的伴充血、糜烂病损的患者需给予局部和（或）全身治疗，糖皮质激素、羟氯喹是临床常用药物。

第4节　口腔白斑病

口腔白斑病（oral leukoplakia，OLK）是发生于口腔黏膜上以白色病损为主的损害，不能被擦去，也不能以临床和组织病理学的方法诊断为其他可定义的损害，属于口腔潜在恶性疾病，不包括吸烟、局部摩擦等局部刺激因素去除后可以消退的单纯性过角化症。

（一）病因

OLK的病因和发病机制尚不明确，可能与局部因素的长期刺激及某些全身因素有关。局部因素包括吸烟、饮酒、过烫或酸辣刺激饮食、咀嚼槟榔、残根残冠、不良修复体、咬合不佳、念珠菌感染、人乳头状瘤病毒感染等。全身因素有微量元素缺乏、微循环改变、遗传易感性、脂溶性维生素（如维生素A和维生素E）缺乏等。

（二）临床表现

OLK好发于中老年男性，可发生于口腔黏膜任何部位，以颊黏膜、舌、唇多见，也可发生于牙龈、腭部和口底。患者可无症状或自觉局部粗糙不适，病损有糜烂、溃疡时可出现刺激疼痛感。OLK病损临床表现多样，根据临床特征可分为均质型和非均质型，非均质型包括疣状型、颗粒型和溃疡型。

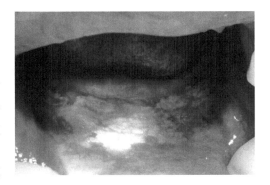

图26-8 口腔白斑病（皱纹纸状）

1. 均质型 白色或灰白色斑块界限清晰，微高出黏膜面，表面略粗糙，可呈皱纹纸状（图26-8）。患者多无症状，或有粗糙不适感。

2. 疣状型 白色斑块表面粗糙呈刺状或绒毛状突起，明显高出黏膜面，质较硬，有粗糙感。增殖性疣状白斑是其中的一个亚型，呈多灶性，易复发，持续进展，恶变风险高。

3. 颗粒型 发红的口腔黏膜上有细小颗粒样白色角化病损，高出黏膜面，表面不平似绒毛样，常发生于颊黏膜口角区，多数可查到念珠菌感染。患者可有刺激痛。

4. 溃疡型 白色斑块病损上有糜烂或溃疡形成。患者常有疼痛感。

（三）诊断

OLK需结合临床表现和组织病理学表现才可以确诊。需要注意与白色角化症、口腔扁平苔藓、口腔黏膜下纤维性变、梅毒黏膜斑相鉴别。

（四）治疗

OLK尚无根治方法，治疗目标是缓解症状、监测和预防癌变。主要治疗方法包括卫生宣教、去除刺激因素、药物治疗、手术治疗、物理治疗、中医中药治疗和定期随访。

第27章
口腔颌面部感染

第1节　口腔颌面部感染概述

口腔颌面外科感染性疾病是发生于口腔颌面部软、硬组织的原发性或继发性的微生物感染，前者为疖、痈、骨髓炎、淋巴结炎和筋膜间隙感染等，而后者常是由创伤和手术创口所致的继发感染。感染性疾病是口腔颌面外科领域中的常见病，由于卫生知识的普及、医疗条件的改善、治疗措施的改进和抗生素的普及，其发病率明显下降，且即使发病，大多数患者也可在早期得到控制，但是，抗生素的广泛使用甚至滥用，导致耐药菌株不断出现，给临床治疗带来一定困难，甚至危及患者生命。再者，近年来，结核、梅毒和艾滋病等特异性感染也有增多的趋势。

口腔颌面部由于其特有的解剖生理特点，当感染发生时，与机体的其他部位相比不仅具有感染的共性：红、肿、热、痛和功能障碍，还具有其特殊性。口腔颌面部感染的特点如下。

1. 解剖位置表浅，易于发生感染　口腔是消化道和呼吸道的开端，且颌面部存在许多窦腔等特殊的解剖结构，具有病原微生物滋生繁殖所需的适宜温度和湿度。因此，当口腔颌面部的皮肤黏膜损伤开放后，极易遭受细菌等致病微生物的入侵而发生感染。

2. 组织结构松散复杂，感染容易扩散

（1）牙源性感染，如龋病、牙髓炎、根尖周炎、牙周病及颜面部的疖痈等，均可扩散至颌骨及颌面部的蜂窝结缔组织。

（2）颜面部和颌骨的周围存在诸多的含疏松结缔组织的潜在性间隙，相互通连，易于感染的扩散，并形成蜂窝织炎或间隙感染。

（3）面颈部有丰富的淋巴结，口腔、颜面及上呼吸道感染，可顺相应淋巴引流途径扩散，发生区域性的淋巴结炎。特别是儿童淋巴结发育尚未完善，常易被细菌侵袭，发生淋巴结炎或突破形成结外蜂窝织炎。

3. 血供丰富，抗感染和修复能力强　颌面部的血液循环丰富，具有较强的抗感染能力和修复能力。但鼻底至两侧口角区的静脉常缺少瓣膜，当肌肉收缩或挤压时，造成静脉血液反流，感染易于逆行性扩散至颅内，引起严重的并发症。

口腔颌面部感染以化脓性感染多见，常见致病菌为金黄色葡萄球菌和溶血性链球菌。在口腔颌面部的化脓性感染中，还常常从脓液中分离培养出厌氧菌，以类杆菌属、梭杆菌属及消化链球菌属为主。口腔颌面部炎症多较表浅，可根据病史、临床症状，结合实验室检查进行诊断。必要时进行脓液涂片或脓液、血液的细菌培养及药敏试验、X线检查，明确感染细菌种类和性质，确定感染的破坏范围及发展阶段。

口腔颌面部炎症的治疗要既注意局部治疗又兼顾全身情况。一方面要消除致病菌和病灶及发病的条件，控制致病菌的生长和扩散；另一方面要加强营养和支持，增强机体抵抗疾病的能力。

第2节 智齿冠周炎

📋**案例**27-1

　　患者，男，22岁，因右侧后牙隐痛不适4天，右侧面部肿胀2天求诊。检查：右侧下颌角处肿胀明显，局部压痛，皮温升高，波动感不显，口内右下颌第三磨牙初萌牙尖，牙冠大部分被牙龈覆盖，龈瓣充血水肿，龈瓣下有脓液溢出。

　　问题：1. 该患者应诊断为何种疾病？

　　　　　2. 首先应该如何治疗？

（一）病因

　　随着食物的精细化程度越来越高，人类种系的咀嚼器官发生退化，造成牙列与颌骨不协调，即牙量大于骨量。智齿是牙列中最后萌出的牙，因萌出位置不足，可导致程度不同的阻生。智齿在萌出过程中，在牙冠上方和周围有部分或全部龈瓣覆盖，形成与口腔相通的盲袋，盲袋内易储存食物残渣、唾液、细菌，在适宜的口腔温度和湿度环境中很容易滋生细菌，加之冠部牙龈常因咀嚼食物而损伤，形成溃疡（图27-1）。当全身抵抗力下降、局部细菌毒力增强时，可引起冠周炎的急性发作。

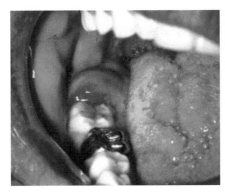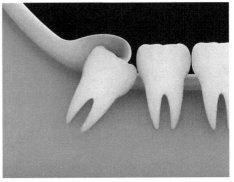

图27-1 智齿冠周炎口内表现及示意图

（二）临床表现

　　1. 症状 智齿冠周炎常以急性炎症形式出现，且有反复消长史。急性智齿冠周炎的初期，一般全身无明显反应。患者自觉患侧磨牙后区胀痛不适，当进食咀嚼、吞咽、开口活动时，疼痛加重。如病情继续发展，局部可呈自发性跳痛或沿耳颞神经分布区出现反射性疼痛。若炎症侵及咀嚼肌时，可引起肌的反射性痉挛而出现不同程度的张口受限，甚至出现"牙关紧闭"，致使患者不能进食、咀嚼和吞咽。由于口腔不洁，患者常有明显的口臭，舌苔变厚，自觉龈袋处有咸味分泌物溢出。全身症状可渐趋明显，如不同程度的畏寒、发热、头痛、全身不适、食欲减退等表现。慢性冠周炎在临床上多无自觉症状，磨牙后区局部触诊可有轻度压痛。

　　2. 口腔检查 口腔局部检查，多数患者可见智齿萌出不全，如遇低位阻生或牙冠被肿胀的龈瓣全部覆盖时，需用探针探查方可在龈瓣下查出阻生牙。

　　急性智齿冠周炎冠周软组织及牙龈红肿明显，龈瓣边缘糜烂，有明显触痛，龈瓣内溢脓，病情严重者，牙龈肿胀可波及翼颌韧带和舌腭弓处的黏膜，有明显的开口困难。第二磨牙可有叩击痛，不能咀嚼食物。当化脓性炎症局限后，可形成冠周脓肿，有时可自行溃破。患侧颌下淋巴结肿胀、压痛。有时，第二磨牙远中颈部可因阻生牙等局部因素致形成龋坏，在检查时应多加注意，以免遗漏。

（三）治疗

智齿冠周炎宜早期诊断并及时治疗。智齿冠周炎的治疗原则：急性期不可行牙齿拔除术，应以抗炎、镇痛、切开引流、防止扩散及增强全身抵抗力的治疗为主；慢性期应根据智齿的生长情况，可行龈瓣切除或阻生齿拔除术，以防止感染复发。

1. 全身治疗　全身抵抗力的下降常可诱发急性冠周炎，故应根据局部炎症及全身反应程度和有无其他并发症，选择抗菌药物及全身支持疗法。

2. 局部治疗　智齿冠周炎的局部冲洗是治疗的重点，每日龈盲袋冲洗涂药，患者可用温热盐水或其他含漱剂每日进食前后含漱，以保持口腔清洁。如已形成冠周脓肿，应及时切开排脓，放置引流条。

3. 病源牙处理　急性炎症消退后，对于下颌智齿牙位不正，无足够萌出位置，相对应的上颌第三磨牙位置不正或已拔除者，为避免冠周炎的复发，均应尽早予以拔除。对有足够萌出位置且牙位正常的智齿，可在局麻下选用冠周龈瓣切除术，辅助智齿萌出，以免炎症复发。

第3节　口腔颌面部间隙感染

口腔颌面部间隙感染又称口腔颌面部蜂窝织炎，是口腔颌周组织、颜面及颈上部化脓性炎症的总称。化脓性炎症扩散到某一间隙而形成的炎症称为蜂窝织炎，如化脓仅局限于局部，则称为脓肿。

（一）病因

口腔颌面部间隙感染多数是需氧菌和厌氧菌的混合感染，也可为金黄色葡萄球菌、链球菌等引起的化脓性感染或厌氧菌等引起的腐败坏死性感染。常见的感染途径有以下5种。

1. 牙源性　病原菌通过病变牙或牙周组织进入体内发生感染者，称为牙源性感染。龋病、牙周病、智齿冠周炎均为临床常见病，故牙源性途径是口腔颌面部感染的主要来源。

2. 腺源性　常继发于淋巴结炎、扁桃体炎及唾液腺炎，多发于儿童。

3. 损伤性　继发于损伤后发生的感染。

4. 血源性　机体其他部位的化脓性病灶通过血液循环形成的口腔颌面部化脓性病变。

5. 医源性　医务人员行口腔颌面部检查或治疗时未严格遵守无菌技术造成的继发性感染称为医源性感染。

（二）临床表现

由于间隙和解剖部位各异，以及感染来源和病原菌的不同，每个患者的局部及全身表现也各具特征。病前有明显牙痛史、牙周损害史，如为小儿可能有急性淋巴结炎史。局部患区有明显的红、肿、热、痛表现，脓肿形成后有跳痛，可扪及波动感，可有不同程度的张口受限。

1. 眶下间隙感染　感染多来自上颌尖牙及第一前磨牙的根尖化脓性炎症，较少来自上唇底部与鼻侧的化脓性炎症。表现为眶下区（图27-3）软组织弥漫性水肿，鼻唇沟消失。脓肿形成后，眶下区可扪及波动感，口腔前庭沟处常有明显肿胀、压痛。

2. 咬肌间隙感染　主要来自下颌智齿冠周炎，下颌磨牙的根尖周炎、牙槽脓肿，亦可因相邻间隙感染扩散波及，其临床特点是以下颌角为中心的咬肌区肿胀、变硬、压痛，伴有明显张口受限（图27-4）。由于咬肌肥厚坚实，脓肿形成后脓液难以自行溃破，不易触到波动感。常行穿刺检查确定脓肿是否形成。

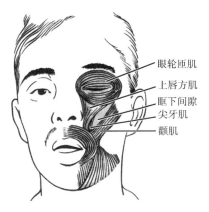
图 27-3 眶下间隙解剖位置

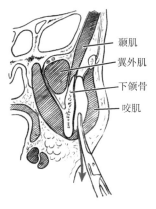
图 27-4 咬肌间隙解剖位置

3. 下颌下间隙感染 牙源性感染主要来自下颌磨牙根尖周炎、智齿冠周炎或牙周炎；腺源性感染常继发于幼儿上呼吸道感染的颌下淋巴结炎。特点是下颌下区丰满，检查有明确边界的淋巴结肿大、压痛，有轻度的张口困难和吞咽疼痛（图 27-5）。

4. 口底蜂窝织炎 根据病原菌种类的不同，口底蜂窝织炎可分为化脓性口底蜂窝织炎和腐败坏死性口底蜂窝织炎，后者又称路德维希咽峡炎。口底蜂窝织炎的感染主要来自下颌牙的根尖周炎、牙周脓肿、骨膜下脓

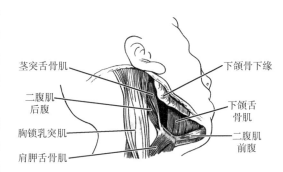
图 27-5 下颌下间隙解剖位置

肿、冠周炎、颌骨骨髓炎的感染扩散，或下颌下腺炎、淋巴结炎、急性扁桃体炎，口底软组织和颌骨的损伤等。化脓性口底蜂窝织炎初期多在一侧颌下或舌下间隙，如炎症继续，可迅速扩散到口底其他间隙，呈现整个口底的弥漫性肿胀。腐败坏死性病原菌引起的口底蜂窝织炎，在口底肌肉深层发生广泛坏死、溶解，产生棕褐色坏死液体，病情发展快，肿胀范围广泛，颌周口底红肿坚硬如木板、剧痛，有时可扪及捻发音，口底黏膜高度水肿，舌体被抬高，舌运动受限引起语言不清、吞咽困难；如肿胀向后方发展可出现呼吸困难，严重者可出现三凹征，并有发生窒息的危险。口底蜂窝织炎常可出现严重并发症，如败血症、脓毒血症、纵隔炎等，如不及时治疗，可因窒息、败血症或感染性休克而死亡。

（三）治疗

1. 全身治疗 应注意休息，加强营养，补充水分和多种维生素，注意维持水和电解质的平衡。并及时有针对性地给予抗菌药物，中药可应用清热解毒剂，如黄连解毒汤等。

2. 局部治疗 注意保持局部清洁，减少局部活动度，避免不良刺激。脓肿形成后应及时切开引流。在急性炎症控制后，尽早施行致病源和病灶的清除术。

链接

脓肿切开引流切口的选择

切口尽量选择在愈合后瘢痕隐蔽的位置，切口位置应在脓腔的低位，切口长度取决于脓肿部位的深浅与脓腔的大小，以使引流道短、通畅，容易维持。切口应顺皮纹方向切开，勿损伤重要解剖结构，如面神经、血管和唾液腺导管等。

第4节 颌骨骨髓炎

颌骨骨髓炎是由于细菌感染及物理或化学等因素引起的包括骨膜、骨密质和骨髓，以及骨髓腔内的血管、神经等整个骨组织成分发生的炎症。中医称"骨槽风"或"穿腮"。根据引起颌骨骨髓炎病因的不同，可分为化脓性颌骨骨髓炎、特异性颌骨骨髓炎、放射性颌骨骨髓炎和化学性颌骨骨髓炎。临床上以牙源性感染引起的化脓性颌骨骨髓炎最为多见。

（一）病因

颌骨骨髓炎的病原菌主要是金黄色葡萄球菌，其次是溶血性链球菌，临床上常为混合性感染。临床上多见由牙源性感染引起，一般常见由急性根尖周围炎、牙周病、智齿冠周炎等引起，以及各种颌骨囊肿继发感染。口腔颌面部软组织损伤、开放性颌骨骨折等，均可使细菌直接侵入颌骨体内，引起损伤性颌骨骨髓炎。由败血症和脓毒血症引起的血源性颌骨骨髓炎较少见，主要发生于儿童。因下颌骨骨质致密，周围有致密筋膜及肥厚肌肉，当下颌骨感染后，脓液不易引流，下颌骨血运差，感染血管栓塞后，易有大块死骨形成。因此，下颌骨骨髓炎较上颌骨骨髓炎常见，病情也比上颌骨骨髓炎严重。

（二）临床表现

根据感染的原因及病变特点，临床上将化脓性骨髓炎分为两种类型，即中央性颌骨骨髓炎及边缘性颌骨骨髓炎。

1. 中央性颌骨骨髓炎　多在急性化脓性根尖周炎及根尖脓肿的基础上发生。炎症向骨髓腔内发展，再由颌骨中央向外扩散，可累及骨皮质及骨膜。临床上又分为急性期与慢性期。

（1）急性期　急性下颌骨骨髓炎的全身症状重，甚至出现中毒症状，如全身发热、寒战、疲倦无力、食欲不振，白细胞总数增多，中性多核细胞增多。局部有下唇麻木，剧烈跳痛，多数牙松动及叩痛明显。上颌骨骨髓炎的急性期，除病牙外，邻牙亦有叩痛和松动。病灶牙牙龈及龈沟处或腭部黏膜红肿、压痛。颜面部局限性肿胀，常见鼻唇沟消失变平。炎症波及上颌窦时，可见上颌窦炎的症状，有时患侧鼻腔溢脓。

（2）慢性期　下颌骨骨髓炎主要诊断依据是全身症状轻。体温正常或仅有低热、机体呈慢性中毒消耗症状。病情发展缓慢，多有窦道存在和慢性长期溢脓。有时可见死骨排出或探及活动的死骨，严重者可发生病理性骨折。上颌骨骨髓炎除病灶牙及邻牙松动外，牙龈及面部皮肤可出现瘘孔排脓，全身症状不明显，进食、睡眠正常。

2. 边缘性颌骨骨髓炎　多数是由于牙源性炎症感染引起，主要为下颌智齿冠周炎。边缘性颌骨骨髓炎急性期的临床表现与间隙蜂窝织炎的表现相似。

慢性期的临床表现主要是腮腺嚼肌区弥漫性常为无痛性、质地坚硬的肿胀，轻微压痛，无波动感；病程延续较长或反复发作；炎症侵犯嚼肌或翼内肌时张口受限明显、进食困难。一般全身症状不明显。慢性期X线可见颌骨皮质骨外有密度稍低的骨质增生，或有小死骨块，与周围骨质无明显分界。

（三）治疗

1. 急性颌骨骨髓炎的治疗　在炎症初期，应采取积极有效的治疗，控制感染的发展以控制炎症、建立引流、增强机体抵抗力为主。一旦判定骨髓腔内有化脓性病灶时，应及早拔除病灶牙及相邻的松动牙。如经拔牙未达到引流目的，症状也不减轻时，则应选用凿骨开窗法，以充分排脓，迅速解除疼痛。

2. 慢性颌骨骨髓炎的治疗　保持瘘管引流通畅，增强营养，待病灶局限或死骨形成以后，应行死骨摘除及病灶刮治术。若死骨摘除可能引起颌骨病理性骨折时，应首先固定颌骨。对颌骨缺损过多、造成畸形、影响功能者应进行必要的整复。对边缘性骨髓炎，宜在药物治疗的同时刮除骨皮质外的增生骨。

第5节 颜面部疖痈

📋 **案例 27-2**

患者，男，45 岁。上唇左侧剧烈肿痛 5 天，张口受限而致进食、言语困难 3 天，有畏寒、头痛，体温 39℃，检查见：左侧上唇有 1 个 2cm 直径的紫红色炎性浸润块，可见多个黄白色脓头，并有脓血样分泌物溢出，中央区见多个蜂窝状腔洞，血常规检查白细胞和中性粒细胞数明显升高。

问题：1. 该患者的诊断是什么？
2. 最应预防发生的并发症是什么？

面部皮肤是人体毛囊及皮脂腺、汗腺最丰富的部位之一，又是人体暴露部分，接触外界尘土、污物、细菌机会多，易招致损伤。引起单一毛囊及其附件的急性化脓性炎症称疖，其病变局限于皮肤浅层组织。痈是多个相邻的毛囊及其所属皮脂腺或汗腺的急性化脓性炎症。痈也可由一个疖扩展或由多个疖融合而成。

（一）病因

颜面部疖痈的病原菌主要是金黄色葡萄球菌。生理情况下，人体的毛囊及其附件内常有细菌存在，当局部皮肤受到损伤或全身抵抗力下降或细菌毒力增强时，炎症才会发生。皮肤不洁或剃须等原因引起皮肤的损伤均可导致疖痈的发生；全身衰竭、消耗性疾病患者或糖尿病患者，也易发生疖痈。

（二）临床表现

1. 疖 开始局部皮肤发痒或不适，继而皮肤上出现红、肿、热、痛小硬结，呈锥形隆起，顶部出现黄白色小脓头，周围组织红肿扩大，再经数日，脓头自行溃破，少量脓液或脓栓排出后，便能很快愈合。一般无全身症状，但如随意搔抓或挤压排脓、热敷、药物烧灼腐蚀及不恰当地切开等，都可促使炎症扩散，特别是位于颜面危险三角区内者，甚至出现严重并发症。

2. 痈 好发于唇部（唇痈），上唇多于下唇，男性多于女性，唇痈多见于成年人及糖尿病患者。发病初期，唇部组织有紫红色浸润区，表面灼热，自觉疼痛；后期病变中央部有多个黄白色脓头，脓头周围皮肤逐渐坏死，坏死组织溶解排出后，可形成蜂窝状腔洞。唇痈患者全身中毒症状明显，如畏寒、高热、头痛、食欲减退、白细胞计数及中性粒细胞比例升高。患者因唇部极度肿胀、疼痛、张口受限而致进食、言语困难。由于痈肿常向深部扩展，侵及血管，易产生血栓性静脉炎，临床上因唇痈而并发败血症、脓毒血症、化脓性血栓性海绵窦炎。严重者可导致脓毒症休克，抢救不当，短期内即可死亡。

（三）治疗

1. 局部治疗 宜保守，避免损伤，其中包括严禁挤压、挑刺、烧灼、热敷，以防止感染扩散。唇痈还应限制唇部活动，少讲话和进软食，休息时取半卧位。疖初起时可用 2% 碘酊涂抹局部，每日 1 次，并保持局部清洁。痈的局部治疗宜用高渗盐水或含抗生素的盐水纱布局部持续湿敷，高渗盐水可使病变局限、软化，并有很好的提脓效果，脓污的高渗盐水纱布及时更换。如脓栓过于稠厚，可轻轻用镊子取出。湿敷宜持续至脓液消失，炎症趋于平复时始停止。只有形成明显脓肿时，才能轻巧地挑开引流。

2. 全身治疗 一般的疖无需全身治疗。但痈的全身反应较明显，应注意全身支持疗法，增强机体抗病能力，及时培养细菌做药敏试验，根据药敏试验结果，选用有效的抗生素，也可酌情用中药治疗。如果出现中毒性休克、昏迷，同时并发肺脓肿时，必须正确处理原发病灶，采取积极有效的全身治疗措施，加强护理，可提高治愈率，降低死亡率。

第28章
口腔颌面部损伤

📋 **案例28-1**

患者，男，30岁。被他人拳击伤及上中切牙，自觉患牙伸长和松动并有咬合痛，检查见上中切牙无明显移位，叩痛（＋～＋＋），Ⅱ度松动。

问题：1. 此患者应诊断是什么？

2. 若根尖片表明，右上中切牙已存在明显移位，未见牙折，应采用的治疗方法是什么？

第1节　口腔颌面部损伤的特点及急救

一、口腔颌面部损伤的特点

1. 口腔颌面部血运丰富，组织的抗感染与再生修复能力强，创口易于愈合。伤后48小时甚至更久的创口，只要没有明显的化脓感染，在清创后仍可作初期缝合。需要注意的是，由于血液循环丰富，伤后出血较多或易形成血肿，组织水肿反应快而重，如口底、舌根或颌下等部位损伤，可因水肿、血肿而影响呼吸道通畅，甚至引起窒息。

2. 口腔颌面部损伤与牙齿损伤关系密切。口腔受到外力打击时，若牙齿发生折断且折断的牙碎块穿入周围组织内，则会增加组织的损伤，并可将牙上附着的结石和细菌等带入深部组织，引起创口感染。颌骨骨折线上的牙齿，可导致骨组织感染或影响骨折的愈合。颌骨骨折移位时，则引起咬合关系错乱，是诊断颌骨骨折的主要体征。另一方面，治疗牙、牙槽骨或颌骨损伤时，常需利用牙作结扎固定的基牙，而恢复正常的咬合关系又是治疗颌骨骨折的重要标准。

3. 口腔颌面部上接颅脑，易并发颅脑损伤，如颅底骨折、脑震荡、脑挫伤、颅内血肿等，颅底骨折时可有脑脊液由鼻孔或外耳道流出，使伤情加重，常危及患者生命，给颌面创伤的诊治工作带来困难。

4. 口腔颌面部腔窦多，有口腔、鼻腔、鼻旁窦及眼眶等，为微生物隐蔽场所，伤后易形成感染。在清创处理时，应尽早关闭与这些腔窦相通的创口，以减少感染的机会。

5. 口腔颌面部有唾液腺、面神经及三叉神经分布，损伤后造成涎瘘、面瘫、感觉麻木。在诊治颌面部损伤时，应注意这些特有结构是否合并损伤，并及时正确处理。

6. 口腔颌面部在呼吸道上端，损伤后可发生血肿、水肿、组织移位、舌后坠、血凝块和分泌物的阻塞而影响呼吸道通畅，甚至发生窒息。因此，救治伤员时，应注意保持呼吸道通畅，防止窒息。

7. 口腔颌面部是消化道入口，颌面损伤影响进食和口腔卫生，需选用适当的饮食和喂食方法，以维持伤员的营养。进食后应清洗口腔并保持口腔卫生，预防创口感染。

二、口腔颌面部损伤的急救处理

（一）窒息的急救处理

1. 窒息的原因　窒息是颌面部严重损伤后的并发症，可分为阻塞性窒息和吸入性窒息两大类。

（1）阻塞性窒息 异物阻塞（血凝块、呕吐物、碎骨片、游离组织块等），组织移位（舌后坠、上颌骨骨折块后下方移位），肿胀压迫（口底、舌根、咽腔周围组织水肿或血肿）均可造成阻塞性窒息。

（2）吸入性窒息 主要见于意识障碍或昏迷患者，吞咽及咳嗽反射消失，如果体位不当，可直接将血液、唾液、呕吐物或其他异物吸入气管、支气管或肺泡内而引起窒息。

2. 窒息的临床表现 窒息的前驱症状为伤员烦躁不安、出汗、面色苍白、口唇发绀、鼻翼扇动和呼吸困难。严重者在呼吸时锁骨上窝、剑突下、肋间隙及上腹内陷（三凹征），晚期出现脉弱、脉快、血压下降、瞳孔散大，最后完全窒息，引起死亡。

3. 窒息的急救处理 窒息急救的关键是早期发现，及时正确处理。患者一旦出现窒息症状，应立即将患者头部放低，取头侧位，判明窒息原因，分秒必争，立即进行抢救。

（1）阻塞性窒息的急救 如因异物阻塞，迅速用手指或器材掏出或用吸引器清除口、鼻腔及咽喉部堵塞物；如舌后坠应迅速将舌牵出解除窒息，并在舌体中线用粗丝线贯穿缝合固定于口腔外，持续牵拉舌体；如因上颌骨骨折块下垂移位，应在清理口腔内异物后，用压舌板或筷子、铅笔横放于上颌前磨牙面下，将上颌骨及骨折块托起，用绷带固定于头上；对因咽部肿胀压迫呼吸道的伤员，可经口或鼻插入通气导管，以解除窒息。

（2）吸入性窒息的急救 应立即行气管切开术，切开后，通过气管套管，迅速吸出气管内异物，恢复呼吸道通畅。

（二）出血的急救处理

口腔颌面部损伤由于血供丰富，一般出血较多。出血的急救，要根据损伤的部位、出血的来源和程度（动脉、静脉或毛细血管）及现场条件采用相应的止血方法。

1. 指压止血法 将出血部位主要动脉的近心端用示指或拇指压迫在骨面上，适用于出血较多的紧急情况，作为暂时止血，然后再改用其他方法做进一步止血。如额部、头顶、前额部出血，可压迫耳屏前的颞浅动脉。颜面出血，可压迫下颌角前切迹处的颌外动脉。

2. 包扎止血法 一般用于较小的动脉出血。可先将软组织复位，用消毒纱布覆盖伤口，再用绷带行加压包扎。包扎时，应注意防止骨折端过度移位或压迫呼吸道。

3. 填塞止血法 对于狭窄而深在的伤口，尤其骨腔、窦腔内的出血，可用无菌纱条加压填塞于伤口内，再用绷带行加压包扎。在颈部或口底创口内填塞纱布时，应注意保持呼吸道通畅，防止发生窒息。

4. 结扎止血法 对开放性伤口是最常用而可靠的止血方法。如条件许可，可直接钳夹结扎伤口内活动出血的血管。在紧急情况下，也可先用止血钳夹住血管断端，连同止血钳一起妥善包扎后转送。颌面部严重出血，如局部不能妥善止血时，需结扎患侧颈外动脉。

5. 药物止血法 适用于毛细血管渗血和小静脉出血。局部使用的止血药有各种中药止血粉、止血纱布及明胶海绵等。使用时可将药物直接置于出血处，然后外加干纱布加压包扎。全身使用的止血药物如维生素 K、酚磺乙胺、卡巴克洛等。

（三）休克的急救处理

口腔颌面部严重的复合伤，可因出血或创伤导致休克，主要为创伤性休克和失血性休克两种。休克治疗的目的是恢复组织灌流量。创伤性休克的处理原则为安静、镇痛、止血和补液，可用药物协助恢复和维持血压。失血性休克的处理原则为补充血容量，必要时可快速输血或动脉输血。

（四）伴发颅脑损伤的急救处理

由于口腔颌面部与颅脑邻近，颌面伤员伴发颅脑损伤的比例较大。凡有颅脑损伤的患者，应卧床休息，减少搬动，暂停不急需的检查或手术。严密观察其神志、脉搏、呼吸、血压及瞳孔的变化。如鼻或外耳道有脑脊液外流时，应保持局部清洁，禁止做耳、鼻内填塞与冲洗，以免引起颅内感染。

（五）防止感染

口腔颌面部的开放性创面，常被细菌、泥土、沙石等污染，易导致感染而增加损伤的复杂性和严重性。防治感染也是急救中的重要问题。对开放性创口，在有条件时，应尽早进行清创缝合术；无清创条件时，应尽早包扎创口，以避免继续污染。伤后应及早使用磺胺类药物或广谱抗生素。为了预防破伤风，伤后应及时注射破伤风抗毒素血清。

（六）包扎和护送

1. 包扎　正确完好的包扎是颌面部损伤急救的重要措施之一，有压迫止血，使骨折初步复位，减少骨折端的摩擦，保护创面减少污染、止痛，缩小创面减少唾液外流等作用。常用包扎方法有"十字绷带交叉包扎法"和"四头带包扎法"。包扎颌面部时应注意不要压迫颈部，以免影响呼吸。

2. 护送　现场急救后，应迅速安全运送。途中应随时观察伤员全身情况的变化，注意保持呼吸道通畅，防止窒息和休克的发生。昏迷患者可采用俯卧位，并将额部垫高，使口鼻悬空，有利于唾液外流和防止舌后坠。一般伤员可以侧卧位或头侧向位，避免血凝块及分泌物堆积在口咽部。

第 2 节　口腔颌面部软组织损伤

口腔颌面部软组织损伤占颌面损伤首位，可单独发生，或与颌面骨骨折同时发生。通常根据体表组织有无开放性创口，分为闭合性损伤和开放性损伤两大类。

闭合性损伤（又称挫伤）局部表现为肿胀、疼痛和皮肤变色。挫伤治疗原则是止血、镇痛、防止感染和恢复功能。早期应酌情采用冷敷或绷带加压包扎止血，出血停止后，可改用热敷、理疗，以促进血肿吸收；对于较大血肿，止血后应在严密消毒下穿刺抽吸血液，再加压包扎。

开放性损伤有皮肤或黏膜伤口并与深层组织相通的损伤。开放性损伤无论伤情轻重，都有感染的威胁，应及时予以清创术。首先彻底清洗伤口，然后用2%碘酊消毒皮肤、铺巾。术中尽量保留可存活的组织，对破碎的创缘略加修整，大部游离组织亦尽量保留，以免增加颌面部的畸形。颌面部血运丰富，再生愈合能力强，即使在伤后24～48小时之内，均可在清创后行严密缝合；如超过48小时或已有明显感染及坏死的组织，需切除，但不应切除过多，尤其对黏膜和皮肤要尽量保留。

链接

颊部贯通伤治疗原则

颊部贯通伤治疗原则是应尽早关闭贯通伤口和消灭创面。无组织缺损者，应将黏膜、肌肉、皮肤分层对位缝合；颊部全层组织有较大缺损者，应将创缘的皮肤与口腔黏膜相对缝合，消灭创面，所遗留的洞穿缺损，可在后期作整复治疗。舌外伤的处理要注意保持舌的纵长度，切勿将舌尖弯向后折转缝合。缝合时，应用粗线深缝合，在距创缘5mm以上处进针，以免撕裂。腺体损伤清创后应逐层严密缝合，局部加压包扎，应用抑制唾液分泌药物，以防涎瘘发生。如腮腺导管断裂，可在清创后行导管端端吻合术。

第 3 节　口腔颌面部硬组织损伤

一、牙和牙槽突损伤

（一）牙损伤

牙损伤较常见，可以单独发生，也可以和颌面其他损伤同时发生。前牙因位置较突出，容易受到损伤。牙损伤可分为牙挫伤、牙脱位及牙折三类。

1. 牙挫伤　主要是直接或间接的外力作用使牙周膜和牙髓受损伤。主要特点是牙周膜和牙髓受损而产生充血、水肿。临床表现为受伤牙松动、疼痛、伸长，有牙周膜炎甚至牙髓炎的表现。

2. 牙脱位　较大的外力撞击，可使牙脱位，牙脱位时局部牙龈有撕裂和红肿，或并发牙槽突骨折。根据损伤程度，可分为部分脱位和完全脱位两类。临床可见牙在牙槽窝中的位置有明显的改变或脱落。部分脱位的牙常有松动、伸长、移位和疼痛，并妨碍咬合；向深部嵌入者，牙冠外露部分变短，其位置低于咬合平面。完全脱位者牙已脱离了牙槽窝，或仅有软组织相连，甚至完全离体。

3. 牙折　可分为冠折、根折和冠根联合折。冠折未穿髓者仅有不同程度感觉过敏，穿髓者有剧烈疼痛。根折有明显松动和压痛。

> **链接**
>
> ### 牙挫伤的治疗
>
> 　　轻度牙挫伤可不处理，重者应避免用患牙咀嚼食物，适当调磨对颌牙。有明显松动的患牙可作牙间结扎固定。牙折断时应尽量保存患牙，根据不同类型分别做脱敏治疗、根管治疗、冠修复等，仅对不能保留的折断牙予以拔除。牙脱位的治疗以尽量保存牙为原则，对部分脱位的牙齿，应将牙恢复到正常位置，并结扎固定3周左右。完全牙脱位者应尽早施行牙再植术。如牙髓已坏死，患牙应做根管治疗后再植。伴有牙槽突骨折时，首先进行牙槽骨复位，然后进行牙弓夹板固定。

（二）牙槽突骨折

牙槽突骨折是外力直接作用于牙槽突所致。多见于上颌前牙区。可以单独发生，也可与颌面部其他损伤同时发生。临床上，牙槽突骨折常伴有唇和牙龈的肿胀和撕裂伤。骨折片有明显的移动度，摇动损伤区某一牙时，可见邻近数牙及骨折片随之移动。骨折片可移位，引起咬合错乱。牙槽突骨折时常有牙折或牙脱位。

牙槽突骨折的治疗，首先应将移位的牙槽骨恢复到正常的解剖位置，在复位后选用牙弓夹板结扎固定，如复位困难，也可作牵引复位固定。

（三）牙和牙槽突损伤后的护理

首先应注意口腔卫生护理，坚持刷牙，用氯己定溶液或呋喃西林溶液漱口，同时配合医生将松动牙齿准确复位，妥善固定。

二、颌骨骨折

颌骨骨折包括上颌骨骨折和下颌骨骨折，分为开放性骨折和闭合性骨折。上颌骨骨折分为三型（图28-1），即Lefort Ⅰ型骨折（低位骨折）、Lefort Ⅱ型骨折（中位骨折）、Lefort Ⅲ型骨折（高位骨折）。下颌骨发生骨折的部位常与解剖结构有关，如正中联合部、颏孔区、下颌角区及髁突颈部等为骨折好发部位。

（一）临床表现

颌骨骨折有一般骨折的共性，如疼痛、肿胀、移位、功能障碍等；但由于颌骨在解剖和生理上的特点，其临床表现和处理原则具有特殊性。上颌骨无强大的咀嚼肌附着，故骨折块移位的方向多与外力的方向一致，或因重力而下垂。一般常出现后下方向移位。下颌骨骨折后，骨折段常因暴力的方向与肌肉牵拉发生明显移位。颌骨骨折段移位必然引起咬合关系错乱。当上颌骨骨折侵及眶壁时，引起眼球移位或眼部神经、肌肉损伤，可出现复视、视觉障碍甚至失明。上颌骨骨折时常伴发颅脑损伤或颅底骨折，出现脑脊液漏等。颌骨骨折以后，可由于疼痛、骨折片移位或颞下颌关节损伤等原因而使张口受限。下颌骨骨折时，对张口运动的影响更大。

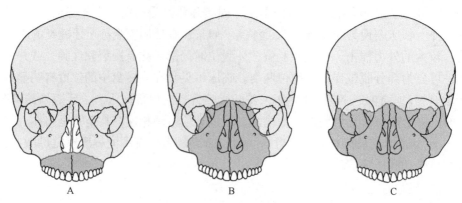

图28-1 上颌骨骨折Lefort分型

A. Lefort Ⅰ型；B. Lefort Ⅱ型；C. Lefort Ⅲ型

> **链接**
>
> ### 上颌骨骨折分类
>
> Lefort Ⅰ型骨折：又称上颌骨低位骨折或水平骨折。骨折线从梨状孔下方、牙槽突及上颌结节上方向两侧水平延伸至翼突。
>
> Lefort Ⅱ型骨折：又称上颌骨中位骨折或锥形骨折，骨折线自鼻额缝向两侧横过鼻梁、眶内侧壁、眶底，然后通过颧骨下方或颧上颌缝至翼突，有时可波及筛窦达颅前窝，出现脑脊液鼻漏。
>
> Lefort Ⅲ型骨折：又称上颌骨高位骨折或颧弓上骨折。骨折线自鼻额缝向两侧横过鼻梁、眶部，经颧骨和颧弓上方，向后达翼突，形成颅面分离，使面中部凹陷、变长。此型骨折多伴有颅底骨折或颅脑损伤，出现耳、鼻出血或脑脊液漏。

（二）治疗

颌骨骨折治疗原则是尽早进行复位和固定，恢复正常咬合关系与咀嚼功能，同时注意整体与局部的关系，首先处理颅脑损伤、窒息、出血和休克等全身情况，待全身情况稳定后，再进行清创复位固定，为防止感染要及时给予抗生素。同时加强营养、增强全身抵抗力，为骨折的愈合创造良好条件。

一般情况下，下颌骨骨折应以上颌骨作为复位、固定的基础，而上颌骨骨折则应以颅面骨为复位、固定的基础，颌骨骨折常用的复位方法有3种：手法复位、牵引复位、手术切开复位。骨折复位要有可靠的固定，它是骨折断端进行正常愈合的重要条件，骨折复位后的固定方法有单颌牙弓夹板固定法、颌间结扎固定法、坚强内固定、颅颌固定法等。下颌骨骨折一般应固定4周左右，上颌骨骨折可固定3周左右。

口腔颌面部肿瘤作为头颈肿瘤的重要组成部分，其形成是一个多因素、多步骤、阶段演变的生物学过程。在我国，口腔颌面部肿瘤以良性病变居多，其中牙源性及上皮源性肿瘤占很大比例。口腔颌面部恶性肿瘤占全身恶性肿瘤的8.2%，好发于男性，40～60岁为高发期，恶性肿瘤以上皮来源最多，鳞状上皮癌最为常见，约占口腔颌面部恶性肿瘤的80%以上。

第1节 口腔颌面部囊肿

口腔颌面部囊肿较为常见，可以分为软组织囊肿和颌骨囊肿两大类。

一、软组织囊肿

口腔颌面部软组织囊肿是比较常见的良性病变，主要有唾液腺囊肿（黏液腺囊肿、舌下腺囊肿、腮腺囊肿）和发育性囊肿（皮样或表皮样囊肿、甲状舌管囊肿及鳃裂囊肿）等，其中黏液腺囊肿、舌下腺囊肿较为多见。

（一）黏液腺囊肿

1. 临床表现 可发生于任何年龄，20～30岁居多。患病部位多在下唇和颊部，口底、舌亦好发。多为无痛性肿胀，呈圆形，表浅者可呈浅蓝色小疱。自觉异物感，进食时可出现增大、胀痛等症状。

2. 治疗 手术切除仍为常用的治疗方法。此外，可以选用冷冻治疗或囊腔内注射碘酊的方法。

（二）舌下腺囊肿

1. 临床表现 呈浅紫蓝色，柔软有波动感。常位于口底一侧，较大时可抬起舌体，状似"重舌"。囊肿破裂后可流出蛋清样液体。囊肿较大时，可影响吞咽、语言及呼吸。

2. 治疗

（1）手术切除舌下腺是根治舌下腺囊肿的主要办法。

（2）非手术治疗主要包括囊腔内注射药物或激光治疗，但容易复发。

二、颌骨囊肿

颌骨囊肿可根据组织来源分为牙源性囊肿和非牙源性囊肿。临床上常见的牙源性囊肿为根尖囊肿、含牙囊肿和牙源性角化囊肿。

1. 临床表现 好发于青壮年，可发生于颌骨任何部位。生长缓慢，初期无自觉症状，后期可膨胀生长，造成面部畸形。临床扣诊可有乒乓球样感觉，也可发生波动感。病变较大时可引起病理性骨折，根周骨质吸收较多时，可使牙发生松动、移位。

2. 诊断

（1）可根据病史及临床表现进行诊断。

（2）穿刺检查可见草黄色囊液，角化囊肿内可见黄白色皮脂样物质。

（3）X线检查可见颌骨内一清晰的圆形或卵圆形的透明阴影，边缘规则，周围常见白色骨质反应线。

3. 治疗

（1）颌骨囊肿应采用外科手术治疗，若囊肿伴有感染需先控制炎症后再行手术治疗。

（2）当囊肿较大时可先行囊肿开窗减压术，引流囊液，恢复外形。

第2节　良性肿瘤和瘤样病变

 案例29-1

　　患者，女，26岁，左下后牙牙龈生长一无痛性肿物1年，缓慢增大，无疼痛、麻木、出血等不适。近2个月来自觉肿物周围牙齿松动。检查：#34、#35颊侧龈乳头增生呈椭圆形，约1.0cm×1.5cm大小，覆盖牙面2/3，基底宽，界清，质中偏软，表面光滑，可见咬痕，无触压痛。#34、#35冠完整，叩痛（±），松动Ⅱ度。

　　问题：1. 患者可能的诊断是什么？

　　　　　2. 为明确诊断，还需要做哪些辅助检查？辅助检查可能的表现有哪些？

一、牙　龈　瘤

牙龈瘤是来源于牙周膜及颌骨牙槽突结缔组织的炎性增生物或类肿瘤性病变，不属于真性肿瘤。根据病理学表现分为纤维型、肉芽肿型和血管型三类。

（一）临床表现

本病好发于青年及中年人，女性多于男性。多发生于唇、颊侧的牙龈乳头部，前磨牙区最常见。肿块较局限，呈圆球形或椭圆形，可有蒂，呈息肉状。一般生长较慢，较大者表面可见牙咬痕，易被咬伤发生溃疡、继发感染。牙齿可松动、移位。

（二）治疗

手术切除是主要的治疗方法，首次切除须彻底，否则极易复发。若病变波及相邻牙齿，一般需要同时拔除。

二、成釉细胞瘤

成釉细胞瘤是最常见的颌骨肿瘤，占牙源性肿瘤的10%～30%。虽然成釉细胞瘤属良性肿瘤，但其具有局部侵袭性及较高的复发率，又被称为临界瘤。

> **链接**
>
> **成釉细胞瘤新分类**
>
> 　　2017年WHO肿瘤分类中把成釉细胞瘤这一名称专用于指实性/多囊性骨内型成釉细胞瘤，另外单列了单囊型、骨外/外周型和转移性成釉细胞瘤三种类型。根据其组织病理学特征，成釉细胞瘤又分为滤泡型、丛状型、棘皮瘤型、颗粒细胞型、基底细胞型及角化成釉细胞瘤。

（一）临床表现

本病青壮年多见，好发于下颌体及下颌角部，表现为无痛性、渐进性颌骨膨大，多向唇颊侧发展。

生长缓慢，初期无自觉症状，逐渐发展使颌骨膨大畸形，双侧颌面部不对称。肿瘤侵犯牙槽突时，可使牙松动、移位或脱落。继续增大可使骨外板变薄或吸收，侵入软组织，压之有乒乓球样感。肿瘤侵犯可影响下颌骨运动，导致吞咽、咀嚼、呼吸障碍。肿瘤表面常见咬痕，咀嚼时发生溃疡可继发感染而化脓、溃烂、疼痛。当肿瘤压迫下牙槽神经时，患侧下唇及颊部可觉麻木不适，压迫骨质较多时可引起病理性骨折。

（二）诊断

根据病史、临床表现、X线特点可做初步诊断，但最终诊断需依靠病理检查。X线特征影像为多房性囊肿样阴影，周围囊壁边缘不整齐，呈半月形切迹，无骨白线，囊内牙根呈锯齿状或截根样，牙槽间隔可被破坏。

（三）治疗

外科手术为主要治疗方法，根据病变的部位及性质采取不同的手术治疗方法。

1. 刮除术复发率高，应慎用。
2. 对较小的病变可行下颌骨方块切除。
3. 较大病变可行下颌骨节段性切除，切除后应立即植骨。
4. 囊性（壁性）成釉细胞瘤可采用开窗减压术，并定期随访。
5. 如有恶变则按照恶性肿瘤处理。

三、多形性腺瘤

多形性腺瘤又称混合瘤，是最常见的唾液腺肿瘤。因肿瘤包膜不完整或包膜中有瘤细胞，术后易复发，又被称为临界瘤。

（一）临床表现

本病好发于30～50岁，女性多于男性。在大唾液腺中，多形性腺瘤最常见于腮腺，舌下腺极少见。发生于小唾液腺者以腭部最常见。肿瘤生长缓慢，病史较长，常无自觉症状。若突然加速生长，并伴有疼痛、面瘫等症状时，应考虑恶变。肿瘤界限清楚，质地中等，可呈结节状，活动度较好。

（二）治疗

以手术切除为主，应在肿瘤包膜外正常组织进行，同时切除部分或整个腺体。

四、血　管　瘤

血管瘤又称婴幼儿血管瘤，是婴幼儿时期最常见的血管源性良性肿瘤。

（一）病因

本病与早产、出生时低体重、孕期使用大量黄体酮、孕期进行绒毛膜穿刺、胎儿缺氧应激等因素相关。

（二）临床表现

本病多见于婴儿出生时或出生后1个月内。好发于面颈部皮肤、皮下组织，口腔黏膜较少见。肿瘤可单发，也可呈节段性或全身多发。可自发性消退，其病程大体分为增殖期、消退期及消退完成期三个阶段。生长过程中不仅能引起面部畸形，还可影响吸吮、呼吸等功能。

（三）治疗

血管瘤的治疗方法主要有随访观察、药物治疗、激光治疗及手术治疗等。

1. 非重要部位的增殖期血管瘤及处于消退期的血管瘤可以随访观察。

2.药物治疗适用于全身多发性及快速增殖的血管瘤。

3.激光治疗适用于早期、浅表血管瘤的治疗。

4.手术治疗目前不作为治疗血管瘤的首选方法。

第3节 恶性肿瘤

口腔颌面部恶性肿瘤以癌最常见，肉瘤较少。其中，80%以上的癌瘤为鳞状细胞癌，其次为腺性上皮癌和未分化癌。

一、舌 癌

舌癌多为鳞状细胞癌，是最常见的口腔癌，发生于舌前2/3，男性较女性多见。

（一）临床表现

本病多发生于舌缘，常表现为溃疡型或浸润型。生长较快，浸润性较强，常侵及舌肌而使舌体运动受限，进而影响言语、进食及吞咽。晚期舌癌可侵犯口底及下颌骨，使全舌固定。若继发感染或侵犯舌根会发生剧烈疼痛，疼痛可放射至耳颞部及同侧头面部。早期颈淋巴结转移率较高，还可发生远处转移，一般多转移至肺部。

（二）治疗

以综合治疗方法为主。

1.早期舌癌主张手术根治，颈部行一期或二期颈清术，也可密切随访。

2.晚期舌癌采取综合治疗，先行诱导化疗，再手术，术后放疗。

3.对波及口底及下颌骨的舌癌应施行同侧舌、下颌骨及颈淋巴联合清扫术；若对侧有转移时应行双侧颈淋巴清扫术。

4.对舌尖、舌背及舌前边缘部分的小而分化好的舌癌，可采取原发灶扩大切除术或低温治疗。

5.为恢复舌的功能，超过舌体1/2以上的缺损应行一期舌再造术。

二、牙 龈 癌

牙龈癌在口腔鳞癌中位居第二或第三，下颌较上颌多见，男性多于女性，分化程度一般较高。

（一）临床表现

一般生长较慢，以溃疡型最多见。早期可向牙槽突及颌骨浸润，破坏骨质并引起牙齿松动和疼痛。晚期上颌牙龈癌可侵入上颌窦及腭部，下颌牙龈癌可侵及口底及颊部，可引起张口困难。下颌牙龈癌淋巴结转移较上颌牙龈癌早且多见，远处转移较少。

（二）治疗

以外科手术为主的综合治疗原则。

1.下牙龈癌仅波及牙槽突时，应行原发灶及下颌骨方块切除术。

2.如肿瘤侵入颌骨范围较大时，应将原发灶及下颌骨部分或一侧切除，行一期或二期植骨整复术，同期行颈淋巴清扫术。

3.上牙龈癌应作上颌骨次全切除或全切除术，一般不同期行颈淋巴清扫术，应加强术后随访观察。若已有转移，则行同期原发灶及颈淋巴联合根治术。

4.中晚期牙龈癌采取综合治疗，术前诱导化疗，术后辅助放疗。

5.未分化的牙龈癌可行放疗。

先天性口腔颌面部发育畸形（图30-1）以唇裂、腭裂最常见，偶尔可见面横裂和正中裂，面斜裂等较罕见。若胎儿在发育过程中（特别是胎儿成形的前12周）受到某种因素的干扰，可能会影响各胚突的正常发育及融合，导致胎儿发生各种不同的畸形。目前，胚突正常发育的影响因素并非单一的，可能是多种因素所致，主要的有遗传因素、营养因素、感染和损伤、内分泌影响、药物因素、物理因素及烟酒因素等。因此，在妊娠早期采取积极的预防措施非常必要。

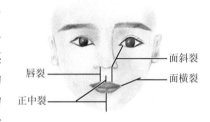

图30-1　口腔颌面部发育畸形的形成部位

第 1 节　唇　　裂

 案例30-1

患儿，男，2个月，出生后即发现右侧上唇裂开，检查见右上唇部分裂开，未及鼻底，硬腭及牙槽嵴完整。

问题：该患儿的诊断是什么？

唇裂是口腔颌面部最常见的先天性畸形，发生的主要原因是一侧上颌突未能与同侧的内侧鼻突融合，或是两侧的上颌突未能与内侧鼻突融合。单侧胚突未能融合称为单侧唇裂，两侧胚突均未融合称为双侧唇裂。

一、临床分类

根据裂隙的部位及程度可对唇裂进行如下分类。

（一）国际分类法

1. 单侧唇裂　①单侧不完全性唇裂：裂隙未裂至鼻底。②单侧完全性唇裂：整个上唇至鼻底完全裂开。

2. 双侧唇裂　①双侧不完全性唇裂：双侧裂隙均未裂至鼻底。②双侧完全性唇裂：双侧上唇至鼻底完全裂开。③双侧混合性唇裂：一侧完全裂，另一侧不完全裂。

（二）国内分类法

1. 单侧唇裂（图30-2）　①Ⅰ度唇裂：仅限于唇红部分裂开。②Ⅱ度唇裂：上唇部分裂开，但鼻底未裂开。③Ⅲ度唇裂：整个上唇至鼻底完全裂开。

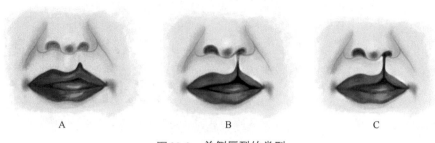

图 30-2　单侧唇裂的类型

A. Ⅰ度唇裂（不完全性）；B. Ⅱ度唇裂（不完全性）；C. Ⅲ度唇裂（完全性）

2. 双侧唇裂（图 30-3）　按单侧唇裂分类的方法对两侧分别进行分类。

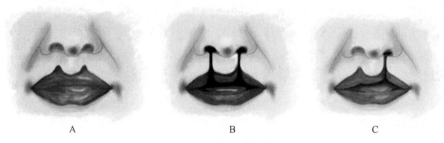

图 30-3　双侧唇裂的类型

A. 双侧Ⅱ度唇裂（双侧不完全性）；B. 双侧Ⅲ度唇裂（双侧完全性）；C. 左侧Ⅲ度右侧Ⅱ度混合唇裂（双侧混合性）

3. 隐性唇裂　皮肤和黏膜无裂开，其下方的肌层未能联合或错位联合，出现浅沟状凹陷或唇峰分离等畸形。

二、治　疗

手术是修复唇裂唯一、有效的手段。临床上，需根据患儿畸形的特点，采用多学科综合序列治疗的原则，并制定周密的治疗计划，最终取得满意的治疗效果。

1. 手术目的　唇裂修复不仅在于整复唇部畸形，同时还需整复鼻部畸形，使鼻唇部恢复形态美和正常功能。

2. 手术时机　唇裂整复术的年龄一般以 3～6 个月为宜，体重达 5～6kg 以上。双侧唇裂整复术相对较复杂，一般在 6～12 个月施行手术为宜。此外，手术的时机还应该根据患儿的整体发育情况及身体健康情况来决定。

3. 术前准备　患儿需在术前进行全面体检，若发现不适宜手术的情况应查明原因，待完善治疗后再行手术治疗。

（1）进食方式的改变　术前 3 天开始练习汤匙或滴管喂饲流食或母乳。

（2）局部皮肤的准备　术前 1 天用肥皂水清洗上、下唇及鼻部，并用生理盐水擦洗口腔，若为成年人则应剪短鼻毛、剃须、洁牙、清除病灶，并用含漱剂漱口。

（3）婴幼儿手术应安排在上午进行，术前 4 小时给予 10% 葡萄糖溶液口服或进食糖水 100～150ml，术前半小时预防性使用抗生素。

（4）术前镇静　术前 30 分钟注射阿托品或东莨菪碱，成人可给予苯巴比妥钠或其他镇痛、镇静剂。

（5）手术后当日，可给予补液支持治疗。

4. 术后护理

（1）术后体位　患儿全麻未醒前应平卧，将头偏向一侧，以免误吸。

（2）术后饮食 全麻患儿清醒后4小时，可进食少量流食或母乳。

（3）唇裂创口处理 术后当天创口可用敷料覆盖，过后应暴露创口或涂敷少许抗生素软膏，保持伤口湿润，便于观察、清洗。同时，应注意观察皮肤是否对胶布过敏，如有过敏应及时拆除。

（4）感染预防 术后24小时内可根据情况给予适当抗生素。

（5）创口拆线 一般可在术后5～7天拆线，口内的缝线可稍晚拆除或自行脱落。若在拆线前出现缝线周围炎，可用抗生素溶液湿敷，必要时可提前拆除有感染的缝线。

（6）术后为避免创口裂开，嘱家属防止患儿跌跤。

第2节 颅面裂

颅面裂畸形在临床上比较少见，症状较轻者可表现为面部的一条细沟或轻微的隆起，症状较重者可导致眼、耳、口、鼻的发育异常。

一、临床分类

颅面裂的分类比较困难且复杂，虽然分类方法比较多，但是目前较为流行且被大多数学者认可的分类方法是法国学者Tisser以眼眶和颅骨为基础的系列分类法（图30-4）。

1. Tisser分类法主要内容 以左侧眼眶为参考中心，从上唇正中开始，以左半面逆时针为序编码0～14号，并以睑裂为界划分为颅骨型（头颅方向）和面裂型（面部方向）。

2. Tisser分类法的优点 能够将畸形的命名与临床检查有机结合，从而使其具有引导临床医师认识畸形特征和指导手术设计的价值。

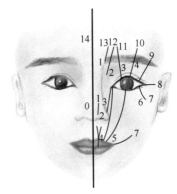

图30-4 Tisser颅面畸形分类

二、治疗

1. 一般治疗原则 应对患儿的颜面部做详细检查，并参照Tisser分类法中的对应关系按顺序检查，避免遗漏重要的畸形部位。在全面考虑畸形部位软、硬组织特点和严重程度后制订治疗计划。

2. 优先治疗原则 先治疗对患儿生命和功能有严重影响的畸形，对生命和功能影响不大的畸形可待患儿生长发育一段时间，使可利用修复的组织增加后再实施。对于同时存在软组织和硬组织缺损的患儿，应首先恢复软组织形态，再修整硬组织。

3. 软组织整复原则

（1）尽早松解和延长对组织和器官有牵拉的纤维组织带。

（2）切除裂隙两侧的瘢痕组织，以能够对位缝合裂隙两侧的肌肉组织。

（3）组织瓣的缝合尽量避免较大张力，以免创口裂开，影响愈合。

（4）软组织最终的整复效果应建立在硬组织修复的基础上，所以初期的软组织修复术应考虑到为二期整复术创造条件，尽量保存软组织。

4. 硬组织整复原则

（1）畸形程度轻者，其上颌骨尚有发育的潜力，故可延迟至尖牙牙根形成至1/3～1/2时进行骨修复重建手术。

（2）畸形程度较重者，其上颌骨已无发育的潜力，手术可提早进行。

（3）对于牙槽突、上颌骨、眶缘、眶底及梨状孔边缘的骨缺损，手术修复时必须用骨移植，并给予稳妥的固定。

第3节 腭 裂

患儿，女，6周，出生后发现右上唇、腭部裂开。检查：右上唇至鼻底完全裂开，右鼻塌陷畸形，右上牙槽嵴至腭垂的整个腭部裂开，口腔与鼻腔相通。

　　问题：1. 该患儿的诊断是什么？

　　　　　2. 该患儿会有哪些典型的临床表现？

　　　　　3. 若该患儿全身检查未见明显异常，拟对其采取唇腭裂序列治疗，则唇、腭裂修复的最佳时间分别是什么时候？

腭裂是临床上较常见的颌面部发育畸形，可单独发生，也可与唇裂伴发。由于腭裂会造成不同程度的腭部软组织和硬组织缺损，所以往往会对患者造成不同程度的语音障碍和心理障碍。

一、临床分类

1. 根据腭部的骨质、黏膜、肌层裂开程度和部位分类（图30-5）

（1）软腭裂　软腭裂开，有时仅限腭垂，不分左右，一般不伴唇裂。

（2）不完全性腭裂　亦称部分腭裂，软腭完全裂开伴有部分硬腭裂；有时伴发单侧不完全唇裂，但牙槽突常完整。

（3）单侧完全性腭裂　其裂隙自腭垂至切牙孔完全裂开，并斜向外侧直抵牙槽突，与牙槽嵴相连，常伴发同侧唇裂。

（4）双侧完全性腭裂　裂隙在前颌骨部分，各向两侧斜裂直达牙槽突，鼻中隔、前颌突及前唇部分孤立于中央，常与双侧唇裂同时发生。

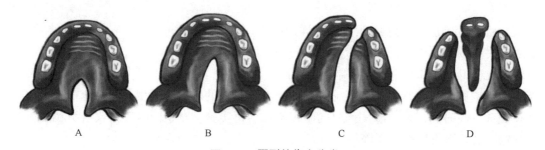

图30-5　腭裂的临床分类
A. 软腭裂；B. 不完全性腭裂；C. 单侧完全性腭裂；D. 双侧完全性腭裂

2. 根据腭裂的程度分类

（1）Ⅰ度腭裂　裂口限于腭垂。

（2）Ⅱ度腭裂　部分腭裂，裂开未到切牙孔。根据裂开部位可分为浅度裂和深度裂，浅度裂仅限于软腭，深度裂是软腭和部分硬腭均裂开（不完全性腭裂）。

（3）Ⅲ度腭裂　腭部全裂开，从腭垂到牙槽突裂开，常伴发唇裂。

二、临床表现

1. 腭部解剖结构异常　软硬腭完全或部分由后向前裂开，腭垂一分为二，伴或不伴不同程度的牙槽突断裂和畸形、错位。

2. 吸吮功能障碍　患儿因腭部裂开，口鼻相通，导致在吸食母乳时乳汁易从鼻孔溢出，从而影响患儿的正常母乳喂养及生长发育。

3. 腭裂语音 是腭裂患儿特有的临床特点。患儿在发音时会有过度鼻音或语音清晰度受到影响的情况。

4. 口鼻腔自洁作用改变 患儿腭部裂开造成口鼻相通，食物易逆流到鼻腔和腭咽部，容易造成感染和误吸。

5. 牙列错乱 腭裂导致的牙槽突裂隙的宽窄不一，裂隙两侧缺乏骨架支持，牙齿缺失或错位萌出，导致牙列紊乱和畸形。

6. 听力功能的影响 腭裂可造成肌肉附着异常，影响咽鼓管的开放能力和中耳气流平衡，导致分泌性中耳炎的发生；同时，食物反流易引起咽鼓管及中耳的感染。因此，中耳炎发生率较高，部分患儿有不同程度的听力障碍。

7. 颌骨发育障碍 腭裂患者可有上颌骨发育不足的情况，随年龄的增长可出现面中部凹陷等畸形。

三、治 疗

对于腭裂患儿的治疗，目前提倡手术（包括腭成形术、咽成形术）与非手术（如正畸治疗、语音治疗、康复治疗等）结合的个性化综合序列治疗。

1. 腭裂手术的目的 腭裂整复手术作为序列治疗中的关键部分，主要目的是恢复腭部的解剖形态、改善腭部的生理功能、重建良好的腭咽闭合功能，最终为患儿正常吸吮、吞咽、语音、听力等生理功能恢复创造必要条件。

2. 腭裂手术的基本原则

（1）在关闭裂隙时，尽量延伸软腭长度。

（2）尽量将移位的组织结构复位。

（3）减少手术创伤，尽量保留相关组织，改善软腭的生理功能，重建良好的腭咽闭合功能。

3. 腭裂手术时机 腭裂整复手术时机应综合患儿手术后的语音效果和手术对上颌骨的发育影响等情况考虑。目前，早期手术可在8～18个月进行，可尽早获得较理想的发音效果；较晚的可在学龄前，即5～6岁进行手术，可避免手术风险及加重上颌骨发育不足。此外，也有部分发达国家对腭裂整复术的手术年龄定在36个月进行。

4. 术前准备 术前对患儿的生长发育及有无全身器质性疾病进行检查。完善相关实验室检查，并关注患儿是否伴有全身其他疾病或肢体畸形。腭裂手术应保证在患儿健康状况良好时进行。保证口、鼻腔清洁，术前清除口腔病灶及治疗影响手术的疾病。

5. 术后处理

（1）全麻术后护理 患儿完全清醒后可拔除气管内插管，严密监测患儿的生命体征；平卧体位，头偏向一侧，防止呕吐物逆行性吸入。严密观察呼吸情况，呼吸困难时及时行气管切开。

（2）术后出血 少量出血无需特殊处理；口内有血凝块应检查出血点，无明显出血点者局部纱布压迫止血，有明显的出血点应缝扎止血；出血量多者及时手术探查。

（3）饮食护理 患儿完全清醒2～4小时后可喂少量糖水；观察30分钟，没有呕吐可进少量流食。流食维持至术后1周，再维持半流食5天，2周后可进普食。

（4）创口护理 保持口腔清洁，鼓励患儿饮食后多饮水。避免大声哭闹或将手指等塞入口腔而损伤创口。术后7～9天可抽出口内填塞的碘仿纱条。创口缝线可由其自行脱落。

（5）用药监护 术后常规应用抗生素1～3天，如发热不退或已发现创口感染，抗生素的应用时间可适当延长。为了术后保持口腔清洁，可用呋麻滴鼻液滴鼻。

第31章
口腔局部麻醉与拔牙术

第1节　口腔局部麻醉

局部麻醉简称局麻，是指用局部麻醉药暂时阻断机体一定区域内神经末梢和纤维的感觉传导，从而使该区疼痛消失。除痛觉消失外，其他感觉如触压、温度觉等依然存在；患者仍保持清醒的意识。局麻适用于一般的口腔颌面外科门诊手术、牙髓病的治疗及固定义齿修复的牙体预备等，特别是门诊手术。局麻不需特殊设备，术者可独立操作，一般不需麻醉医师参与。术前无特殊准备，患者保持清醒，术后无需特别护理，安全性相对较大。局麻药中加入适量血管收缩剂，还具有减少术区出血、便于手术操作等优点。但局麻不适用于不合作的患者（包括小儿患者）及局部有炎症的部位。因此，局麻的临床应用也受到一定的限制。

口腔颌面外科临床常用的局麻方法有冷冻麻醉、表面麻醉、浸润麻醉和阻滞（传导）麻醉，目前冷冻麻醉已较少应用。

一、麻醉药物

常用局麻药的种类很多，按其化学结构可分为酯类和酰胺类。目前，常见局麻药有酰胺类（如利多卡因、布比卡因和阿替卡因）、酯类（如普鲁卡因和丁卡因）。

1. 利多卡因　又名赛洛卡因，局麻作用较强，其起效快维持时间亦较长，并有抗室性心律失常作用，是口腔科临床应用最多的局药物。因其有较强的组织穿透性和扩散性，故亦可用于表面麻醉。但临床上主要以含1∶100 000肾上腺素的1%～2%利多卡因行阻滞麻醉，延缓吸收而延长麻醉作用的时间，收缩血管使术区清晰。对心律失常患者常作为首选的局麻药。

2. 布比卡因　又名麻卡因，其麻醉持续时间为利多卡因的2倍，一般可达6小时以上；麻醉强度为利多卡因的3～4倍。常以0.5%的溶液与1∶200 000肾上腺素共用，特别适合费时较久的手术；术后镇痛时间也较长。

3. 阿替卡因　商品名碧兰麻。该药的组织穿透性和扩散性较强，给药后2～3分钟出现麻醉效果。适用于成人及4岁以上儿童。

4. 普鲁卡因　又名奴佛卡因。麻醉效果较好，价格低廉，毒性反应和副作用小，曾是临床应用较广的一种局麻药。本品的穿透性和弥散性差，故不适用于表面麻醉。其血管扩张作用较明显，故应用时常加入少量肾上腺素，以减慢组织对普鲁卡因的吸收而延长麻醉作用的时间。普鲁卡因和其他酯类局麻药，偶能产生过敏反应，目前已逐步弃用。

5. 丁卡因　又名潘托卡因，易溶于水，穿透力强。临床上主要用于表面麻醉。麻醉作用较普鲁卡因强10～15倍，毒性较普鲁卡因大10～20倍。由于毒性大，一般不做浸润麻醉。即使用于表面麻醉，亦应注意剂量。

为了临床应用方便，将上述常用局麻药列表说明（表31-1）。

表31-1 常用局部麻醉药比较

药名	普鲁卡因	布比卡因	利多卡因	阿替卡因
类型	酯类	酰胺类	酰胺类	酰胺类
效能强度*	1	8	2	1.9
毒性强度*	1	4	2	1～1.5
显效时间（min）	6～10	6～10	2～3	2

*以普鲁卡因等于1作为标准。

二、常用麻醉方法

1. 表面麻醉 是将麻醉药涂布或喷射于手术区表面，麻醉药被吸收而使末梢神经麻痹，使浅层组织的痛觉消失。本法适应于表浅的黏膜下脓肿切开引流，拔除松动的乳牙或恒牙，以及行气管内插管前的黏膜表面麻醉。现临床上应用较多的是2%～5%的利多卡因和0.25%～0.5%的盐酸丁卡因。

2. 浸润麻醉 是将局麻药液注入组织内，以作用于神经末梢，使之失去传导痛觉的能力而产生麻醉效果。常用于拔除上切牙、前磨牙和下切牙。

软组织浸润麻醉的方法是先设计切口，而后注射少量局麻药于皮肤和黏膜内使成一小皮丘，再从此沿手术切口线，由浅至深，分层注射到手术区域的组织中，局麻药扩散、渗透至神经末梢，产生良好的麻醉效果；同时借局麻药在组织内所产生的张力，可使手术区毛细血管的渗血显著减少，手术野清晰，易于分离组织。

在牙及牙槽外科手术中，一般多在上颌牙槽突或下颌前牙区的牙槽突应用浸润麻醉，因为这些部位的牙槽骨质比较薄，并且疏松多孔，局麻药液容易渗透入众多小孔，进入颌骨，麻醉其中的神经。

3. 阻滞麻醉 是将局麻药液注射到神经干或其主要分支附近，以阻断神经末梢传入的刺激，使被阻滞的神经分布区域产生麻醉效果。

由于支配颌骨和牙的三叉神经分支多经致密骨层深部或骨管之中，局部浸润麻醉的渗透作用差；在有广泛的瘢痕组织或炎症感染的颌面部进行手术时，浸润麻醉亦不适用。若采用阻滞麻醉，不但能收到很好的麻醉效果，还可减少麻醉药的用量和注射次数；也有减少疼痛和避免感染扩散等优点。

进行阻滞麻醉时，必须熟悉口腔颌面局部解剖，掌握三叉神经的行径和分布，以及注射标志与有关解剖结构的关系。操作时，应严格遵守无菌原则，以防并发感染。当注射针头到达神经干附近，注射麻醉药之前，必须将注射器的内芯微向后抽，检查有无回血；若见回血，应将注射针头后退少许；改变方向后再行刺入，直到回抽无血时，方可注射麻醉药。

三、局部麻醉并发症及其防治

1. 晕厥 是一种突发性、暂时性意识丧失。通常是由于一时性中枢缺血所致。一般可因恐惧、饥饿、疲劳及全身健康较差、疼痛及体位不良等因素引起。

临床表现：前驱症状有头晕、胸闷、面色苍白、全身冷汗、四肢厥冷无力、脉快而弱、恶心和呼吸困难。未经处理则可出现心率减慢、血压急剧下降、短暂的意识丧失。

防治原则：做好术前检查及思想工作，消除患者紧张情绪，避免在空腹时进行手术。一旦发生晕厥，应立即停止注射，迅速放平座椅，置患者头低位；松解衣领，保持呼吸通畅；芳香氨乙醇或氨水刺激呼吸，针刺人中穴；氧气吸入和静脉补液等。

2. 过敏反应 是指由细胞免疫和（或）体液免疫介导的、对不同浓度的抗原所产生的反应。局麻药过敏反应可表现为局部反应和全身反应。可发生于注射酯类局麻药后，但并不多见。分为延迟反应和即刻反应：延迟反应常是血管神经性水肿，偶见荨麻疹、药疹、哮喘和过敏性紫癜；即刻反应是用极少量药后，立即发生极严重的类似中毒的症状，突然惊厥、昏迷、呼吸心搏骤停而死亡。

防治原则：术前详细询问有无酯类局麻药如普鲁卡因过敏史，对酯类局麻药过敏及过敏体质的患者，应选用酰胺类药物，如利多卡因，并预先作皮内过敏试验。对轻症的过敏反应，可给予脱敏药物如钙剂、异丙嗪、糖皮质激素肌内注射和静脉注射，吸氧。严重过敏反应应立即注射肾上腺素，给氧；出现抽搐或惊厥时，应迅速静脉注射地西泮 10～20mg，或分次静脉注射 2.5% 硫喷妥钠，每次 3～5ml，直到惊厥停止；如呼吸心跳停止，则按心肺复苏方法迅速抢救。

3. 过量反应 是指单位时间内进入血液循环的局麻药量超过分解速度时，血内药物浓度升高，达到一定的浓度时出现的中毒症状。临床上发生局麻药过量反应常因单位时间内注射药量过大，或局麻药被快速注入血管而造成。

中毒反应的表现可分为兴奋型与抑制型两类：兴奋型表现为烦躁不安、多话、颤抖、恶心、呕吐、气急、多汗及血压上升，严重者出现全身抽痛、缺氧、发绀；抑制型上述症状不明显，迅速出现脉搏细弱、血压下降、神志不清，随即呼吸、心跳停止。局麻药中毒的早期最典型症状之一是口周麻木。

防治原则：用药前应了解局麻药的毒性及一次最大用药量。口腔颌面和颈部的血管丰富，药物吸收较快，一般应使用含适量肾上腺素的局麻药。要坚持回抽无血，再缓慢注射麻醉药。老年、小儿、体质衰弱及有心脏病、肾病、糖尿病、严重贫血及维生素缺乏等病的患者对麻醉药的耐受力均低，应适当控制用药量。如一旦发生中毒反应，应立即停止注射麻醉药。中毒轻微者，置患者于平卧位，松解颈部衣扣，使呼吸畅通，待麻醉药在体内分解后症状可自行缓解。重者采取给氧、补液、抗惊厥、应用激素及升压药等抢救措施。

4. 注射区疼痛 最常见的原因是麻醉药液变质或混入杂质或未配成等渗溶液，注射针头钝而弯曲，或有倒钩均容易损伤组织或神经。

防治原则：注射前认真检查麻醉剂和器械，注射过程中注意消毒隔离，并避免同一部位反复注射。如已发生疼痛、水肿、炎症时，可局部热敷理疗、封闭或给予抗炎、镇痛药物。

5. 血肿 注射针刺破血管所致的血肿，较常见于上牙槽后神经、眶下神经阻滞麻醉；特别在刺伤静脉丛后，可发生组织内出血，在黏膜下或皮下出现紫红色瘀斑或肿块。数日后，血肿处颜色逐渐变浅呈黄绿色，并缓慢吸收消失。

防治原则：注射针尖不能有倒钩。注射时避免反复穿刺，以免增加刺破血管的机会。若局部已出现血肿，可立即压迫止血，并给予冷敷，并可酌情给予抗生素及止血药物。48h 后局部热敷或理疗，可促使血肿吸收消散。

6. 感染 注射针被污染，局部或麻醉药消毒不严，或注射针穿过感染灶，均可将感染带入深层组织，引起颞下、翼下颌间隙、咽旁间隙等感染。一般在注射后 1～5 天局部红、肿、热、痛明显，甚至有张口受限或吞咽困难，偶尔引起全身症状。

防治原则：注射器械及注射区的消毒一定要严格；注射时防止注射针的污染和避免穿过或直接在炎症区注射。已发生感染者应按炎症的治疗原则处理。

7. 注射针折断 注射针的质量差、锈蚀、缺乏弹性等，均可发生断针。折断常位于针头连接处。当上牙槽后神经、下牙槽神经阻滞麻醉时，常因进针较深，注射针刺入组织后骤然移动；或操作不当，使针过度弯曲而折断；或注射针刺入韧带、骨孔、骨管时用力不当，或患者躁动等均可使针折断。

防治原则：注射前一定要检查注射针的质量，勿用有问题的注射针。注射时，按照注射的深度选用适当长度的注射针，至少应有 1cm 长度保留在组织之外，不应使注射针全部刺入。注意操作技术，改变注射方向时不可过度弯曲注射针，在有阻力时不应强力推进。

如发生断针，立即嘱患者保持张口状态，不要作下颌骨运动，若有部分针体露在组织外，可用有齿钳或镊夹取之；若针已完全进入组织内，可将另一针在同一部位刺入做标志，行 X 线定位摄片，确定断针位置后，再行手术取出。切勿盲目探查，以免使断针向深部移位，更加难以取出。

8. 暂时性面瘫 一般多见于下牙槽神经阻滞麻醉口内法注射时,由于注射针偏向内后不能触及骨面,或偏上越过下颌切迹,而致麻醉药注入腮腺内麻醉面神经而发生暂时性面瘫;偶见于咀嚼肌神经阻滞注射过浅。出现这种情况,待麻醉作用消失后,神经功能即可恢复,故无需特殊处理。

9. 暂时性牙关紧闭 牙关紧闭或张口受限,可发生于下牙槽神经阻滞麻醉口内法注射后,但比较罕见。由于注射不准确,麻醉药注入翼内肌或咬肌内,使肌肉暂时失去收缩与舒张的功能,并停滞于收缩状态,因而出现牙关紧闭。除感染所致的牙关紧闭外,一般都是暂时性的,大多在2～3h内自行恢复。

10. 暂时性复视或失明 可见于下牙槽神经阻滞麻醉口内法注射后,由于注射针误入下牙槽动脉且未回抽,推注的局麻药可逆行,经脑膜中动脉、眼动脉或其主要分支入眶,引起眼肌、视神经麻痹而出现暂时性复视或失明。这种并发症待局麻药作用消失后,眼运动和视力即可恢复。静脉注射局麻药前坚持回抽是预防这种并发症的有效方法。

第2节 牙拔除术

牙拔除术是口腔颌面外科最经典、最基础的手术。是治疗某些牙病的最终手段,也是治疗牙源性颌面部疾病或某些全身疾病的外科措施。是口腔科应用最广泛的技术之一。口腔科医师应当很好地掌握。只有掌握了充足的知识、熟练的技术和完美的技巧才能取得手术的成功。

牙拔除术作为一种外科手术,不可避免地造成术区软、硬组织不同程度的损伤,产生出血、肿胀、疼痛等局部反应,同时也会引发不同程度的全身反应,可造成其他系统疾病的激化或加重,因此要求医生既要掌握牙拔除术的操作,也应对其可能引发的各种并发症及对全身疾病的影响有深入的了解,并对牙拔除术可能对患者产生的心理影响,给予充分的重视。

牙拔除术的准备和操作应遵循无痛、无菌、少创伤等一切外科原则。疼痛控制应当作为成功完成手术的先决步骤,不得以任何借口而懈怠。唾液和口腔宿留微生物使手术几乎不可能在无菌条件下进行,但绝不能以此放松对各项手术无菌原则的要求。医生应当追求以最小损伤,换取手术的成功,而不应单纯为使手术操作方便或片面追求速度而盲目地扩大损伤。

一、适应证与禁忌证

1. 适应证 牙拔除术的适应证是相对的。随着口腔医学的发展,口腔治疗设备、材料和技术的提高,拔牙适应证正在不断变化,过去很多认为应当拔除的患牙,现在已经可以治疗、修复并保留下来。必须强调,口腔医师的责任首先是保存牙,最大限度地保持其功能和美观;决定是否拔牙要极端慎重。

(1)不能治疗的龋齿、残冠、残根和Ⅲ度松动、影响咀嚼功能的牙齿。

(2)乳牙滞留影响恒牙萌出,或因乳牙根尖有炎症不能控制。

(3)反复引起冠周炎或引起邻牙龋坏的阻生牙。

(4)错位牙、融合牙、多生牙、骨折线上的感染牙及久治不愈的病灶牙。

(5)因正畸治疗需要进行减数的牙,因义齿修复需要应拔除的牙。

2. 禁忌证 牙拔除术的禁忌证亦具有相对性。禁忌证受全身系统状况、口腔局部情况、患者精神心理状况、医师水平、设备药物条件等因素的综合影响。在一定程度上,拔牙的禁忌证是可以转化的。某些疾病经综合处理后,在一定的监控条件下可以实施拔牙手术。

(1)血液系统疾病 如血友病、血小板减少性紫癜、再生障碍性贫血、白血病等,拔牙后可能会出现出血不止及引起败血症等严重并发症。通常应避免拔牙,尤其是在条件较差的基层医院。如必须拔除时,应控制病情,术前做好应急准备,如输血、抗感染等。

（2）心血管系统疾病　一般高血压、心脏病患者可以拔牙，术前1h给予镇静药，麻醉药中不加肾上腺素。重症高血压、心力衰竭、心肌梗死、心绞痛发作频繁等情况不宜拔牙。

（3）糖尿病　一般不作复杂拔牙手术，但血糖控制良好后可以拔牙，术后必须用抗生素预防感染。Ⅲ度松动牙可以适当放宽指征。

（4）牙源性炎症急性期　复杂阻生牙的拔除，由于创伤大，有可能使炎症扩散，应先控制炎症。腐败坏死性龈炎、急性传染性口炎，应暂缓拔牙。

（5）月经期与妊娠期　月经期拔牙有可能发生代偿性出血，一般认为应暂缓拔牙。但必要时，急需的简单拔牙仍可进行，但要注意防止出血。妊娠期拔牙在孕后4～6个月进行，否则易引起流产或早产；拔牙时应解除患者顾虑及恐惧，麻醉药中不加肾上腺素。

（6）严重的慢性病　如肾衰竭、活动性肺结核、肝功能损害严重、重症甲状腺功能亢进等患者不宜拔牙。口腔恶性肿瘤病灶区的牙不宜拔除。

二、术前准备

1. 术前检查　明确拔牙原因、数目、部位，详细询问病史，细心核对牙位、数目，排除拔牙禁忌证，必要时作各种必要的补充检查或X线摄片等。

2. 患者思想准备　重视患者精神和情绪上的准备，进行必要的解释，消除其顾虑，减轻其畏惧情绪，获得患者同意后才能进行拔牙术。

3. 患者和术者的准备　患者取坐位，拔上颌牙时，头后仰，上颌殆平面与地平面约呈45°，患牙与术者肩部同高。拔下牙时，下颌殆平面与地平面平行，患牙与术者肘关节平齐。术者洗手消毒。

4. 术区消毒　用1∶5000高锰酸钾溶液漱口，术区及麻醉注射区1%碘酊消毒。复杂拔牙应提前口内洁治，术前口外消毒。

5. 器械准备　主要器械为牙钳、牙挺、牙龈分离器，辅助器械常用手术刀、刮匙、骨凿、骨锤、咬骨钳及缝合器械，均应煮沸消毒或高压灭菌消毒。总之，应根据手术准备相应的器械。

三、拔牙的基本步骤

牙根、牙周组织及牙槽骨牢固地连接在一起。牙拔除术就是通过外科手术操作将它们之间的连接完全分离，扩大牙槽窝后将患牙取出的过程。

在完成术前各项准备工作后，根据所拔患牙的位置和难易程度，选择适宜的麻醉方法进行麻醉；麻醉起效前，要严密观察患者的反应，不可离去；经检查，确认麻醉起效，认真核对应拔患牙的牙位后，按以下步骤进行。

1. 分离牙龈　分离牙龈的目的是安放牙钳时，为钳喙插入龈沟下提供空间，防止夹伤牙龈；避免拔牙动作连带造成牙龈撕裂。持笔式握牙龈分离器，自牙的近中或远中，紧贴牙面插入龈沟，直达牙槽突顶（器械与骨接触），沿龈沟分离至牙的另一侧。先完成唇（颊）和舌侧，再分离邻面。

2. 挺松牙齿　将牙挺插入牙的近中面与颊面交界处，与根面平行，挺刃的凹面紧贴牙根，必须以手指保护，以防牙挺滑脱，使用牙挺通过楔力、杠杆、旋转3种力量将牙齿松动或挺出（图31-1）。

3. 安放牙钳　合理地选择适用的牙钳，将钳喙分别安放于患牙的唇（颊）舌（腭）侧，钳喙的纵轴与牙长轴平行。安放牙钳时钳喙内侧凹面紧贴牙面，沿牙冠滑入龈沟，稍用力压向牙槽嵴，然后握紧钳柄将牙夹牢，再次核对牙位，并确保钳喙在拔除患牙时不会损伤邻牙。对于某些额外牙、错位牙无法从唇（颊）和舌

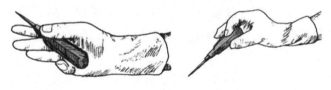

图31-1　牙挺的握法

（腭）面夹持时，可从近、远中方向安放牙钳（图31-2）。

4.患牙脱位　牙钳夹紧后，使牙脱离牙槽窝的运动力，主要有三种：摇动、扭转和牵引。

摇动是使牙松动的主要方式。主要适用于扁根的下前牙、前磨牙和多根的磨牙。摇动应通过敏锐的手感，在不使牙根折断的限度内，逐渐加大运动的幅度，直至感到牙根已完全松动；切忌使用暴力，或摇动幅度过大、动作过急。

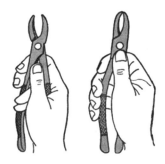

图31-2　牙钳的持握方法

扭转主要适用于圆锥形的单根牙，如上颌中切牙和尖牙。扭转角度应逐步加大；多根牙、扁根牙、弯根牙不能进行扭转，否则将出现断根。

牵引是使患牙自牙槽窝中脱出必需的、直接的力量，一般是使患牙脱位的最后步骤。适用于任何类型的牙。在牙最终松动之前，切忌使用暴力牵拉，以免发生断根和对颌牙损伤。

以上三种基本动作，在拔牙过程中一般不单独施行，而需要根据不同牙位的解剖形态在拔牙过程中有机组合，以顺利完成手术。

5.拔牙后的检查及拔牙创的处理　牙拔出后，首先检查牙根是否完整、有无缺损或断根，牙根数目是否符合该牙的解剖规律，如发现有残缺，视情况做进一步处理。检查牙龈有无撕裂，明显撕裂者应予以缝合，避免术后出血。用刮匙探查拔牙窝，去除异物（牙石、牙片、骨片）、炎性肉芽组织、根端小囊肿等。检查牙槽骨有无折断，折断骨片大部有骨膜附着者应予复位，基本游离者则取出。过高牙槽中隔、骨嵴或牙槽骨壁，可引起疼痛、妨碍创口愈合，并可能影响义齿修复，应加以修整。连续拔除多个牙时，牙龈可能游离外翻，应拉拢缝合。对可能选择种植修复的牙，拔牙后应当彻底清除牙槽窝内的各种肉芽组织及病变，必要时可以充填具有骨引导再生功能的物质或覆盖具有屏障功能的生物膜，以维持牙槽嵴的形态。

经上述处理后，在拔牙创表面，用消毒的纱布棉卷横架于两侧牙槽突，嘱患者咬紧。有出血倾向者，经检查无活动性出血后方准离院。

四、术后注意事项

1.嘱患者咬紧纱卷30分钟后吐出，若出血较多时可延长至1小时，但不能留置时间过长，以免腐臭，增加感染和出血的机会。

2.拔牙当天勿漱口刷牙，以免冲掉血凝块，影响伤口愈合；次日可刷牙，但勿伤及创口。

3.拔牙后24小时内，唾液中混有淡红色血水是正常现象；若创口有血块或鲜红血液流出，必须立即复诊。

4.拔牙后不要用舌舔吸伤口，更不可反复吸吮，这样做的目的是保护对拔牙创愈合至关重要的血凝块，避免血凝块脱落，以保证伤口愈合，防止术后出血。

5.拔牙后2小时可进温、凉、软食或流食，不宜吃太热、太硬的食物，不饮酒，不用患侧咀嚼，以免造成出血。

6.嘱患者术后若有明显的大出血、疼痛、肿胀、发热、开口困难等症状，应及时复诊，不要延误。

7.伤口有缝线者，嘱术后4～5天拆线。

8.炎症期拔牙，应酌情给予抗生素及镇痛药，以控制感染。

第32章
口腔预防保健

第1节 自我口腔保健方法

自我口腔保健是预防口腔疾病、维护口腔健康的重要措施。口腔卫生的重点在于控制菌斑、消除软垢和食物残渣，增强生理刺激，以使口腔有一个清洁健康的良好环境。菌斑控制的方法分为机械性菌斑控制和化学性菌斑控制两大类。机械性措施包括刷牙、牙线、牙间隙刷、口腔冲洗器、牙龈按摩器、龈上洁治术与根面平整术等。化学措施是在机械措施的基础上利用化学药物控制菌斑。本节从刷牙、牙间隙清洁两方面进行口腔保健方法的介绍。

一、刷　牙

（一）牙刷的选择

牙刷通常指的是手动牙刷，由刷头、刷颈和刷柄构成。刷头的形状和大小应便于进入口腔内部难刷的部位。刷毛的材料多为尼龙丝，一般分为硬毛、中软毛、软毛和超软毛等。其中，中软毛柔韧、易弯曲，能够进入龈缘以下及部分牙间隙，较受欢迎。刷柄应有适当强度，不易弯曲折断，并便于握持。选择牙刷时，可根据自己口腔内牙齿排列情况，选择大小、形状、刷毛软硬适中的牙刷。

电动牙刷是以电力驱动牙刷头进行运动，用于清洁牙齿和口腔的器具。刷头的运动形式包括旋转、往复运动、振动等。也可将以上形式进行结合，形成三维运动形式。还有许多特殊形态的牙刷，针对有特殊需要的人群，如戴矫治器的患者可选择正畸牙刷，戴用修复体的患者可选用义齿刷等。

> **链接**
>
> ### 牙刷的清洁与保管
>
> 牙刷使用超过1个月（包括健康人和患者），在牙刷的刷头上有着大量的白念珠菌、溶血性链球菌等。这些细菌可通过直接吞咽或破损的口腔黏膜及龋洞侵入人体导致各种疾病。刷牙后，牙刷刷毛间往往粘有食物残渣，同时，也有许多细菌附着在上面。因此，刷牙后要用清水反复冲洗牙刷，甩干水分，置于通风处。牙刷应每人一把，以防疾病交叉感染。另外，尼龙刷毛不可浸泡在沸水中，也不可煮沸消毒。手动牙刷的平均寿命为2～3个月。当刷毛变形、用旧卷曲等情况发生时，也应及时更换。

（二）牙膏的选择

牙膏的主要作用是辅助刷牙，可辅助去除食物残渣、软垢和菌斑等，也可减轻口腔异味。其主要成分有摩擦剂、洁净剂、保湿剂、胶黏剂、芳香剂、防腐剂、甜味剂和水等。目前我国市场上的牙膏大致可分为普通牙膏和功效牙膏两大类。功效牙膏是在普通牙膏的基础上加入一定功效成分，兼具有辅助预防、减轻某些口腔问题、促进口腔健康的效果。常见的功效包括防龋、抑制菌斑、减轻龈炎、抗牙本质敏感、美白等。应根据个人口腔卫生需要进行选择。但长期使用药物牙膏可能会干扰口腔生态平衡，导致菌群失调，应予以重视。

（三）刷牙方法

刷牙是保持口腔卫生的有效方法，但如刷牙方法不当，常会对牙体牙周组织造成损伤。如横刷法常导致牙龈萎缩、牙颈部暴露或形成楔状缺损，应予纠正。

1. 水平颤动拂刷法 又称改良Bass刷牙法（图32-1），是一种有效清除龈沟内和牙面菌斑的刷牙方法。水平颤动的目的是去除牙颈部及龈沟内的菌斑，拂刷主要是清除唇（颊）舌（腭）面的菌斑。此方法适用于成人，能够掌握此方法的青少年也可使用。刷牙方法是将刷毛与牙面呈45°指向根尖方向，轻按压龈-牙交界区，使部分刷毛进入龈沟内，轻柔地做近远中向短距离（1mm）颤动数次，然后将牙刷向牙冠方向转动，拂刷唇（颊）面。以2～3颗牙为一组，刷完第一个部位后，将牙刷移动至下一组2～3颗牙的位置重新放置。注意要有重叠区域，避免遗漏。按顺序刷

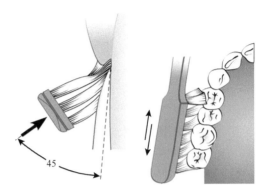

图32-1 水平颤动拂刷法示意图

完上下颌牙齿的唇（颊）面。用同样的方法刷后牙舌（腭）侧。刷上前牙舌面时，将刷头竖放在牙面上，使前部毛刷接触龈缘，自上而下拂刷。刷下颌前牙舌面时，自下而上拂刷。刷咬合面时，刷毛指向咬合面，前后短距离来回拂刷。

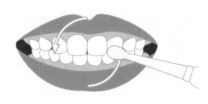

图32-2 圆弧刷牙法示意图

2. 圆弧刷牙法 又称Fones刷牙法，适用于儿童。刷后牙颊侧时，上下颌牙齿应为咬合状态，刷毛从上颌最后磨牙的牙龈区，沿着较快、较宽的圆弧形轨迹从上至下，再从下至上依次前行至后牙全部刷完（图32-2）。刷前牙唇侧时，上下颌前牙应切端相对，刷头同样做连续的圆弧形动作。刷后牙舌（腭）面时，将刷毛水平放置于最后磨牙表面，用轻微压力往返颤动，依次前行。刷前牙舌（腭）面时，将刷头竖起放置于牙面，用轻微压力自龈缘向切缘往返颤动。刷咬合面时，将刷毛指向咬合面，前后短距离来回刷。

（四）刷牙注意事项

建议刷牙时按照一定的顺序刷，每个牙面都应刷到。每次牙刷放置的位置一般为1～3颗牙的距离，每个部位至少刷5～10次。两个刷牙部位之间应有重叠。建议每次刷牙时间至少2分钟，每天早晚刷牙，晚上睡前刷牙更重要。刷牙时，有些部位常被忽视，如上下颌最后一颗牙的远中、邻近无牙区的牙面、上下前牙的舌（腭）面、排列不齐的牙等。这些部位应在刷牙时特别注意。

二、牙间隙清洁

刷牙时牙刷刷毛难以进入邻间隙深处，或难以完全伸入牙间隙内，因此清洁牙齿邻面需要采取其他措施。牙间隙清洁常用的方法包括牙线、牙签、牙间隙刷、电动冲牙器等。

1. 牙线 是用于清洁牙邻面间隙或牙龈乳头的线状工具。近年来把牙线的作用与刷牙同等看待。正确使用牙线可更好地清除牙间隙内的食物残渣和邻面菌斑，因此，提倡使用牙线清洁牙间隙。

牙线是清理邻面的有效工具。牙线由多股尼龙细丝组成，拥有细软、光滑的特点，容易通过牙缝且不易损伤牙龈，适用于没有的牙龈萎缩的邻面清洁。使用时，取出合适长度的牙线（常规约20cm），末端打结形成一个线圈，以双手拇指、示指缠绕，使牙线绷紧，留出1.5cm左右的间距，对准牙缝，稍加压通过。通过接触点后，利用双手拇指、示指的推/拉，进行拉锯式运动，将牙线推/拉向其中一个牙的邻面加压并呈"C"形包绕牙邻面，然后做上下移动的动作，使牙邻面附着的菌

斑软垢被牙线刮除。完成一个牙面后，不要着急抽出牙线，而是将牙线推/拉至另外一个牙的邻面，重复包绕、刮动的动作。相邻两个牙面均完成后，将牙线抽出，继续对准下一个牙缝，重复同样的循环。

> **链接**
>
> ### 牙线持线柄
>
> 　　手指执线不便时，可用持线柄固定牙线，方便牙线通过邻面触点。成品的有持线柄的牙线又名叉式牙线，或牙线棒。叉式牙线可用于家长帮助儿童清除邻面菌斑。

2. 牙签　使用牙签清洁口腔是人类古老的一种习惯，作为辅助刷牙的一种洁齿方法使用恰当可起到清洁牙间隙、按摩牙龈的作用。一般仅在牙龈乳头退缩或牙周治疗后牙间隙增大的部位使用。使用牙签时应避免用力过大而损伤牙龈，造成牙周损伤。

3. 牙间隙刷　形状类似小型的试管刷，刷毛为单束毛刷，有多种大小不同的形态和型号，较小型的牙间隙刷一般会插上手柄，以便于握持使用。牙间隙刷适用于牙龈退缩处的邻间区、暴露的根分叉区及排列不整齐的牙邻面。主要用于清除刷牙难以达到的邻面菌斑。

牙间隙刷使用方法较为简单：首先选择合适牙缝大小的牙间隙刷，将牙间隙刷以顺应邻间隙方向的角度伸入到牙间隙内，然后颊舌向往复移动，从而清理掉邻间隙及龈乳头表面的菌斑。在根分叉病变区域，牙缝刷同样可以用相似的方法去除根分叉内的牙菌斑。

4. 电动冲牙器　可辅助去除牙间隙部位的食物残渣和软垢。其原理为通过其内的泵体对水加压，产生直线形或螺旋形的高压水柱，可冲刷到牙刷、牙线、牙签不易达到的牙缝和牙龈深处。但对于牙齿邻间隙深处及龈下的菌斑，冲牙器操作难度大，不易完全清理干净。因此，目前认为，冲牙器可辅助用于控制菌斑，尤其对于牙龈炎症重、口腔卫生差、修复体多或者正畸过程中的患者，可结合使用冲牙器。但冲牙器尚不能替代牙线或牙间隙刷。

第2节　龋病的预防

一、龋病的三级预防

（一）一级预防

1. 进行口腔健康教育　普及口腔健康知识，树立自我保健意识，养成良好的饮食及口腔卫生习惯。

2. 控制及消除危险因素　在口腔专业医生指导下，针对口腔内存在的危险因素，及时采取防治措施，定期口腔检查。合理使用各种氟化物防龋措施，如进行窝沟封闭，应用防龋涂料等。

（二）二级预防

早期诊断和早期治疗，包括定期检查、拍摄X线片等辅助诊断，在检查诊断基础上做早期充填治疗，防止龋损的进一步发展和破坏。

（三）三级预防

1. 防治龋病的并发症　对龋病引起的牙髓及根尖周的疾病进行牙体牙髓治疗以保护自然牙列，阻止炎症向牙槽骨、颌骨深部扩展。

2. 恢复功能　修复牙体组织的缺损和牙的缺失，以修复牙颌系统的生理功能，保持身体的健康。对于严重破坏的残冠残根应拔除，防止牙槽脓肿与颌面化脓感染及全身感染。

二、龋病的预防方法

（一）控制菌斑

控制菌斑包括控制菌斑的数量、滞留时间、致龋菌的毒性作用。主要方法如下。

1. 机械方法　指用牙刷、牙线、牙间隙刷等工具清除口腔内牙菌斑。

2. 化学方法　指应用有效的化学药物来抑制菌斑的形成或杀灭菌斑中的细菌。常用的菌斑控制的化学制剂包括氯己定（洗必泰）含漱剂，可以达到有效抑菌作用，但长期使用会出现舌背及牙着色的问题，因而使用范围受到限制。此外还有酚类化合物、季铵类化合物等。

3. 其他方法　通过将植物提取物（如黄芩、金银花、两面针、三七及茶叶等）、细菌特异性酶、抗菌斑附着剂等放入漱口剂及牙膏中使用，发挥抑制致病菌、抗细菌附着等作用。

（二）控制糖的摄入和使用糖代用品

1. 控制糖的摄入　选择健康的饮食结构，多食淀粉类食物、新鲜水果及蔬菜，减少摄入糖的量和频率。

2. 使用糖代用品　蔗糖的致龋性最强，但从营养及经济角度考虑，目前尚无一种糖代用品可以完全替代蔗糖，只能起到限制蔗糖使用的辅助作用，如山梨醇、甘露醇、木糖醇等可使致龋菌的葡聚糖产生减少。

（三）增强牙齿抗龋能力

加强孕期、婴幼儿期、儿童及青少年口腔保健，定期进行口腔健康检查，做到早发现早治疗。氟防龋主要指公共饮水氟化措施和含氟牙膏的应用推广，另外还有激光防龋等。

三、氟化物与龋病预防

氟在自然界中分布广泛，人体大部分氟来源于摄入的食品和水，小部分来源于空气或某些口腔局部用氟产品。氟适宜的摄入量和安全摄入量为每千克体重每天的氟摄入量在0.05～0.07mg，一般不应超过上限。在唾液中维持一定浓度的氟化物可有效预防和减少龋病的发生。

局部用氟是提高牙齿抗龋能力的有效方法。具体方法如下。

1. 含氟牙膏　指含有氟化物的牙膏，用于含氟牙膏的氟化物有氟化钠、单氟磷酸钠和氟化亚锡等。与不含氟的牙膏相比，含氟牙膏能更好地减少龋病。

2. 含氟漱口液　是指用中性或酸性氟化钠、氟化亚锡或氟化铵等配成的漱口液。适用于6岁以上的龋病活跃性较高或易感人群，尤其是佩戴正畸固定矫治器、头颈部肿瘤放疗患者，以及一些不能进行自我口腔护理的残疾人等。

3. 含氟涂料、含氟凝胶与含氟泡沫　为加入了氟化物的有机溶液、凝胶或泡沫，其氟化物的浓度不尽相同。含氟涂料、含氟凝胶与含氟泡沫一般均需专业人员进行应用和实施。

第3节　牙周病的预防

一、牙周病的三级预防

牙周病的预防非常重要，其主要目的是消除致病的始动因子（即牙菌斑）及促进疾病发展的危险因素。

（一）一级预防

一级预防指在牙周组织受到损害之前防止致病因素的侵袭，或致病因素已侵袭，但尚未引起牙周病损之前立即将其去除。牙周病的一级预防是把口腔卫生知识传播给大众,使他们自觉地执行各种家庭口腔卫生措施,并定期进行口腔保健,维护口腔健康。

(二)二级预防

二级预防旨在早发现,早诊断,早治疗,减轻已发生牙周病的严重程度,控制其发展。此阶段应采取专业洁治,去除菌斑和牙石,控制其进一步发展。采取X线检查法定期追踪观察牙槽骨情况,根据具体情况采取适当的治疗,如洁治、根面平整或手术治疗等。去除促进牙周病发展的刺激因素,使牙周组织的健康状况得到显著改善。二级预防的效果是在一级预防基础上取得的,其远期效果与患者是否能长期坚持各种预防措施有关。

(三)三级预防

三级预防旨在用各种药物和牙周手术最大限度地治愈牙周组织病损,防止功能障碍,以义齿修复缺失牙,改善美观、重建功能,并通过随访、精神疗法和口腔健康的维护,维持其疗效,预防复发。同时,还应治疗相关的全身性疾病,如糖尿病、血液病等,增强牙周组织的抵抗力。

二、菌斑控制

刷牙、牙线、牙间隙刷、化学制剂等方法是进行自我菌斑控制的有效方法。但是个人清除菌斑的能力和效果有限,因此建议每6~12个月进行一次口腔检查,由专业人员采用预防性清洁术或龈上洁治术帮助彻底去除牙石和菌斑。

1. 预防性清洁术 通过口腔专业人员进行洁治和抛光,以去除牙冠上的菌斑、牙石及着色。主要针对自我口腔清洁效果较好、牙龈组织健康、没有探诊出血、没有超过4mm牙周袋的人群。

2. 龈上洁治术 是由口腔专业人员使用器械去除牙冠和根面牙石的方法,贯穿牙周病三级预防。牙周病不能被治愈,但大多数情况下可以被控制。因此,对牙周病患者,要通过长期规范的牙周治疗和定期的监测才能有效控制牙周病,而龈上洁治术是最常用的措施之一。

第4节 其他口腔疾病的预防

除龋病、牙周病这两种常见口腔疾病外,其他口腔疾病如口腔癌、牙本质敏感、牙酸蚀症及口臭等问题在临床上也较为多见。熟悉它们的危险因素和预防措施有利于避免其对口腔健康的影响。

一、口腔癌的预防

口腔癌是常见的恶性肿瘤之一。狭义的口腔癌指发生于舌、口底、腭、牙龈、颊和牙槽黏膜的恶性肿瘤。

(一)危险因素

口腔癌的发生与多种因素有关。

1. 吸烟 口腔癌的危险度与吸烟量、吸烟时间的长短呈正相关。吸烟时间越长,发生口腔癌的危险度越高。

2. 咀嚼槟榔 包括中国部分地区在内的许多亚洲国家都有咀嚼槟榔的习惯。咀嚼槟榔是口腔癌的危险因素之一。口腔癌的发生与咀嚼槟榔的时间、槟榔在口腔的滞留时间呈正相关,最常发生的部位是颊部,咀嚼槟榔者患颊癌的危险性是不咀嚼槟榔者的7倍。

3. 饮酒 饮酒量越大发生口腔癌的危险性越高。

4. 环境因素 光辐射、核辐射、环境污染等也与癌症相关。

5. 生物因素 病毒或细菌的感染、慢性刺激与损伤等也是引起口腔癌的相关因素。

6. 其他 口腔癌的致病因素是复杂的、综合的，还与营养不良、缺乏运动、遗传、年龄、药物等有关。

（二）预防措施

1. 加强口腔健康教育 戒除吸烟、过量饮酒、咀嚼槟榔等不良嗜好；注意光辐射等外部因素的防护；避免过热饮食；避免不良口腔习惯等对软组织的刺激，保持良好口腔卫生。

2. 定期口腔检查 癌症的发展是多阶段、多步骤的过程，其疗效的关键在于早发现、早诊断、早治疗。口腔癌高危人群定期检查，争取做到潜在恶性病变的阻断和逆转。

3. 自我口腔检查 除定期到医院进行口腔检查外，还应学会自我检查的方法，如对头颈部、口腔进行观察，注意皮肤颜色变化；触摸面部、颈部是否有疼痛与肿块；观察上下唇、牙龈、颊黏膜、舌与口底、上腭等部位的颜色和形态。

4. 控制环境污染 工作环境和生活环境都应控制污染，公共场所禁止吸烟，保护水源，防止核污染等。

二、牙本质敏感的预防

牙本质敏感是指暴露的牙本质对外界刺激产生短而尖锐的疼痛，并且不能归因于其他特定原因引起的牙体缺损或病变。典型的刺激包括温度刺激、机械性刺激或化学刺激。

（一）危险因素

1. 磨损 夜磨牙症或异常的咬合关系可造成全部或部分牙齿磨损。过于用力刷牙、含较粗摩擦剂的牙膏对暴露的牙本质有一定的磨损，另外不良习惯等也可引起牙齿磨损。

2. 酸蚀 釉质对酸十分敏感，酸蚀后的釉质经过刷牙可产生磨损。酸的来源包括外源性和内源性两大类。外源性酸主要是酸性食物和饮料，内源性酸来源于胃、食管反流。应尽量避免进食酸性食物和饮料后马上刷牙，若出现反酸等症状应及时就诊。

3. 牙龈退缩 是牙本质敏感最重要的危险因素之一。牙龈退缩后暴露的牙骨质很薄并易磨损，会导致牙本质更快、更广泛地暴露。多种因素可导致牙龈退缩，如使用不合格牙刷、刷牙用力过大、牙龈损伤、牙周病及牙周病的不当治疗等。

（二）预防措施

预防牙本质敏感首先应改变或去除危险因素。建议建立餐后漱口的习惯；进食酸性食物和饮料后，即刻漱口，1小时后再刷牙；正确选择牙刷、牙膏，采用正确的刷牙方法；及时治疗牙周病、夜磨牙症、牙齿过度磨耗等相关疾病；有反酸、食管反流等症状，建议治疗全身疾病。

牙本质敏感治疗的方法主要是脱敏治疗，常用方法有抗敏感牙膏脱敏法、氟化钠脱敏法、碘化银脱敏法、光固化黏接剂封闭牙本质小管脱敏法、YAG激光脱敏法等。

三、牙酸蚀症的预防

牙酸蚀症是指在无细菌参与的情况下，由于接触牙面的酸的化学侵蚀作用而引起的一种慢性的、病理性的牙体硬组织丧失。

（一）危险因素

牙酸蚀症是一种多因素的疾病。来自体内、体外的酸作用于易感的牙齿是引起牙酸蚀症最基本的原因。此外，生活方式、口腔卫生习惯及唾液的缓冲能力等均会影响牙酸蚀症的发生和发展。

1. 化学因素 包括内源性酸和外源性酸。

（1）内源性酸　最常见的是胃酸或胃内容物进入口腔，胃酸长时间作用于牙齿硬组织使患牙酸蚀。常见疾病包括胃食管反流、慢性呕吐、神经性呕吐、神经性厌食症、神经性贪食症、妊娠期呕吐等。

（2）外源性酸　饮食因素在牙酸蚀症的发病中占重要地位，各类酸性水果、果汁、各种碳酸类饮料（可乐等）均与牙酸蚀症的发生发展有关，且与这些食物和饮料的摄入频率、摄入量及方式等关系密切。一些pH较低的药物也可以引起牙酸蚀症，如维生素C片剂、阿司匹林等口服药物。此外，长期暴露于酸性气体或液体工作环境中的人易患牙酸蚀症，如电池厂或硫酸厂的工人、专业游泳运动员、品酒师等。

2. 生物因素　唾液的缓冲能力、牙齿的结构和矿化程度、获得性膜等因素均与牙酸蚀症的发生和发展有关。

3. 行为因素　饮食习惯、口腔卫生习惯、不正确使用口腔护理产品等也可导致牙酸蚀症的发生。

（二）预防措施

加强口腔健康教育，普及牙酸蚀症的基本知识，树立自我保健意识；治疗可引起牙酸蚀症的疾病；减少饮食中的酸对牙的侵蚀，对一些pH较低的药物则应尽量避免嚼服，如果不能避免应及时漱口；避免暴露在酸性环境中，必要时佩戴防酸口罩；增强牙齿对酸的抵抗力，必要时采用含氟牙膏刷牙和含氟漱口水漱口；改变不良饮食习惯及口腔卫生习惯。

四、口臭的预防

（一）口臭的分类

口臭分为生理性口臭和病理性口臭。

1. 生理性口臭　通常易出现在睡眠之后，口腔中的食物残渣和脱落的上皮细胞发生腐败而产生不良气味，这种异味持续时间短，经口腔清洁后可很快消失。

2. 病理性口臭　是疾病状态所导致的口臭，又可分为口源性和非口源性。口源性口臭由口腔局部因素导致，主要由厌氧菌引起。龈炎、牙周病、龋病等口腔疾病及口腔卫生不良是口臭的常见病因，口腔恶性肿瘤、口腔干燥综合征等疾病也可加重口臭。

非口源性口臭包括呼吸道来源、血液携带来源及某些食物引起的口臭等。此外，食用大蒜、韭菜、洋葱等食物后、吸烟后、酗酒后、女性月经期也可出现口臭。

（二）防治措施

一般情况下非口源性口臭在原发病灶得到控制后即能缓解。口臭的治疗主要包括漱口液漱口、刷牙、舌清洁、使用牙线等增强口腔卫生的措施；及时治疗龋病、牙周病、恢复牙间隙接触点、拔除无法修复的患牙、治疗口腔溃疡和口干症等，并定期进行口腔检查。

第5节　口腔健康教育

一、概　念

口腔健康教育是通过有效的口腔保健知识和技术传播，鼓励人们建立正确的口腔健康意识，提高自我保健能力，主动采取有利于口腔健康的行为，避免和减少暴露于危险因素，预防口腔疾病，促进口腔健康。

二、口腔健康教育的任务和方法

1. 口腔健康教育的任务　口腔健康教育的任务主要有以下5个方面。

（1）提高社会人群口腔预防保健的知识水平，破除不文明的旧观念，建立口腔健康行为，不断提高生活质量，促进全民口腔健康。

（2）深化口腔健康教育内容，扩大教育面。增加卫生、医疗人员的口腔预防知识，强化口腔健康教育意识，提高口腔健康教育的能力。

（3）引起社会各界对口腔健康问题的关注，寻求更多的口腔预防保健资源。

（4）宣传各级政府制订的、维护口腔健康的方针、政策，推动口腔疾病防治方案顺利进行。

（5）传递最新的口腔健康科学信息，积极推广新的口腔保健措施和适宜技术。

2. 口腔健康教育的方法

（1）个别交谈　就口腔健康问题与患者、亲友、保健人员等进行交谈、讨论。

（2）小型讨论会　如座谈会、专家讨论会、专题讨论会等。

（3）社区活动　城市街道、农村乡镇和社会团体与单位举办社区活动等。

（4）大众传播渠道　如网络、报纸、杂志、电影、电视、广播、微博、街头展板与宣传橱窗等。

第6节　特定人群口腔保健

一、婴幼儿口腔保健

婴幼儿是指出生后到3岁的儿童。此期是儿童生长发育最旺盛的时期。完整健康的乳牙列能够发挥正常的咀嚼功能，利于儿童准确发音和维持健康心理状态，保障恒牙和颌面部骨骼的正常生长发育。父母应充分认识到口腔保健的重要性，从婴幼儿出生后即应开始建立良好的口腔卫生行为。

1. 正确喂养　通常情况下，致龋微生物大多由母亲传播到婴幼儿口腔中。父母亲吻、食物嚼碎喂孩子、把奶嘴或勺子放到自己口中试温后喂食等，均可造成致龋菌的传播。细菌在口腔中定植、生长、繁殖越早，儿童将来患龋的危险性就越大。

母乳喂养或人工喂养均应采取正确的喂养姿势。喂奶经常偏于一侧，则该侧面部受压，长期可导致面部双侧发育不对称。喂养时奶瓶不能紧压下颌或过高抬起，避免下颌过度前伸，造成下颌前突畸形。

2. 建立良好口腔清洁习惯　出生后即应建立口腔清洁习惯。乳牙萌出前，应每日为婴儿清洁口腔，在哺乳后或晚上睡前用手指缠上清洁纱布为儿童清洁口腔。6个月左右第一颗乳牙萌出后，可用手指缠上柔软干净纱布，蘸清水轻轻擦洗牙面。配合使用乳胶指套擦洗牙龈和腭部，清除黏附的食物残渣，按摩牙床，并使婴儿逐渐适应每日的口腔护理。

儿童1.5岁左右乳磨牙开始萌出，家长可以用牙刷帮助孩子刷牙。刷牙时，家长应站在儿童的后侧面，用一只手轻托孩子的下颌，使其头部稍向上抬，握住儿童的手和儿童一起刷牙。当儿童能漱口（约3岁）时可以使用牙膏刷牙。牙邻面有食物嵌塞时，建议在家长的帮助下使用牙线。

3. 养成良好口腔饮食习惯　注意培养儿童建立良好的咀嚼习惯和吞咽习惯，切忌边吃边玩，使食物在口腔中长时间滞留不吞咽。应定时定量进食，除正餐外平时少吃甜食，特别是黏性甜食。睡前不吃零食和甜点。1岁以上应停止使用奶瓶喂养，不再夜间哺乳。

4. 预防低龄儿童龋　提倡母乳喂养，定时哺乳。人工喂养时应遵循科学正确的喂养方式，破除含奶瓶入睡、牙齿萌出后喂夜奶、延长母乳或奶瓶喂养的时间、过多饮用含糖饮料等不良喂养习惯。餐间零食应选择低致龋性食物，并及时清洁牙面或漱口。对于龋易感性高的儿童可在医师的指导下适量使用氟化物。

5. 预防乳牙外伤 家长及保育人员应加强对儿童活动时的监护，防止意外跌倒和损伤。发生乳牙外伤后应及时就诊。

6. 定期口腔检查 儿童第一次口腔检查应在第一颗乳牙萌出后6个月内，或最迟在12个月之前。医师帮助判断儿童乳牙萌出情况并评估其患龋风险，提供有针对性的口腔卫生指导并建立口腔健康档案。

二、学龄（前）儿童口腔保健

学龄前儿童是指3～6岁的儿童。此时的儿童大部分已经进入幼儿园，活动力增强，具有一定动手能力，但仍不具备独立的自我口腔保健能力，需在家长和幼师的帮助下完成。口腔保健的内容应包括以下几个方面。

1. 建立刷牙习惯 3～6岁儿童，刷牙能力显著提高。家长应教会儿童正确的刷牙方法，并坚持每日帮助儿童认真、彻底地刷牙一次（最好是晚上），并检查刷牙效果。3～6岁儿童建议在家长的帮助下开始使用牙线。

2. 预防乳牙龋 乳牙龋坏会给儿童的局部和全身带来许多不良影响。乳牙龋早期治疗时间短、儿童痛苦小、治疗效果好。对于窝沟较深的乳磨牙，要尽早进行窝沟封闭。每半年1次应用局部氟化物，可以有效地预防光滑面龋。

3. 预防错𬌗畸形 儿童时期的口腔不良习惯与错𬌗畸形的发生密切相关。对有吮指、咬下唇、吐舌、口呼吸、偏侧咀嚼等不良习惯者，家长要引起充分重视。一旦出现牙齿排列不齐、咬合异常等情况应尽早进行检查，及早矫治。乳牙期最佳矫治年龄为4～5岁。

4. 预防牙外伤 家长应合理选择儿童的活动场所和运动项目，做好儿童个人防护，在做剧烈运动时应佩戴护齿器。

5. 定期口腔检查 对于学龄前儿童建议每3～6个月接受一次口腔健康检查，并向医师进行口腔健康咨询和接受口腔卫生指导。对于口腔疾病做到早发现、早诊断、早治疗。

链接

儿童使用含氟牙膏需注意的问题

儿童使用含氟牙膏需注意一些问题。研究表明，儿童在使用牙膏时经常会吞食一部分，为身体所吸收，其吞咽量可达27%。经常过多使用含氟牙膏的儿童有患氟牙症的可能，故3～6岁儿童应慎用含氟牙膏，用牙膏时用量应少，每次用"豌豆"大小的量，同时应有家长监督与指导。目前不建议3岁以下的儿童使用含氟牙膏。

三、老年人口腔保健

老年人口腔健康的目标：至少保持20颗功能牙，或通过最低限度的修复，尽可能维持最基本的口腔功能。

老年口腔卫生保健具体内容如下。

1. 提高自我口腔保健能力 综合老年人的心理特点，开展各种健康教育，消除一些不正确的旧观念，如"人老要掉牙"等。指导老年人学会正确的刷牙方法，可选用含氟牙膏，或针对牙及牙周健康状况选择抗敏感、抑菌抗炎的牙膏交替使用。除每天早晚刷牙外，每餐后要坚持用清水漱口，将残存在牙面、牙间隙、唇颊沟等部位的食物残渣清除干净，或使用牙间刷、牙线或冲牙器等清除存留在邻面及牙根面的食物残渣及菌斑。

2. 纠正不良的口腔习惯和生活方式 饮酒、吸烟、偏侧咀嚼等都不利于口腔健康，应及早纠正。

3. 合理膳食　大多数专家认为，老年人需要的热量、蛋白质比青少年少，但对钙、铁等矿物质及维生素需要量则随着年龄增长而相应增加。因此，应根据医生的建议选择适合的食品，多吃新鲜蔬菜、水果与粗纤维食物，合理安排膳食，保持良好的饮食习惯。

4. 修复口腔基本功能　由专业人员帮助完成牙周洁治、龋齿治疗。对于有牙缺失或牙列缺失的老年人，应及时在正规医疗机构进行义齿修复，以减轻余留牙的咀嚼负担，恢复口腔的基本功能。修复缺失牙一般在拔牙2～3个月后进行。

5. 定期口腔健康检查　检查的内容包括龋病（尤其是根面龋）、牙周病、口腔黏膜状况等。对于残留的牙根应尽早拔除，避免局部不良刺激。过度磨耗形成的锐利牙尖要及时磨除或调拾，以防对口腔软组织及颞下颌关节的损伤。口腔检查最好半年一次，一般至少也应1年检查一次。

> **链接**
>
> ### 义齿的保护
>
> 每餐之后都需刷净义齿（俗称假牙），睡前摘下义齿浸泡于清水之中，以防变形；已经修复的义齿也要定期检查，及时修改调整。常用义齿清洁方法有牙刷刷洗、义齿清洁剂浸泡等。

四、妊娠期妇女口腔保健

妊娠期是女性一生中特殊的生理阶段，妊娠期的口腔保健不仅关系到孕妇自身的健康，还与胎儿的生长发育息息相关。妊娠期口腔疾病产生的疼痛和不适，轻者会影响孕妇进食，重者口腔炎症会扩散全身波及胎儿。

1. 孕前口腔健康检查　育龄女性在计划怀孕前应主动接受口腔健康检查。孕前应调整生活习惯，注意健康饮食，禁烟禁酒，孕妇吸烟与被动吸烟、饮酒均会导致胎儿颌面部发育畸形。

2. 一级预防　妊娠期妇女口腔保健的重点在一级预防，强调孕前的口腔健康检查，检查的目的是及时发现并处理口腔内的疾病或隐患，确保口腔处于健康状态，避免在怀孕期间发生口腔急症，给治疗带来不便。

孕妇应认真进行每日的口腔清洁维护。如每次进食后的漱口，早晚有效的刷牙，使用牙线清除邻面的食物残渣和菌斑。要重点做好妊娠期龈炎的防治，除认真刷牙外，必要时可在医师的指导下配合使用漱口水。

3. 治疗时机　口腔疾病可以选择在孕中期（4～6个月）进行治疗，怀孕早期和晚期接受口腔治疗，会因为紧张和疼痛增加流产或早产的风险。妊娠后、发病早期应对症治疗，出现全身症状时，须在医师指导下合理用药，防止感染扩散。

参考文献

戴馨，2020.眼耳鼻喉口腔科学.3版.北京：北京大学医学出版社

葛坚，2010.眼科学.2版.北京：人民卫生出版社

韩德民，2004.耳鼻咽喉头颈外科学.北京：北京大学医学出版社

韩德民，2012.鼻内镜外科学.2版.北京：人民卫生出版社

韩德民，许时昂，2004.听力学基础与临床.北京：科学技术文献出版社

何三纲，2020.口腔解剖生理学.8版.北京：人民卫生出版社

贾松，赵云娥，2019.眼科学基础.2版.北京：人民卫生出版社

孙虹，张罗，2018.耳鼻咽喉头颈外科学.9版.北京：人民卫生出版社

孔维佳，周梁，2015.耳鼻咽喉头颈外科学.3版.北京：人民卫生出版社

孔维佳，2010.耳鼻咽喉头颈外科学（八年制）.2版.北京：人民卫生出版社

王斌全，黄健，2013.眼耳鼻喉口腔科学.7版.北京：人民卫生出版社

杨培增，范先群，2018.眼科学.9版.北京：人民卫生出版社

叶文忠，薛正毅，2012.五官科学.3版.北京：科学出版社

邹艺辉，杨仕明，2018.先天性中外耳畸形.北京：人民卫生出版社